国家卫生健康委员会"十四五"规划教材
全国高等职业教育本科教材

供医养照护与管理专业用

中医适宜技术

主　编　吴云川

副主编　郑　爽　熊　俊

编　者（以姓氏笔画为序）

王建珠（南京中医药大学）（兼秘书）

闫玉慧（毕节医学高等专科学校）

孙绮彧（贵阳康养职业大学）

吴云川（南京中医药大学）

吴清权（海南省老年病医院）

郑　爽（四川护理职业学院）

郑凤娥（泉州医学高等专科学校）

鲁梦倩（北京中医药大学）

熊　俊（南昌大学）

人民卫生出版社
·北　京·

图书在版编目（CIP）数据

中医适宜技术 / 吴云川主编． -- 北京 ：人民卫生
出版社，2025.5． -- ISBN 978-7-117-37953-3

Ⅰ．R2

中国国家版本馆 CIP 数据核字第 20259D9H57 号

人卫智网	www.ipmph.com	医学教育、学术、考试、健康，
		购书智慧智能综合服务平台
人卫官网	www.pmph.com	人卫官方资讯发布平台

中医适宜技术
Zhongyi Shiyi Jishu

主　　编：吴云川

出版发行：人民卫生出版社（中继线 010-59780011）

地　　址：北京市朝阳区潘家园南里 19 号

邮　　编：100021

E - mail：pmph @ pmph.com

购书热线：010-59787592　010-59787584　010-65264830

印　　刷：天津市银博印刷集团有限公司

经　　销：新华书店

开　　本：850×1168　1/16　　印张：13

字　　数：385 千字

版　　次：2025 年 5 月第 1 版

印　　次：2025 年 7 月第 1 次印刷

标准书号：ISBN 978-7-117-37953-3

定　　价：59.00 元

打击盗版举报电话：**010-59787491**　E-mail：**WQ @ pmph.com**

质量问题联系电话：**010-59787234**　E-mail：**zhiliang @ pmph.com**

数字融合服务电话：**4001118166**　E-mail：**zengzhi @ pmph.com**

我国是世界上老年人口最多的国家，老龄化速度较快，老年人健康状况有待改善。党中央、国务院高度重视医养结合工作，习近平总书记指出，要加快构建居家社区机构相协调、医养康养相结合的养老服务体系和健康支撑体系。医养结合作为落实推进健康中国、积极应对人口老龄化国家战略的重要任务，写入《中共中央 国务院关于加强新时代老龄工作的意见》《"健康中国2030"规划纲要》《积极应对人口老龄化中长期规划》等重要政策文件及规划。国家卫生健康委认真贯彻落实党中央、国务院决策部署，会同相关部门大力推进医养结合，取得积极成效。随着老年人对健康养老服务的需求日益强劲，迫切需要大批经过专业教育，具有良好职业素质、扎实理论水平、较强操作技能和管理水平的高层次医养结合相关技术技能人才。

高等职业教育本科医养照护与管理专业作为培养国家医养结合服务与管理技术技能人才的新专业，被列入教育部《职业教育专业目录（2021年版）》。为推动医养照护与管理专业健康发展，规范专业教学，满足人才培养的迫切需要，在国家卫生健康委老龄健康司的指导下，人民卫生出版社启动了全国高等职业教育本科医养照护与管理专业第一轮规划教材的编写工作。

本套教材编写紧密对接新时代健康中国高质量卫生人才培养需求，坚持立德树人、德技并修，推动思想政治教育与技术技能培养融合统一。教材深入贯彻课程思政，在编写内容中体现人文关怀和尊老爱老敬老的中华民族传统美德。高等职业教育本科医养照护与管理专业作为新的层次、新的专业，教材既体现本科层次职业教育培养要求，又坚持职业教育类型定位，遵循技术技能型人才成长规律。编写人员不仅有来自高职院校、普通本科院校的一线教学专家，还有来自企业和机构的一线行业专家，充分体现了专本衔接、校企合作的职业教育教材编写模式。编写团队积极落实卫生职业教育改革发展的最新成果，精心组织教材内容，优化教材结构，创新编写模式，推动现代信息技术与教育教学深度融合，全力打造融合化新形态教材，助力培养医养结合专业人才。

本套教材于2023年10月开始陆续出版，供高等职业教育本科医养照护与管理专业以及相关专业选用。

前　言

　　人口老龄化是我国今后较长一段时期的基本国情,积极应对人口老龄化已成为一项全局性、长期性的重大战略。随着我国老龄化程度的加深,老年照护的服务需求日益增加,急需培养大批合格的养老照护专业人才。编写组紧紧围绕高等职业教育本科医养照护与管理专业实际工作的需要,基于教学实践和当前不断发展的职业教育形势,吸收近十年来中医适宜技术和养老照护发展的成熟成果,以医养照护与管理专业的工作过程为导向,结合医养照护与管理专业工作中的能力要求,编写了这本适用于医养照护与管理专业职业能力培养要求的、以医养照护与管理专业实际工作任务为导向的《中医适宜技术》教材。

　　本教材系统阐述了医养照护专业应掌握的中医适宜技术的基础知识、基本理论、基本技能和其在临床常见老年病症的应用,目的在于培养高素质的医养照护人才,使其能够理解和掌握中医医养照护适宜技术的理论和操作技术。全书主要介绍中医适宜技术基本知识、经络腧穴知识、推拿技术、艾灸技术、拔罐技术、导引运动技术、针刺技术、其他技术、体质调理和临床常见老年病症的中医适宜技术干预,附录以知识拓展形式介绍养老照护中具有一定特色的中医适宜技术。教材编写力求达到科学、系统、翔实、规范、精练、易学、实用的要求。做到言简意赅,文字和概念标准化,同时体现思想性、科学性、先进性、启发性和适用性的原则。

　　在本教材的编写过程中,各编委所在的院校给予了大力支持,在此表达真挚的感谢。

　　本教材系首次编写,尽管编委会的各编委认真编写、尽职尽力,疏漏和不当之处难免,恳请各院校在使用过程中提出宝贵意见,为以后的修订和补充提供参考。

吴云川

2025 年 6 月

目　录

上篇　总　论

中篇　中医医养照护适宜技术

下篇　中医医养照护适宜技术应用

上篇

总　论

第一章

中医适宜技术基本知识

📖 **学习目标**

1. 掌握中医适宜技术的基本概念和理论基础。
2. 熟悉中医适宜技术的技术特点和分类。
3. 了解中医适宜技术的理论基础在医养照护中的应用。
4. 学会运用中医基本理论知识向老年患者介绍和解释中医适宜技术。
5. 具有对中医适宜技术的认同,树立传统文化自信,具备仁心的职业素养。

第一节　中医适宜技术概述

一、概念

适宜技术是指既符合自身条件又能够带来最大效益的技术。中医适宜技术是指在中医理论指导下,适合于防治常见病、多发病和增进健康的,具有简便、易学、易用、经济、安全有效特点的中医治疗技术,是中医学的重要组成部分,又被称为中医药适宜技术。中医适宜技术是具有悠久历史、广泛应用范围和丰富医疗内容的医疗技术,具有"简、便、效、廉"的特点,且容易被基层医护人员掌握,也是医养照护中常用的中医治疗技术。

随着人口老龄化的程度持续加深,速度不断加快,老年个体、家庭和社会对医养照护的需求愈加迫切,医养照护从业人员已经成为一个日趋重要的职业。医养照护需要将医院的医疗资源和养老机构的资源相结合,形成集医疗、康复、养老于一体的模式,以增进健康、调摄身心、防治疾病为目标的中医适宜技术已经成为医养照护中常用的治疗技术,也是医养照护从业人员需要掌握的重要技能。

二、分类

适用于医养照护的中医适宜技术可分为推拿技术、艾灸技术、拔罐技术、导引运动技术、针刺技术和其他技术。

1. 推拿技术　推拿技术是指术者以手或者身体其他部位在受术者身体的特定部位或穴位上进行操作,以调节机体生理、病理状况,达到疏通经络、行气活血、通络止痛、祛邪扶正、调整阴阳效果的中医适宜技术。推拿技术常见手法为一指禅推法、滚法、揉法、推法、摩法、擦法、搓法、按法、点法、捏法、拿法、拨法、抖法、振法、拍法、击法、摇法、扳法、拔伸法、捻法、抹法等。

2. 艾灸技术　艾灸技术是指采用艾绒或以艾绒为主要成分制成的灸艾材料,点燃后悬置或放置于特定的穴位或病变部位,通过烧灼、温熨等方式,利用艾火的热力以及药物渗透穴位或患处,达到治病、防病和保健目的的中医适宜技术。艾灸技术常分为艾炷灸、艾条灸、温针灸和温灸器灸等。

3. 拔罐技术 拔罐技术是指一种以罐状器具为工具,通过燃火、抽气等方式排除罐内空气,造成负压,使罐具吸附于施术部位,造成局部皮肤充血或瘀血现象,以防治疾病的中医适宜技术。拔罐技术常分为火罐、抽气罐和药罐等。

4. 导引运动技术 导引运动技术是指在遵循生命自然规律的基础上,通过中国传统运动方式来疏通经络气血、改善脏腑功能,和畅精神情志,培育元真之气,从而调摄身心健康、提高生命质量的中医适宜技术。导引运动技术是肢体运动、呼吸吐纳和意念调控相结合的中医适宜技术,是包含气功、武术内容的一种运动形式。导引运动技术是具有中国特色和优良传统的功法运动锻炼形式,通过练意、练息、练形以调养患者的精、气、神,进而促使其身心康复。导引运动技术常见的有八段锦、五禽戏、六字诀、易筋经、太极拳等。

5. 针刺技术 针刺技术是指在中医理论指导下,运用不同的针具,通过一定的手法,刺激人体特定部位,以防治疾病、养生保健的方法。针刺技术主要包括毫针技术、耳针技术、皮肤针技术、三棱针技术和头针技术等,被广泛运用于临床治疗、疾病预防和健康保健。

6. 其他技术 主要包括刮痧技术、穴位贴敷技术、中药熏洗技术、中药热熨敷技术等。

(1)刮痧技术:刮痧技术是指应用边缘光滑的器具,借助一定介质,在人体表面进行相应手法刮拭,使局部皮肤出现瘀斑或痧痕,以发挥疏通经络、行气活血、排毒祛瘀、调整阴阳的作用,使脏腑秽浊之气经腠理通达于外,从而促使气血通畅,达到防治疾病和保健强身目的的技术。

(2)穴位贴敷技术:穴位贴敷技术是指将中药粉碎或捣烂取汁或提取,加入赋形剂,制成一定的剂型,贴于相应穴位,这种方法借助中药的作用、穴位的刺激,可以激发经气,具有调节经络、祛瘀生新、清热解毒、消肿止痛、行气消痞、扶正强身等多种作用,从而恢复机体功能,起到治疗疾病或达到保健养生的作用。

(3)中药熏洗技术:中药熏洗技术是指将中药煎煮后,利用药液所蒸发的药气对病变部位进行熏蒸和淋洗,以达到治疗疾病或养生保健目的的技术。中药熏洗技术包括熏法和洗法,这种技术常被应用到外感风寒、风湿病、筋骨关节疼痛等方面疾病。

(4)中药热熨敷技术:中药热熨敷技术是指将中药或其他物品,经过加热处理后,敷熨于患部或特定穴位上,利用温热之力和药性,透过皮毛腠理,循经运行,内达脏腑,从而达到温经通络、温中散寒、行气活血、祛瘀消肿、调整阴阳等治疗效果的技术。中药热熨敷技术常用于防治筋骨病、关节炎、风湿病等方面疾病。

第二节 中医适宜技术理论基础

导入情境

一所服务对象以退休后需要照护的老年人为主的医养照护机构,计划开展健康宣教活动,其中涉及中医适宜技术的讲解和宣传,作为机构的专业人员,你被安排进行一次中医适宜技术相关知识的宣讲。

请思考:

1. 根据机构内面向的人群,你可以从哪些方面准备内容?

2. 老年人在医养照护中常用的中医适宜技术有哪些,他们的特点是什么?

中医适宜技术是在中医基础理论指导下,在人类长期生命活动与生产实践中总结出来的治疗技术。中医适宜技术理论既源于中医理论,又有其特色,自成体系。

一、阴阳五行学说

（一）阴阳五行学说的基本内容

阴阳学说属于古代哲学范畴，阴阳的对立统一是天地万物运动变化的根本规律，也是用于解释自然界具有对立统一的事物运动变化的方法论。阴阳学说认为：世界是物质的，物质世界本身是阴阳二气对立统一的结果。阴阳学说广泛应用于阐释人体的生命活动与病理变化，并指导日常的医养照护。

阴阳学说中的对立制约、互根互用是阴阳之间相互作用的最基本规律，说明了事物之间既相反又相成，从而保持阴阳平衡的关系；阴阳的消长与转化则是事物运动的两种基本形式。其中，阴阳消长是在对立制约、互根互用基础上表现出的量变过程，是阴阳转化的前提；而阴阳转化则是消长的结果，是在消长运动的量变基础上的质变过程；阴阳互藏是阴阳消长转化运动的内在根据；阴阳交感是宇宙万物生成根源和发展变化的内在动力。阴阳的动态平衡由阴阳之间的交感互藏、对立制约、互根互用、消长转化来维系，而阴阳自和表达了其自动维持和自动恢复这一动态平衡的能力和趋势，是阴阳相互作用的深层规律。

五行学说是指用木、火、土、金、水的功能属性来归类事物或现象的属性，并以五者之间相互资生、相互制约的规律来论述和推演事物之间或现象之间的相互关系及其复杂的运动变化规律的学说（图1-1）。五行学说是总结四季五时的气候运转规律及与相应的物候变化之间的相互关联规律而抽象形成的一种自然观，是用以解释自然界相关事物之间的运动变化规律的方法论。根据五行学说的观点，古人认为自然界是由五时气候和物候变化相互作用的结果。因此，宇宙万物都具有五时气候和物候变化所赋予的五种功能属性，各种事物或现象的发展变化，都是这五种功能属性相生、相克所决定的。

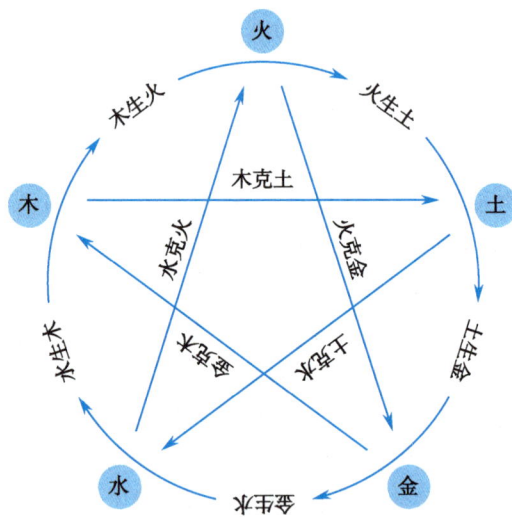

图 1-1　五行生化克制关系示意图

（二）阴阳五行学说对中医适宜技术的应用指导

1. 概括人体的生理状态　气的升降出入是人体之气运动的基本表现形式，可以反映人体的各种生理功能。升降出入可以用阴阳来概括，升属阳，降属阴，出属阳，入属阴。升与降、出与入是相辅相成、相互制约、相互为用的。气的升降出入协调平衡则阴阳调和，人体生命活动方能正常，反之则变生疾病。人体内阴阳二气在升降出入、交感相错中推动和调控着人体的各项生理功能，在对立制约、互根互用、消长转化中维系着协调平衡，维持人体的健康状态。

中医学将人体的五脏依据其功能特点分别归属于五行，用五行的理论说明各脏腑生理功能。如肝喜条达而恶抑郁，肝气主升发，有疏通气血、调畅情志的功能，与春天生机勃发的特点相类似，故肝属木。心主神明，主血脉，为五脏六腑之主宰，为阳中之阳脏，与夏天阳气充盛、鼓动万物生长的特点相类似，故心属火。脾主运化水谷、化生精微以营养脏腑形体，为气血生化之源，与长夏的万物多变化的特点相类似，故脾属土。肺主气，具有清肃之性，其气以降为顺，与秋天清肃沉降收敛的特点相类似，故肺属金。肾主封藏，为人体阴精之本，与冬天闭藏的特点相类似，故肾属水。五脏的功能活动是互相联系的，中医学运用五行生克制化的理论来说明五脏既相互资生又相互制约的内在联系。

2. 概括人体的病理变化　阴阳学说认为各种原因导致机体阴阳失衡，即"阴阳失调"是疾病发生的根本原因。阴阳失调是中医学对疾病转归的高度概括，主要表现为"阴胜则阳病，阳胜则阴病，阳胜则热，阴胜则寒"（《素问·阴阳应象大论》）。包含了阴阳偏胜、阴阳偏衰、阴阳互损、阴阳转化等情况。

根据五行学说，五脏存在相生相克、相乘相侮的关系，如水克火，如果肾水不能上承制约心火，就会出现失眠等症状；如果肝失疏泄，不能制约脾土，出现脾的运化失常，出现食欲缺乏，面黄等症状，此为肝木乘脾，为木乘土。

3. 指导医养照护中的中医适宜技术应用　由于疾病发生、发展变化的内在机制是阴阳失调，故曰"谨察阴阳所在而调之，以平为期"（《素问·至真要大论》）。因此，"调理阴阳"，使之恢复阴阳平衡，是中医适宜技术运用的基本原则。在医养照护方面，必须根据四时阴阳的变化情况，"法于阴阳"。因此在平时医养照护的运用与饮食起居方面都需要注意阴阳的平衡，实现"阴平阳秘"的正常生理状态。

根据五行学说，人体的复杂生命活动是以五脏为主体的外在反映。因此，五脏生理功能的稳定是人体协调平衡状态的关键。所以在中医适宜技术的运用过程中要保护五脏相互之间的关系，如可以根据情志与五脏关系，利用情志之间的五行相生相克、相乘相侮的关系进行情志调养，最终达成协调平衡的人体状态，这是五行学说指导中医适宜技术在医养照护中应用的重要体现。

二、精、气、血、津液理论

精、气、血、津液是构成人体和维持人体生命活动的基本物质，是脏腑、经络等组织器官进行生理活动的物质基础。它们之间在生理上相互转化、相互依存和相互为用，在病理上相互影响。精、气、血、津液理论对中医适宜技术在医养照护中的应用具有十分重要的指导意义。

（一）精、气、血、津液理论的基本内容

精、气、血、津液是构成人体和维持人体生命活动的物质基础。精指体内一切精华物质，包括先天之精和后天之精，是构成人体和维持生命活动的精微物质；气是人体内活力很强、运行不息的精微物质；血是循行于脉中富有濡养作用的红色液体；津液是机体内一切正常水液的总称，包括各脏腑组织器官的内在液体及人体正常的分泌物。

精、气、血、津液是人体生命活动的基本物质，其生成、代谢、输布均有赖于脏腑相关的生理功能活动，而脏腑相关的生理功能活动又依赖精、气、血、津液的功能作用。因此精、气、血、津液与人体脏腑的生理功能与病理变化存在着密切关系。

（二）精、气、血、津液之间的相互关系

精、气、血、津液都是构成人体和维持人体生命活动的基本物质，都依赖于脾胃化生的水谷精微。虽然它们在性状、功能及分布上各有特点，但几者之间均可相互资生、相互转化。在生理上相互依存，相互为用，协调制约，共同维护人体正常的生理功能；在病理上又相互影响。

（三）精、气、血、津液理论对中医适宜技术的应用指导

1. 精理论　精是构成生命的原始物质。人体先天之精禀受于父母，具有遗传特性，是构成生命的原始物质。先天之精通过激发后天精微，充满人体，维系人体生命活动。生命活动以五脏为中心，五脏活动以精为本，"五脏者，藏精气而不泻也"（《素问·五脏别论》）。五脏之精既是脏腑生理功能的产物，又是维系脏腑功能活动的物质基础。生命是以五脏为中心、以精气为基础、内外上下相互联络的有机整体，也是人与自然、社会相联系的统一体。因此，中医适宜技术应用于医养照护的过程中要重视保精。

2. 气理论　气在中医理论体系中有着特别重要的意义，医养照护，养护的就是气。气是构成人体及激发人体生命活动的重要物质。因此，保证气的生理功能正常就是医养照护中运用中医适宜技术的首要目标。人体之气运动的升与降、出与入是对立统一的矛盾运动，广泛存在于机体内部。虽然从某个脏腑的局部生理特点来看，有所侧重，如肝、脾主升，肺、胃主降等等，但是从整个机体的生理活动来看，气的升与降、出与入之间必须协调平衡。只有这样，才有人体之气的正常运动，各脏腑才能发挥正常生理功能。因此，气升降出入的协调平衡是生命活动正常进行的保证。

3. 血理论　血主于心，藏于肝，统于脾，且必须在脉内运行不息，才能充分发挥其生理效应。脉又称为"血府"，是人体血液循环的管道，具有约束血液沿着一定方向运行的作用，使血液能够内至脏

腑，外达肢节，周而复始。血在脉中循行，内至脏腑，外达皮肉筋骨，对全身各脏腑组织器官起着充分的濡养作用。《难经·二十二难》将血液的这一功能概括为"血主濡之"。《素问·五脏生成》："肝受血而能视，足受血而能步，掌受血而能握，指受血而能摄。"而血的濡养作用较明显地反映在面色、肌肉、皮肤、毛发、感觉和运动等方面。气血的充沛和畅通保障着人的生命活动的正常维系，贯穿人的生、长、壮、老、已的整个生命过程，因此，我们在医养照护中运用中医适宜技术需要关注对血的养护，防止血虚和血瘀，保持血脉的充盈和畅通。

4. 津液理论 水谷精微化生的津液渗入脉中，充养血脉，成为血液的重要组成部分。津液还有调节血液浓度的作用：血液浓度增高时，津液会渗入脉中稀释血液，并补充血量；血液充足时，津液会濡养和滑利血脉，从而使血液环流不息。津液具有滋润和濡养作用：津水多清稀，以滋润作用为主；液精多稠厚，以濡养作用为主。全身各脏腑组织器官无不依赖于津液的滋润和濡养：如布散于体表、孔窍之津，使肌肉丰润，毛发光泽，官窍滋润，功能灵敏；而灌注于脏腑、骨节、脑髓之液，使脏腑得养，关节滑利，屈伸自如，骨骼坚强，脑髓充盈。若津液不足，失去滋润和濡养作用，则会使皮毛、肌肤、孔窍、骨节、脏腑以及脑髓的生理活动受到影响，从而发生多种病理变化。因此，在医养照护中的中医适宜技术运用要注意津液的养护，维持其正常的输布代谢功能。

三、藏象学说

（一）藏象学说的基本内容

"藏象"是指藏于体内的内脏及其表现于外的生理、病理现象，以及所通应的自然界事物和现象。"藏"是指藏于体内的内脏，"象"则是指表现于外、可察知的与"藏"相联系的人体各种生命现象、征象。藏象学说是研究人体脏腑的形态结构、生理功能、病理变化、相互关系，以及与外界环境相互联系的系统理论，是中医理论体系中的核心内容之一，是中医学特有的关于人体生理病理的系统理论。

藏象学说的基础是脏腑，脏腑是内脏的总称。藏象学说以五脏为中心，运用取象比类和推演络绎方法，将六腑、五体、五官、九窍、四肢百骸等脏腑形体官窍联结成一个有机整体。按脏腑的生理功能及形态结构特点，可分为脏、腑和奇恒之腑三类。脏有五个，即心、肺、脾、肝、肾，合称五脏。腑有六个，即胆、胃、小肠、大肠、膀胱、三焦，合称六腑。奇恒之腑亦有六个，即脑、髓、骨、脉、胆、女子胞。五脏内部组织充实，主要功能是化生和贮藏精气，六腑多呈中空的囊状或管腔形态，主要功能是受盛和传化水谷。奇恒之腑在功能上贮藏精气与五脏相似，形态上中空有腔与六腑相类，似脏非脏，似腑非腑，故以"奇恒之腑"名之。

（二）藏象学说对中医适宜技术的应用指导

藏象学说是中医学的核心内容，对医养照护中应用中医适宜技术具有重要的指导意义。通常来说，"脏病多虚""腑病多实"，所以在中医适宜技术的干预上要"五脏宜补""六腑宜泻"，也可以根据脏腑表里关系采取"脏实者泻其腑，腑虚者补其脏"的干预措施。人体是一个复杂的有机整体，生理功能上相互协调，病理变化上互相影响。五脏系统之间并非孤立的，而是通过经络的联系沟通和气血的运行流注相互联系。五脏功能的协调共济，相互为用，是维持人体整体生理平衡协调的重要保证，也是生命养护的重要基础。

第三节 中医适宜技术特点

一、平衡阴阳

《素问·阴阳应象大论》中提出"阴阳者，天地之道也，万物之纲纪，变化之父母，生杀之本始，神明之府也"。人体内部的一切生理和病理变化均可以用阴阳概括，我们经常提及的气血不和、营卫失调等病理变化均属于阴阳失调的范畴，阴阳失调是疾病发生的内在根本，而且贯穿于一切疾病发展的始终。人体在疾病过程中，会出现各种各样的病理变化。无论外感病或内伤病，其病理变化的基本规律不外乎阴阳的偏盛或偏衰。

阴阳平衡是人体健康的必要条件，中医适宜技术要根据证候的属性来调节阴阳的偏盛或偏衰，使机体转归于"阴平阳秘"，恢复其正常的生理功能，从而达到防治疾病、养生保健的目的。平衡阴阳是指保持脏腑生理功能之间的动态平衡和保持机体与外界环境之间的相对平衡。日常生活中要注意维护机体的阴阳平衡，脏腑阴阳气血平衡，人体才能保持健康。还要顺应自然变化规律，人体的各种生理活动才能稳定而有序，阴阳才能平衡协调，人体的健康才能维系。若违背自然规律，人体各种生理活动的节律紊乱无序，阴阳失调，适应外界变化和抵御外邪能力减弱，则易患各种疾病。

中医适宜技术调整阴阳的功能，主要是通过调节经络、气血而起作用的。经络遍布全身，内属脏腑，外络于肢节，沟通和联系人体所有的脏腑、器官、孔窍皮毛、筋肉、骨骼等组织，再通过气血在经络中运行，组成了整体的联系。中医适宜技术作用于局部，在局部通经络、行气血，濡筋骨，并通过气血、经络影响到脏器。例如对肠蠕动亢进者，在腹部和背部使用适当的中医适宜技术，可使亢进受到抑制而恢复正常。反之，肠蠕动功能减退者，亦可通过适当的中医适宜技术促其蠕动，恢复正常。

人体阴阳相对平衡是人体健康的基础，也是中医适宜技术的指导思想。因此维持人体阴阳的协调与平衡成为了一个重要原则，中医适宜技术对疾病干预和保持健康状态离不开阴阳的平衡，平衡阴阳是中医适宜技术应用的重要特点之一。

二、疏经通络

经络具有运行气血，濡养周身及协调阴阳的作用。气血是人体生命活动的物质基础。气血在全身各位置的输布，营养脏腑、组织、器官，抗御外邪均依赖经络的运行。无论是"宗气""元气""营气"还是"卫气"，都必须经过经络通达全身，使得气血"内溉藏府，外濡腠理"。经络气血运行不畅，可因外邪入侵，或情志内伤，气机不利，因而引起经气运行不利，阻滞不通。经气运行不畅或阻滞，常可影响到气血的循行，并累及所络属的脏腑组织器官以及经络循行部位的生理功能。中医适宜技术通过疏通经络使气血运行通畅，达到防治疾病和养生延年的作用。

三、动静结合

动为阳，静为阴，动静相兼是一切事物不断运动变化发展的规律。在老年医养照护中要求保持适度的运动来活跃气血，提升阳气；也要通过静养收藏精气，滋养阴液，避免过度消耗。动以养形、静以养神，动以养形是指运动可以提高人体正气，机体强健，静以养神是指心神宜静，神静而心和，心和则形全。在应用针灸推拿技术、拔罐、熏洗技术中，被操作者一般采用固定体位，此为静；但这些适宜技术的干预，促进体内气血的运行，疏经通络，此为动。在导引运动技术中无论是动功或静功，都是动和静的有机结合及合理搭配。导引运动技术中的动是指在调神引导下动作轻灵、舒适、自然、节节贯通；静是指动作在缓慢用力之外，每式动作思维定势，配合呼吸，有1~2秒的停顿，但肌肉继续用力，抻筋拔骨。动静结合是指形体宜动，但须动中有静；心神宜静，但须静中有动。动静结合就是在通过动和静的平衡达到阴阳协调，从而维持身体健康，这是医养照护中应用中医适宜技术的基本原则之一。

四、形神共治

形神共治是中医学"形神一体观"的体现，人体生命是形体与精神的有机统一体。形，即形体，包括五脏六腑等组织器官和气血津液等营养物质。神，指精神情志、意识思维活动以及生命活动的外在表现。形神共治，就是在形神一体观的指导下，既注重保养形体，又注重调摄精神，使形体强健，精力充沛，形神通过协调全身脏腑组织器官的功能活动及其相互关系保证人体健康。

中医学认为,人的形体与精神活动是相互依存、不可分离的关系。形体是生命的基础,神依存于形,神为生命活动的主宰,支配形体的各种生理活动和感觉。中医学主张动以养形,静以养神,以形劳而不倦为度。通过导引、推拿等适宜技术,运动形体、调和气血、疏通经络,达到养形的目的。通过清静养神、四气调神、修性怡神、功法练神等中医适宜技术,保持神气的清静,达到养神的目的。形神共治,刚柔相济,达到调神与强身的统一。形神共治观提示我们在对老年人的医养照护过程中要兼顾精神与形体,形体的健硕与精神的充沛相辅相成,方能"形与神俱,而尽终其天年"。

五、标本兼顾

标和本的概念是相对的,标本关系常用来概括说明事物的本质与现象、因果关系以及病变过程中矛盾的主次先后关系等。从邪正关系来说,人体正气为本,致病邪气为标;从病因与症状关系来说,病因为本,症状为标;从疾病病位来说,脏腑精气病为本,肌表经络病为标等。通过掌握疾病的标本关系,就能准确地分清病证的主次先后与轻重缓急,从复杂的疾病矛盾中找出和处理其主要矛盾或矛盾的主要方面。

要根据标本的缓急,遵循"急则治其标,缓则治其本"的原则。病情平稳、发展缓慢时,当从本治;病情急剧时,首先治标;标本俱急或标本俱缓者,又当标本兼顾。标本兼顾,指标病与本病并重,应治标与治本兼顾,是在标病与本病俱急,或标病与本病俱缓之时采取的一种治则。在老年人的医养照护中,存在多种慢性疾病和证候共存的情况,证候复杂,若采取单治本病或单治标病的方法,均不能适应病证干预的要求时,则必须标本兼顾同治,才能获得好的治疗效果,这也是中医适宜技术干预治疗的原则性与灵活性有机结合的体现。在中医适宜技术的实施中,要根据患者的不同情况制定不同的干预方案和措施,标本同治、内外兼调,最终达到治病求本的目的。

六、未病先防

中医学历来重视未病先防,早在《黄帝内经》中就提出"治未病"的预防思想。治未病包括未病先防、既病防变和愈后防复三个方面。未病先防,是老年人医养照护的重要特征,即指在疾病发生之前,采取综合养护措施,以防止疾病的发生。这是中医防重于治思想的突出体现。未病先防要从提高正气抗邪能力和防止病邪侵害两方面入手。中医适宜技术的应用过程中充分体现了对正气的提升和对邪气的预防,这对维持机体阴平阳秘的状态有重要意义。

(吴云川)

思考题

1. 请举例阐述中医基本理论对医养照护中应用中医适宜技术的指导意义。
2. 请简述对"既病防变,未病先防"的理解。

第二章

经络腧穴知识

02章

📖 **学习目标**

1. 掌握经络的功能、腧穴的作用、腧穴的定位方法及常用腧穴的定位及主治。
2. 熟悉十二经脉的分布规律和循行走向。
3. 了解经络系统的组成和十二经脉的命名。
4. 熟练掌握腧穴的定位方法及常用腧穴的定位。

"经脉者,所以能决死生,处百病,调虚实,不可不通",说明经络作为人体气血运行的通道,能贯通上下、沟通内外。《灵枢·脉度》记载:"经脉为里,支而横者为络,络之别者为孙",说明经脉与络脉纵横交错,遍布全身。腧穴,腧同"输",穴为空隙之意,是指脏腑经络之气输注于体表的特殊部位。

第一节　经络腧穴概述

一、经络系统

(一)经络系统概述

经络系统(图 2-1)主要由经脉和络脉构成,然而二者在走向、分布及数量等方面存在显著差异。经脉结构相对粗大,作为经络系统的主干,呈线状分布。除带脉外,经脉均为纵行走向,多在人体深部循行,数量较少。而络脉与之不同,多呈横斜走向,以纵横交错的网状结构广泛分布于人体浅部。相较于经脉,络脉数量繁多,遍布全身各处。经脉与络脉相互协作,运行气血,滋养脏腑组织,共同维持机体的正常生理功能。

经脉涵盖十二经脉、奇经八脉以及十二经脉连属部分。十二经脉是经络系统的主体部分,分为手三阴经、手三阳经、足三阳经以及足三阴经,具有固定的循行走向和交接规律,是气血运行的主干道;奇经八脉是指任脉、督脉、冲脉、带脉、阴维脉、阳维脉、阴跷脉和阳跷脉八条经脉,奇经八脉纵横交错于十二经脉之间,对十二经脉的气血有统领的作用。十二经脉连属部分包含了十二经别、十二经筋和十二皮部。其中十二经别是十二经脉的别出部分,是从四肢肘膝附近别出,加强了十二经脉中互为表里经的联系;十二经筋是十二经脉连属于筋肉关节的部分,具有约束骨骼,活动关节的作用,从而维持人体的运动功能;十二皮部是根据十二经脉在体表的投影,是经气散布在体表的区域,具有保卫机体,抵御外邪的作用。

络脉包含十五络脉、孙络和浮络。十五络脉包括十二正经、任脉及督脉各分出一络,加上脾之大络,能起到连接表里两经,加强体内与体表的联系,补充正经的不足的作用;孙络是络脉中较为细小的分支,遍布全身,数量众多,具有"溢奇邪"和"通荣卫"的功能;浮络是分布于人体较为表浅部位的络脉,分布广泛,无固定的位置,有沟通经脉与肌表的作用。

（二）十二经脉的命名

十二经脉的命名是依据手足、阴阳和脏腑这三部分确定的。

1. 依据人体部位划分 经脉循行于人体上、下肢部分，上肢对应的经脉称为手经，下肢对应的经脉称为足经。按照阴阳理论，阴经分布在四肢内侧，阳经分布在四肢外侧。所以，上肢内侧为手三阴经，上肢外侧为手三阳经；下肢内侧为足三阴经，下肢外侧为足三阳经。

2. 依据阴气和阳气的量 阴阳具有无限可分性，因此根据阴气和阳气的量可进行细分三阴三阳。阴气的量从多到少为太阴、少阴和厥阴；阳气的量从多到少为阳明、太阳和少阳。

3. 依据藏象理论 根据藏象理论，五脏属阴，六腑属阳，因此六阴经与脏相连属，六阳经与腑相连属；因而，手三阴经分别为手太阴肺经、手少阴心经和手厥阴心包经；手三阳经分别为手阳明大肠经、手太阳小肠经和手少阳三焦经；足三阴经分别为足太阴脾经、足少阴肾经和足厥阴肝经；足三阳经分别为足阳明胃经、足太阳膀胱经和足少阳胆经。

（三）十二经脉的分布规律

十二经脉在人体的头部、躯干及四肢呈现出对称分布的特点，可分为手足阴经和手足阳经。其中，手足阴经合称为六阴经，分布于四肢的内侧以及胸腹部；而手足阳经合称为六阳经，分布在四肢的外侧、头面部以及腰背躯干处。

在标准姿势下，四肢可划分为前、中、后三个部位。阴经分布于四肢内侧，其分布遵循特定规律：太阴经在前，厥阴经在中间，少阴经在后。具体到上肢，手太阴肺经处于最前方，手厥阴心包经在中间位置，手少阴心经则在后方。足三阴经的分布情况较为特殊，在足内踝上 8 寸以下的区域，分布顺序变为足厥阴肝经在前，足太阴脾经在中间，足少阴肾经在后；而在足内踝 8 寸以上的部位，则遵循与上肢阴经一致的分布规律，即太阴在前，厥阴在中，少阴在后。阳经则分布于四肢外侧，其分布规律为阳明经在前，少阳经在中间，太阳经在后。

（四）十二经脉的循行走向和气血流注

十二经脉循行走向的总规律为手三阴经从胸走手，手三阳经从手走头，足三阳经从头走足，足三阴经从足走胸腹，阴经与阳经在手足部交接；阳经与阳经在头面部交接；阴经与阴经在胸部交接。

十二经脉的气血流注呈现出一个无始无终的环状结构，从手太阴肺经起始，依次经过各经脉，最终经过足厥阴肝经后回到手太阴肺经，形成了一个完整的气血循环体系（图 2-2）。

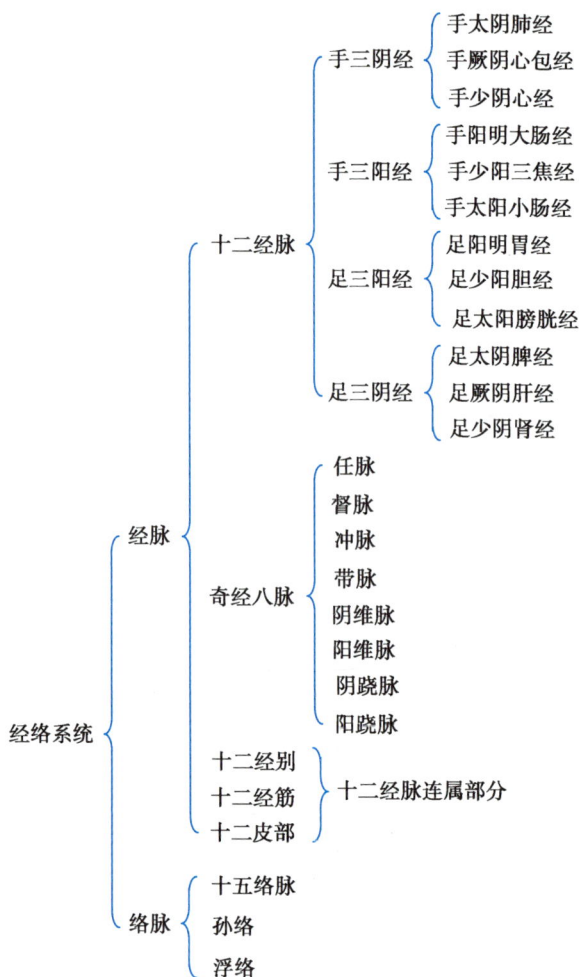

图 2-1 经络系统

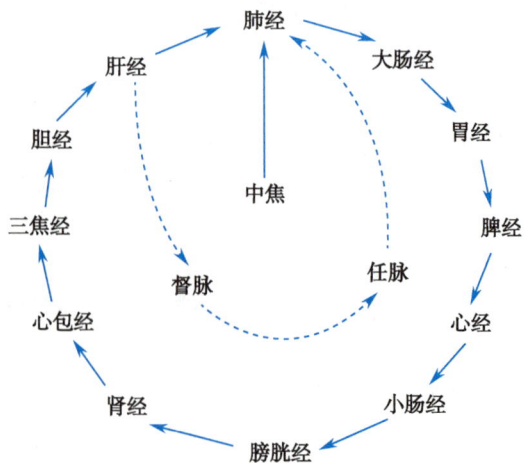

图 2-2 十二经脉的循行走向

（五）经络的功能

1. 沟通上下、联系内外　《灵枢·海论》中提到"夫十二经脉者，内属于脏腑，外络于肢节"。说明经络系统如一张纵横交错的大网，将五脏六腑、四肢百骸、五官九窍等不同功能的组织器官紧密相连，从而构建起一个内外互联、上下协同、前后呼应、左右均衡的有机整体。因而各组织器官才能相互依存、协同运作，共同维持人体整体功能的稳定。

2. 运行气血、营养周身　气与血是维持生命活动的基础营养物质。气血的运行需依靠经络系统运行至人体的各个脏腑、组织和器官。在气血的充分滋养与温煦下，这些脏腑、组织和器官得以正常发挥生理功能。经络系统通过调节气血的平衡，进一步协调阴阳，促使人体恢复到"阴平阳秘，精神乃治"的健康状态。

3. 抵御外邪、保卫机体　经络具有"行气血而营阴阳"的功能。其中，营气属阴，在脉内运行，负责营养脏腑；卫气属阳，在脉外运行，能够防御肌表。营卫之气通过经络散布于周身。当外邪侵袭人体时，通常会从体表向体内发展。一旦外邪侵犯人体肌表，卫气便会迅速奋起抵御，发挥保卫机体的重要作用。

二、腧穴

（一）腧穴概述

腧穴是脏腑经络气血输注于体表的特殊部位，既是疾病的反应点，也是治疗时的刺激点。腧穴主要分为以下三类：

1. 十四经穴　是指十二经脉以及任、督二脉上的穴位，具有固定位置、名称和归经，能够治疗本经及所属脏腑的病症，十四经穴共有 361 个。

2. 经外奇穴　是指有明确的位置与名称，但无具体的归经，能够针对性地治疗某些病症的穴位。

3. 阿是穴　是既无固定名称与位置，也无具体归经，需依据压痛点或敏感点来确定位置的一类腧穴，又称"天应穴""不定穴"。

（二）腧穴的治疗作用

1. 近治作用　腧穴的近治作用，即"腧穴所在，主治所在"，指的是腧穴能够治疗其所在部位及邻近区域的疾病。比如，悬颅穴可用于治疗偏头痛；听会穴可用于治疗耳病；睛明穴主治眼病；膻中穴可治疗乳腺病、胸部疾患及心肺病。

2. 远治作用　腧穴的远治作用是指"经脉所过，主治所及"。这意味着某些穴位不但能治疗局部病症，还能对经脉所联络的脏腑、组织和器官，发挥治疗作用。例如，合谷穴可用于治疗头面部疾病，委中穴则对腰背部疾病有疗效。

3. 特殊作用　腧穴的特殊作用体现在相对特异性和双重良性调节作用两方面。相对特异性方面，如至阴穴能够矫正胎位，少泽穴可以通乳。在双重良性调节作用上，如天枢穴既能治疗便秘，也能治疗腹泻；内关穴对心动过速和心动过缓均有治疗效果；百会穴在清气下陷时，能发挥升提中气的功效，在肝阳上亢时，又可起到平抑肝阳的作用。

第二节　腧穴的定位方法

常用的腧穴定位方法包括解剖标志定位法、骨度分寸法、手指同身寸定位法及简便取穴法四种。

一、解剖标志定位法

该法是根据人体的解剖标志来确定穴位的位置，分为固定标志和活动标志两种。

固定标志是不会因身体活动而改变的解剖特征，包括五官、指甲、毛发、乳头、肚脐、骨骼的凸起和间隙、肌肉的隆起与凹陷等，分为"骨性标记"和"肌性标记"。由于固定标记不会移动，有利于进行穴位定位。例如，鼻尖取素髎，眉间取印堂，两乳间取膻中，尾骨和肛门之间取长强，腓骨头前下方凹陷取阳陵泉，第七颈椎棘突下凹陷取大椎等。

活动标志是指随着关节、肌肉、皮肤活动而出现的标志，包括关节间隙、肌肉和肌腱的隆起或凹陷、皮肤的皱纹等。例如，张口耳前出现的凹陷取耳门、听宫、听会，闭口颧弓下缘凹陷取下关；拇指上翘，拇长伸肌腱、拇短伸肌腱之间的凹陷取阳溪等。

二、骨度分寸法

骨度分寸法将人体的各个部分分别规定其折量长度，作为取穴的标准（图 2-3）。应用时，不论男女、老少、高矮、胖瘦均可参照常用的骨度分寸进行穴位定位（表 2-1）。

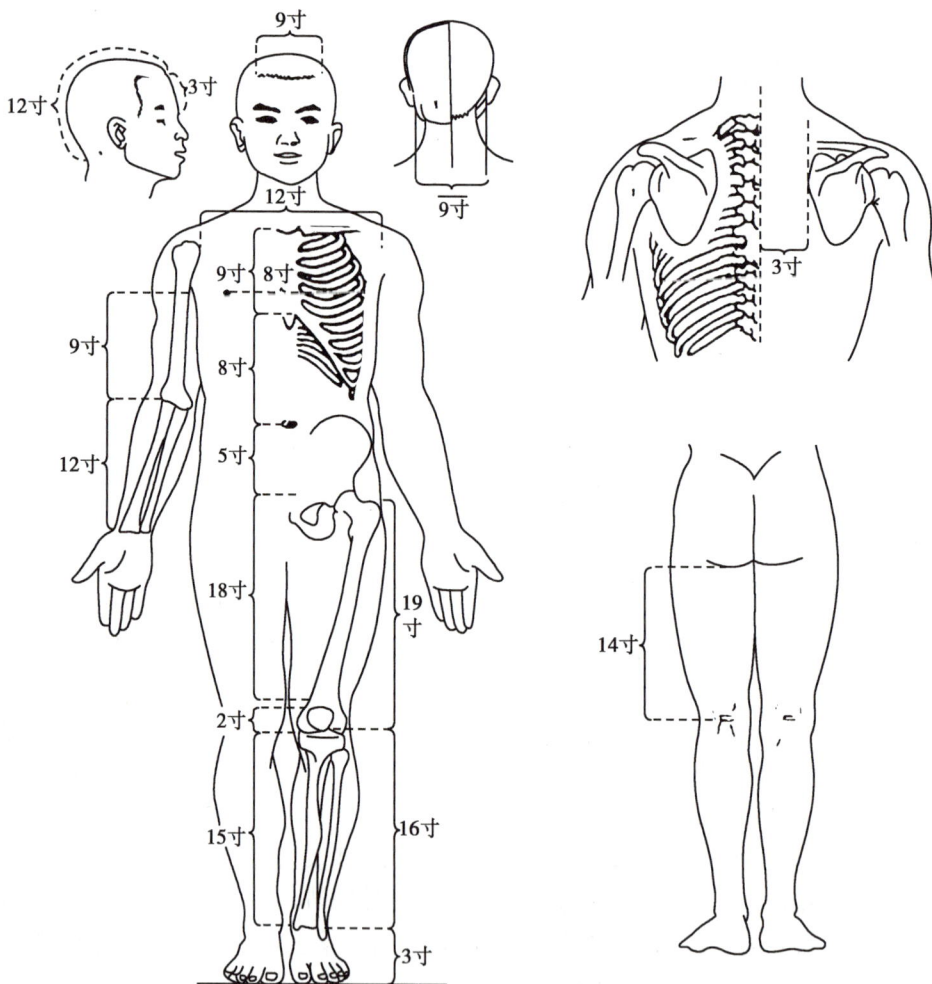

图 2-3 人体各部常用的骨度分寸图

表 2-1 常用的骨度分寸表

部位	起止点	折量长度/寸
头面部	前额两侧额角发际	9
	前发际正中至两眉间（印堂）	3
	前发际正中至后发际正中	12
	耳后乳突（完骨）之间	9
	第 7 颈椎棘突下凹陷（大椎）至后发际正中	3

续表

部位	起止点	折量长度／寸
胸腹部	两乳头（两锁骨中线）之间	8
	胸骨上窝（天突）至胸剑结合中点（歧骨）	9
	胸剑结合中点（歧骨）至肚脐	8
	肚脐至耻骨联合上缘（曲骨）	5
上肢部	腋前、后纹头至肘横纹（平肘尖）	9
	肘横纹至腕掌（背）侧远端横纹	12
背腰部	肩峰缘至后正中线	8
	肩胛骨内缘至后正中线	3
下肢部	耻骨联合上缘至股骨内上髁上缘	18
	胫骨内侧髁下方至内踝尖	13
	内踝尖至足底	3
	臀横纹至腘横纹	14
	股骨大转子至腘横纹	19
	腘横纹至外踝尖	16

三、手指同身寸定位法

手指同身寸定位法简称指寸法，是以患者自身手指为测量工具来进行穴位定位的方法，分为拇指同身寸法、中指同身寸法和横指同身寸法（图2-4）。

1. 拇指同身寸法 是以拇指指间关节的宽度当作1寸。

2. 中指同身寸法 是把中指屈曲，取其两端纹头之间的直线距离，以此作为1寸。

3. 横指同身寸法 也称为一夫法。操作时，将四指并拢，以中指中节横纹作为水平基准线，将四指并拢后的总宽度定为3寸。该法常用于四肢部、腹部及背部取穴。

临床应用手指同身寸定位法时，需考虑患者高矮、胖瘦及手指粗细差异，进行适当调整，灵活运用，确保取穴的准确性。

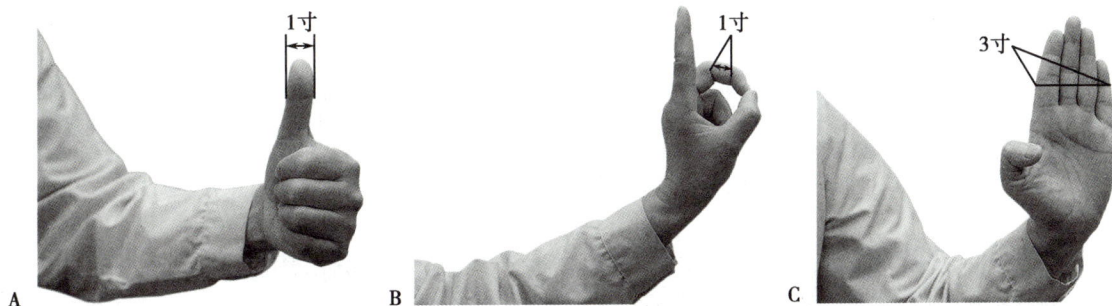

图2-4 手指同身寸定位法
A. 拇指同身寸法；B. 中指同身寸法；C. 横指同身寸法（一夫法）。

四、简便取穴法

简便取穴法是在长期的医疗实践中，不断积累与总结而成的取穴方法，是临床常用的穴位定位法，具有便捷、高效的特点。例如，列缺穴的简便取穴法是将双手虎口交叉，示指按压对侧手腕桡骨茎突上的凹陷处，即为该穴；章门穴的简便取穴法需保持肩部下垂、肘部弯曲，肘部最外端所对应的胁肋部位置，即为该穴；百会穴的简便取穴法需折耳向前，两耳尖连线向上延伸与头部正中线的交点处，即为该穴。

第三节 常用腧穴

导入情境

张爷爷，65 岁，反复发作头痛 3 年，每于劳累、失眠后头痛加重，无恶心呕吐，否认高血压及外伤病史，曾就诊医院诊断为"神经性头痛"。张爷爷近 3 日头痛剧烈时，自行服用布洛芬，效果不佳，寐欠佳，纳可，二便可。

请思考：

1. 根据以上病例，可选择哪些腧穴进行治疗？

2. 这些穴位的具体定位在哪里？

一、概述

常用腧穴包含十四经穴和经外奇穴的常用穴位。

二、常用腧穴及主治

（一）手太阴肺经

1. 经络循行 手太阴肺经起于中焦，属肺络大肠，环绕胃口，过横膈，从肺系，出于胸前壁外上方（中府穴），沿着上肢内侧前缘下行，经过肘窝，下行至前臂外侧前缘，经过鱼际，终止于拇指桡侧端（少商穴）。分支从腕后桡骨茎突分出，止于示指桡侧端。

2. 主治概要 本经腧穴主治咳嗽、气喘、咯血、咽喉肿痛，以及经脉循行部位的其他病症。

3. 常用腧穴及主治（表 2-2）

表 2-2 手太阴肺经常用腧穴

名称	定位	主治
中府	位于胸前壁外上方，距前正中线旁开 6 寸，平第 1 肋间隙处，云门下 1 寸	咳嗽、气喘、胸胀痛、上肢及肩背疼痛
云门	位于胸前壁外上方，肩胛骨喙突内缘，距前正中线旁开 6 寸，锁骨下缘凹陷处	咳嗽、气喘、胸痛、肩背疼痛
尺泽	仰掌，微屈肘。位于肘横纹中，肱二头肌腱桡侧缘凹陷处	咳嗽、气喘、咯血、急性吐泻、小儿惊风、肘臂挛痛
列缺	屈肘，侧腕掌心相对。位于桡骨茎突上方，腕横纹上 1.5 寸，肱桡肌与拇长展肌腱之间。简便取穴法：两手虎口交叉，示指按在桡骨茎突上，指尖下凹陷处	头痛、项强、咳嗽、气喘、咽喉肿痛、手腕痛
鱼际	侧腕掌心相对，自然半握拳。位于第 1 掌骨中点桡侧，赤白肉际处	咳嗽、咯血、发热、失音、小儿疳积
少商	大拇指桡侧指甲角旁开 0.1 寸	发热、咽痛、中暑、昏迷、小儿惊风

（二）手少阴心经

1. 经络循行 手少阴心经起于心中，出属心系，下行通过横膈，络小肠，过腋窝顶端（极泉穴），出腋下,沿上肢内侧后缘,经过肘窝,沿着前臂内侧后缘进入掌中,止于小指末节桡侧(少冲穴)。

2. 主治概要 本经腧穴主治心悸、胸痛、失眠、癫狂,以及经脉循行区域的其他相关病症。

3. 常用腧穴及主治(表2-3)

表2-3 手少阴心经常用腧穴

名称	定位	主治
少海	屈肘时,肘横纹的内侧端与肱骨内上髁连线的中点处	心痛、肘臂挛痛、瘰疬
通里	神门穴上1寸	心悸、舌强不语、咽痛、腕臂痛
神门	仰掌,位于腕部,腕横纹尺侧端,尺侧腕屈肌腱的桡侧凹陷处	心痛、心悸、健忘、失眠、癫狂、痫症、胸胁痛

(三)手厥阴心包经

1. 经络循行 手厥阴心包经起于胸中,属心包,络三焦,外行的支脉出于腋下3寸的侧胸部(天池穴),循上肢内侧中线,入于掌中第2、3掌骨间,沿着中指桡侧,止于中指端(中冲穴);手掌的分支止于环指端。

2. 主治概要 本经腧穴主治心、胸、胃病、神志病,以及经脉循行路径的其他相关病症。

3. 常用腧穴及主治(表2-4)

表2-4 手厥阴心包经常用腧穴

名称	定位	主治
曲泽	微屈肘,位于肘横纹中,肱二头肌腱尺侧缘	心痛、心悸、胃痛、呕吐、热病、中暑、肘臂挛痛
内关	仰掌,位于腕横纹上2寸,掌长肌腱与桡侧腕屈肌腱之间	心痛、心悸、胸闷、胸痛、胃痛、呕吐、呃逆、眩晕、失眠、癫狂、上肢痹痛
大陵	仰掌,位于腕横纹正中点,掌长肌腱与桡侧腕屈肌腱之间	心痛、心悸、胃痛、呕吐、手腕痛
劳宫	在掌区,横平第3掌指关节近端,在手掌心第2、3掌骨中间,偏第3掌骨 简便取穴法:微握拳屈指时,中指尖下即为穴位	心痛、口疮、口臭、癫狂痫、中风昏迷、中暑

(四)手阳明大肠经

1. 经络循行 手阳明大肠经起于示指桡侧端(商阳穴),沿着示指桡侧缘上行,经过手背第1、2掌骨间,沿着上肢外侧前缘上行至肩,交会于大椎,后入锁骨上窝,属大肠络肺;支脉从锁骨上窝经颈部,过颊部,环绕口周,过人中,止于对侧鼻翼旁(迎香穴)。

2. 主治概要 本经腧穴主治头面五官的疾病、热病、肠胃病、皮肤病、神志病,以及经脉循行部位的其他病症。

3. 常用腧穴及主治(表2-5)

表2-5 手阳明大肠经常用腧穴

名称	定位	主治
合谷	握拳,位于手背第1、2掌骨间,偏第2掌骨桡侧中点。 简便取穴法:用拇指间关节横纹放置于另一手拇、示指间的指蹼缘,拇指尖下即为穴位	头痛、口眼㖞斜、目赤肿痛、齿痛、鼻衄、热病无汗或多汗、经闭、滞产
阳溪	位于腕背横纹桡侧,当拇指上翘时拇短伸肌腱与拇长伸肌腱之间的凹陷中	头痛、耳鸣、耳聋、手腕痛
手三里	侧腕屈肘,位于前臂背面桡侧,阳溪与曲池连线上,肘横纹下2寸处	上肢不遂、手臂疼痛麻木、腹痛、腹泻、齿痛

续表

名称	定位	主治
曲池	侧腕屈肘成直角,位于肘横纹外侧端与肱骨外上髁连线的中点	热病、疟疾、手臂痹痛、上肢不遂、高血压、胃痛、腹泻、湿疹、瘾疹
肩髃	位于肩部三角肌上部。当上臂外展,肩部出现两个凹陷,前下方凹陷即为穴位	肩臂挛痛、上肢不遂、瘾疹
口禾髎	在上唇部,与水沟穴相平,当鼻孔外缘直下处	鼻塞、鼻衄、口眼㖞斜
迎香	位于鼻翼外缘中点旁开约0.5寸,当鼻唇沟中	鼻塞、鼻衄、口眼㖞斜、面痒、面肿

(五)手太阳小肠经

1. 经络循行 手太阳小肠经起于小指尺侧端(少泽穴),经过手背尺侧,沿着上肢外侧后缘,过肘部的尺骨鹰嘴与肱骨内上髁间,沿上臂外侧后缘,至肩关节后方,绕过肩胛部,交会大椎,沿锁骨上窝下行,属小肠络心,支脉沿着锁骨上窝经颈部,上行至脸颊,至目外眦后,止于耳前(听宫穴)。

2. 主治概要 本经腧穴主治头面五官病、颈部疾病、热病、精神疾病,以及经脉循行部位的其他病症。

3. 常用腧穴及主治(表2-6)

表2-6 手太阳小肠经常用腧穴

名称	定位	主治
后溪	微握拳,位于第5掌指关节后的远侧掌横纹头赤白肉际处	头项强痛、腰腿痛、手指及肘臂挛痛、耳聋、耳鸣、热病、疟疾、癫狂
小海	屈肘,位于尺骨鹰嘴与肱骨内上髁之间凹陷处	肘臂疼痛、麻木、癫痫
肩贞	臂内收,位于腋后纹头上1寸	肩臂疼痛、上肢不遂、瘰疬
天宗	位于肩胛冈下窝中央凹陷处,平第4胸椎	肩胛疼痛、肘臂外后侧痛、咳喘、乳痈、乳癖
肩外俞	在背部,位于第1胸椎棘突下旁开3寸	肩背酸痛、颈项强急、肘臂痛
肩中俞	在肩背部,位于第7颈椎棘突下旁开2寸	肩背疼痛、咳嗽、气喘
颧髎	在面部,位于目外眦直下,颧骨下缘凹陷处	口眼㖞斜、齿痛、颊肿
听宫	在面部,耳屏与下颌骨髁状突之间,张口呈凹陷处	耳鸣、耳聋、齿痛、癫狂

(六)手少阳三焦经

1. 经络循行 手少阳三焦经起于环指尺侧端(关冲穴),沿着手背第4、5掌骨间向上沿着腕背,经过前臂尺骨与桡骨之间,过肘部尖,沿着上肢外侧至肩部,前行至锁骨上窝,分布胸中,散络心包,属三焦;支脉从胸中上行至颈部,经过耳后直上,出耳上方,上行额角后经面颊,至眼眶下;另一支脉从耳后入耳中,交耳前,经眉梢处(丝竹空),止于目外眦。

2. 主治概要 本经腧穴主治头面五官、胸部疾病,以及热病和经脉循行部位的其他病症。

3. 常用腧穴及主治(表2-7)

表2-7 手少阳三焦经常用腧穴

名称	定位	主治
外关	位于前臂背侧,腕背横纹正中上2寸,尺骨与桡骨之间	热病、头痛、目赤肿痛、耳鸣耳聋、胁肋痛、上肢痿痹不遂
臑会	位于臂外侧,肩髎与尺骨鹰嘴连线上,肩髎下3寸,三角肌的后下缘	上肢痹痛、瘰疬、瘿气

名称	定位	主治
肩髎	位于肩部,肩峰后下方,上臂外展时肩髃穴后下方凹陷处	肩重臂痛、上肢不遂
翳风	位于耳垂后方,乳突与下颌骨之间的凹陷处	耳鸣、耳聋、口眼㖞斜、齿痛颊肿
耳门	位于耳屏上切迹前,下颌骨髁状突后缘,张口有凹陷处	耳鸣、耳聋、齿痛、头痛
丝竹空	位于眉梢外凹陷处	头痛、癫痫、目赤肿痛、眼睑瞤动、齿痛

（七）足阳明胃经

1. 经络循行 足阳明胃经起于鼻旁,上行鼻根后沿鼻外侧眶下缘（承泣穴）下行,入上齿后绕口唇,交承浆,沿面颊,经过耳前至头维穴。支脉下行经过颈部入锁骨上窝,入内属胃络脾;另一支脉沿胸腹第2侧线,经过腹股沟,下行至下肢外侧前缘,止于第2足趾外侧端（厉兑穴）,另有分支从膝下3寸和足背分出,至足大趾和足中趾。

2. 主治概要 本经腧穴主治胃肠疾病、头面五官病、神志病、皮肤病、热病,以及经脉循行部位的其他病症。

3. 常用腧穴及主治（表2-8）

表2-8 足阳明胃经常用腧穴

名称	定位	主治
承泣	目正视,瞳孔直下,当眼球与眶下缘之间	目赤肿痛、迎风流泪、口眼㖞斜、面肌痉挛
颊车	在面颊部,位于下颌角前上方约一横指凹陷中,咬紧牙关时,咬肌最高隆起处	齿痛、颊肿、牙关不利、口角歪斜
下关	在面部耳前方,颧弓的下缘。当颧弓与下颌切迹之间的凹陷中	三叉神经痛、口眼㖞斜、牙关不利、齿痛、耳鸣耳聋
头维	在头侧部,当额角发际直上0.5寸,头正中线旁开4.5寸	头痛、目眩、目痛
梁门	在上腹部,脐上4寸,前正中线旁开2寸	食欲缺乏、胃痛、呕吐
天枢	在腹中部,脐中旁开2寸	绕脐腹痛、腹胀、便秘、肠鸣、泄泻、月经不调
归来	在下腹部,当脐下4寸,前正中线旁开2寸	小腹痛、疝气、月经不调
气冲	腹股沟稍上方,脐下5寸,距前正中线2寸	月经不调、疝气、不孕
梁丘	屈膝。位于大腿外侧前,髂前上棘与髌底外侧端的连线上,髌底上2寸	膝肿痛、下肢不遂、胃痛、乳痈
犊鼻	屈膝。在膝部,髌韧带外侧凹陷中,又名外膝眼。	膝痛、关节屈伸不利、下肢麻痹、脚气
足三里	在小腿前外侧。当犊鼻穴下3寸,胫骨前缘外一横指处	胃痛、呕吐、腹胀、便秘、腹泻、痢疾、下肢痿痹、水肿、癫狂、虚劳诸症
上巨虚	在小腿前外侧,犊鼻与解溪连线上,当犊鼻穴下6寸	肠鸣、腹痛、腹泻、下肢痿痹、中风瘫痪、脚气
下巨虚	在小腿前外侧,犊鼻与解溪连线上,当犊鼻穴下9寸	小腹痛、泄泻、痢疾、腰脊痛引睾丸、下肢痿痹
丰隆	在小腿前外侧,犊鼻穴下8寸,胫骨前缘外二横指处	呕吐、腹胀、便秘、头痛、痰多、咳喘、癫狂
解溪	位于足背踝关节横纹中央凹陷处。当踇长伸肌腱与趾长伸肌腱之间	腹胀、便秘、头痛、眩晕、足背痛、下肢痿痹、癫狂谵语

（八）足太阳膀胱经

1. 经络循行 足太阳膀胱经起于目内眦旁（睛明穴）,循额头上行至头顶,交颠顶入络脑;支脉至耳上角,下行至后项部,循背部后正中线旁开1.5寸和3寸两侧线下行至背腰部,入内属膀胱络肾后下行；另有支脉从臀部下行沿大腿后侧，两线交汇于腘窝，过外踝后，经足背外侧，止于小趾外侧端（至阴穴）。

2. 主治概要 本经腧穴主治头面五官病、颈腰背疾病、下肢病、精神病，以及背部第1、2侧线上的背俞穴相对应的内脏器官疾病和相关组织器官的病症。

3. 常用腧穴及主治（表2-9）

表2-9 足太阳膀胱经常用腧穴

名称	定位	主治
睛明	位于目内眦角稍上方凹陷处	夜盲、色盲、目赤肿痛、迎风流泪、视物不明、急性腰扭伤
攒竹	位于眉头凹陷中，约在目内眦直上	头痛、目视不明、眉棱骨痛、眼睑瞤动、口眼㖞斜、呃逆
天柱	在项部，位于后发际正中直上0.5寸，旁开1.3寸，当斜方肌外缘凹陷中	头痛、眩晕、项强、肩背痛、腰痛、鼻塞
风门	在背部，位于第2胸椎棘突下，后正中线旁开1.5寸	伤风、咳嗽、发热、头痛、项强、胸背痛
肺俞	在背部，位于第3胸椎棘突下，后正中线旁开1.5寸	咳嗽、气喘、胸闷、潮热盗汗、胸痛、背痛
心俞	在背部，位于第5胸椎棘突下，后正中线旁开1.5寸	心痛、心悸、失眠、健忘、盗汗、梦遗
膈俞	在背部，位于第7胸椎棘突下，后正中线旁开1.5寸	呕吐、呃逆、吐血、气喘、咳嗽、瘾疹、盗汗
肝俞	在背部，位于第9胸椎棘突下，后正中线旁开1.5寸	黄疸、胁痛、目赤、目视不明、迎风流泪、脊背痛、鼻衄、癫狂
胆俞	在背部，位于第10胸椎棘突下，后正中线旁开1.5寸	黄疸、口苦、胁痛、肺痨
脾俞	在背部，位于第11胸椎棘突下，后正中线旁开1.5寸	腹胀、黄疸、泄泻、胃痛、水肿
胃俞	在背部，位于第12胸椎棘突下，后正中线旁开1.5寸	胃痛、呕吐、腹胀、肠鸣、胸胁痛
三焦俞	在背腰部，位于第1腰椎棘突下，后正中线旁开1.5寸	肠鸣、腹胀、腹泻、小便不利、水肿、腰脊强痛
肾俞	在腰部，位于第2腰椎棘突下，后正中线旁开1.5寸	头晕、耳鸣、耳聋、遗尿、遗精、阳痿、月经不调、不孕不育、腰膝酸痛
气海俞	在腰部，位于第3腰椎棘突下，后正中线旁开1.5寸	肠鸣腹胀、痛经、腰痛
大肠俞	在腰部，位于第4腰椎棘突下，后正中线旁开1.5寸	腰腿痛、肠鸣、泄泻、便秘
膀胱俞	在腰骶部，位于第2骶椎棘突下，后正中线旁开1.5寸	小便不利、腰脊强痛、腹泻、便秘
八髎	上、次、中、下髎，左右共8穴，合称八髎。在腰骶部，依次位于第1、2、3、4骶后孔中	腰骶痛、下肢痛、月经不调、白带过多、小便不利、小腹疼痛
承扶	在大腿后侧，位于臀横纹中点	腰、骶、臀、股部疼痛、痔疾
殷门	承扶与委中穴的连线上，承扶穴下6寸	腰痛、下肢痿痹
委中	在腘窝处，位于腘横纹中点	腰背痛、下肢痿痹、小便不利、丹毒、中风半身不遂
膏肓	在背部，位于第4胸椎棘突下，后正中线旁开3寸	咳嗽、气喘、健忘、遗精、肩胛痛
承山	位于腓肠肌肌腹下凹陷的顶端，伸小腿时腓肠肌肌腹下出现人字纹处	痔疾、便秘、腰腿拘急疼痛
昆仑	位于外踝尖与跟腱之间的凹陷处	头痛、项强、腰骶疼痛、足跟肿痛、难产、小儿惊风

（九）足少阳胆经

1. 经络循行 足少阳胆经起于外眼角（瞳子髎穴），斜向耳前上方，过耳后至风池穴下方颈部，经肩部,沿锁骨上窝下行;一支脉从耳后入耳中,出耳前,至目外眦后方;另一支脉从目外眦分出,上行目眶下后经面颊,至颈部与前脉相合于锁骨上窝;内行支脉从锁骨上窝进入胸中,属胆络肝,沿胁肋出腹股沟,经外阴毛际入髋关节;另有支脉从锁骨上窝下行,经胸胁部、季肋部与前脉交会于髋关节,沿下肢外侧,过外踝前方至足背,止于第4足趾末节外侧(足窍阴穴);足背支脉从足背分出后止于足大趾。

2. 主治概要 本经腧穴主治肝胆病、偏头痛、五官病、神志病、热病,以及经脉循行经过部位的其他病症。

3. 常用腧穴及主治(表2-10)

表2-10 足少阳胆经常用腧穴

名称	定位	主治
瞳子髎	在面部,位于目外眦外侧约0.5寸,眶骨外缘凹陷中	头痛、迎风流泪、目赤肿痛
阳白	在前额部,目正视,瞳孔直上,眉上1寸	目眩、视物模糊、眼睑瞤动、前额头痛
风池	在头后项部,枕骨之下。位于胸锁乳突肌与斜方肌上端之间的凹陷处	头痛、眩晕、目疾、鼻渊、感冒、颈项强痛
肩井	在肩上,位于大椎与肩峰连线的中点,前直乳中	颈项强痛、肩背疼痛、上肢不遂、乳痛、难产
环跳	侧卧屈股,股外侧部,位于股骨大转子最高点与骶管裂孔连线的外1/3与内2/3交点处	腰腿痛、半身不遂、下肢痿痹
京门	章门后1.8寸,当第12肋游离端的下方	胁痛、腹胀、腰痛、泄泻
风市	位于大腿外侧部的中线上,腘横纹上7寸。简便取穴法:垂手直立时,中指尖下即为穴位	半身不遂、下肢痿痹、遍身瘙痒
阳陵泉	位于小腿外侧,腓骨小头前下方凹陷处	黄疸、胁痛、口苦、呕吐、半身不遂、小儿惊风
悬钟	位于小腿外侧,外踝尖上3寸,腓骨前缘	痴呆、中风偏瘫、颈项强痛、胸胁肋痛
丘墟	位于足外踝前下方,趾长伸肌腱的外侧凹陷处	颈项痛、胸胁痛、外踝肿痛、足内翻、足下垂

(十)足太阴脾经

1. 经络循行 足太阴脾经起于足大趾内侧端(隐白穴),沿足部内侧的赤白肉际上行,经内踝前沿胫骨内侧后缘向上,行至内踝上8寸,交出于足厥阴肝经之前,后经膝股内前缘上行至腹,属脾络胃,上膈,经过咽部,止于舌;支脉从胃注心中;另有支脉沿胸腹第3侧线,经锁骨下止于腋下(大包穴)。

2. 主治概要 本经腧穴主治脾胃病、妇科病、前阴病,以及经脉循行部位的其他病症。

3. 常用腧穴及主治(表2-11)

表2-11 足太阴脾经常用腧穴

名称	定位	主治
公孙	位于足内侧缘,第1跖骨基底部前下方,赤白肉际处	胃痛、呕吐、腹痛、泄泻、心烦失眠
三阴交	位于小腿内侧面,内踝尖上3寸,胫骨内侧面后缘处	肠鸣腹胀、泄泻、月经不调、带下、滞产、遗尿、失眠、脚气
阴陵泉	位于小腿内侧,胫骨内侧髁后下方凹陷处	腹胀、泄泻、水肿、黄疸、小便不利、阴茎痛、带下、膝关节痛
血海	屈膝,位于大腿内侧,股四头肌内侧头隆起处,髌底内侧端上2寸。 简便取穴法:患者屈膝,医者以左手掌心按于患者右膝的髌骨上缘,二至五指向上伸直,拇指约呈45°斜置,拇指尖下即为穴位。	月经不调、瘾疹、丹毒、膝内侧疼痛

（十一）足少阴肾经

1. 经络循行 足少阴肾经起于足小趾下方后斜走足底心（涌泉穴），上行至舟骨粗隆下方，绕过内踝后侧上行，经过小腿、腘窝、大腿内后侧穿过脊柱，属肾络膀胱；支脉从肾直行过肝、膈入肺（俞府穴），沿喉咙上行，止于舌根旁；另有支脉从肺分出，络心，注胸中。

2. 主治概要 本经腧穴主治妇科病、肾病、肺病、心病、肝病，以及经脉循行部位的其他病症。

3. 常用腧穴及主治（表2-12）

表2-12 足少阴肾经常用腧穴

名称	定位	主治
涌泉	卷足时，位于2、3趾缝纹头与足跟连线上的前1/3与后2/3交界处，足趾跖屈时之凹陷处	头痛目眩、失眠、咽喉肿痛、大便难、小便不利、足心热、小儿惊风
太溪	位于内踝高点与跟腱之间凹陷处	月经不调、阳痿、小便频数、咽喉肿痛、失眠、腰痛、耳鸣耳聋、足跟痛、便秘、消渴
照海	位于内踝尖正下方凹陷处	失眠、咽干咽痛、月经不调、带下、小便频数

（十二）足厥阴肝经

1. 经络循行 足厥阴肝经起于足大趾外侧端（大敦穴），循足背后经内踝前上行至内踝上8寸处，交于足太阴脾经之后，沿下肢内侧上行，绕阴器经小腹，夹行胃旁，属肝络胆，上膈，分布于胁肋部（期门穴），沿喉咙上入鼻咽部，连目系，上行至前额与督脉会于颠顶；分支从目系下行绕口唇；另一分支从肝分出，上行注入肺中。

2. 主治概要 本经腧穴主治肝病、妇科病、前阴病，以及经脉循行部位的其他病症。

3. 常用腧穴及主治（表2-13）

表2-13 足厥阴肝经常用腧穴

名称	定位	主治
太冲	位于足背，第1、2跖骨结合部之前凹陷中	头痛、眩晕、目赤肿痛、口㖞、中风、小儿惊风、崩漏、遗尿、疝气、足背痛
章门	位于侧腹部，第11肋游离端下方	腹胀、腹痛、泄泻、胁痛、痞块
期门	位于胸部，乳头直下，第6肋间隙，前正中线旁开4寸	胸胁胀痛、腹胀、呕吐、乳痈

（十三）任脉

1. 经络循行 任脉起于督脉，起于小腹，出会阴（会阴穴），上行于阴毛部，沿腹部及胸部的正中线上行过颈喉正中，上行过颏唇沟（承浆穴），绕口唇，过面部，入目眶下，联系于目。

2. 主治概要 本经腧穴主治胃脘部、胸部、颈部、咽喉、头面部疾病，以及相应的内脏病症。部分穴位还具有强身健体的作用。

3. 常用腧穴及主治（表2-14）

表2-14 任脉常用腧穴

名称	定位	主治
关元	位于前正中线上，脐下3寸处	遗尿、小便频数、泄泻、阳痿、月经不调、虚劳。本穴有强壮作用，为保健要穴
气海	位于前正中线上，脐下1.5寸处	腹痛、泄泻、遗尿、遗精、月经不调、虚脱。本穴有强壮作用，为保健要穴

续表

名称	定位	主治
神阙	位于脐窝中央	腹痛、泄泻、虚脱、中风
上脘	位于脐上 5 寸	胃痛、腹胀、反胃、呕吐
中脘	位于脐上 4 寸	胃痛、呕吐吞酸、腹胀、泄泻
下脘	位于脐上 2 寸	腹痛、呕吐、食饮不化
膻中	位于前正中线上,平第 4 肋间,两乳头连线的中点	咳喘、胸痛、心悸、呕吐、乳少
承浆	位于颏唇沟的正中凹陷处	口喎、齿痛颊肿、流涎、癫狂

(十四)督脉

1. 经络循行 督脉起于小腹,出会阴,至尾骶部(长强穴),而后沿脊背正中线,上行至后头天府,入脑,上行颠顶,沿着前额向前正中线下行至鼻柱,经人中,止于上唇内(龈交穴)。

2. 主治概要 本经腧穴主治神志病、热病,以及腰骶、背部和头项的局部病症,以及内脏疾病。

3. 常用腧穴及主治(表2-15)

表 2-15　督脉常用腧穴

名称	定位	主治
腰阳关	位于后正中线上,第 4 腰椎棘突下凹陷中	月经不调、遗精、腰骶痛、下肢痿痹
命门	位于后正中线上,第 2 腰椎棘突下凹陷处	阳痿、遗精、带下、遗尿、月经不调、腰脊强痛
大椎	位于后正中线上,第 7 颈椎棘突下凹陷处	热病、外感病、咳喘、头项强痛
哑门	位于项部,后发际正中直上 0.5 寸,第 1 颈椎下	颈项强直、脑性瘫痪
风府	位于后发际正中直上 1 寸,两斜方肌之间凹陷处	头痛、项强、眩晕、咽喉肿痛、中风不语
百会	位于头部,头顶正中线上,两耳尖连线的中点处	头痛、眩晕、中风、脱肛、泄泻
神庭	位于前发际正中直上 0.5 寸处	癫狂痛、失眠、头痛、目眩、鼻渊、鼻衄
印堂	位于额部,两眉头连线的中点	头痛、眩晕、鼻衄、鼻渊、失眠
素髎	位于鼻尖正中	鼻渊、鼻衄、惊厥、昏迷
水沟	位于人中沟的上 1/3 与下 2/3 交点处	昏厥、癫狂痛、小儿惊风、面瘫

(十五)常用经外奇穴

经外奇穴对特定的病症治疗效果较为显著,因此临床上应用较为广泛(表2-16)。

表 2-16　常用经外奇穴

名称	定位	主治
太阳	位于颞部,眉梢与目外眦之间,向后约一横指凹陷处	头痛、目疾、口眼喎斜
安眠	位于项部,翳风与风池穴连线的中点	失眠、头痛、眩晕
定喘	位于背部,第 7 颈椎棘突下,旁开 0.5 寸	哮喘、咳嗽、肩背痛
夹脊	位于背腰部,第 1 胸椎至第 5 腰椎棘突下两侧,后正中线旁开 0.5 寸,一侧 17 穴,左右共 34 穴	心、肺、胃肠、肝胆、腰、骶部及上下肢病症
腰痛点	位于手背侧,第 2、3 掌骨及第 4、5 掌骨之间,当腕横纹与掌指关节中点处,一侧 2 穴,左右共 4 穴	急性腰扭伤
外劳宫	位于手背侧,第 2、3 掌骨间,掌指关节后约 0.5 寸处	落枕、手臂痛、胃痛
膝眼	屈膝,在髌韧带两侧凹陷处,内侧的称内膝眼,外侧的称外膝眼	膝关节疼痛、下肢痛

知识拓展

董氏"背奇穴"与背俞穴

董氏"背奇穴"是将各种古籍与长期临床实践相结合的一套具备特定针法、特殊疗效及完整理论体系的奇穴系统。

董氏"背奇穴"与背俞穴在多方面存在异同。穴位分布上，两者各有特点；主治疾病方面，在解剖学特征及主治范围上有显著差异，董氏"背奇穴"扩展了治疗范畴，尤其在特定病症的治疗上，具有独特优势，针刺方法也不尽相同。实际应用中，可将董氏"背奇穴"与背俞穴联合运用，采取针刺与点刺并用之法，充分发挥两者优势，两者相互补充和借鉴，有助于提升整体治疗效果。

（郑凤娥）

思考题

1. 请简述几种手指同身寸定位法的操作方法。
2. 请简述哪些腧穴有特殊的治疗作用。

中篇
中医医养照护适宜技术

第三章

推 拿 技 术

03章

📖 **学习目标**

1. 掌握推拿手法的概念、基本要求及各个推拿手法的定义、动作要领、注意事项。
2. 熟练掌握成人常用推拿手法，并能够根据老年人常见问题及疾病所在部位熟练选择和使用相应推拿手法进行干预。
3. 具有爱岗敬业，尊老爱老的职业素养和对老年人的人文关怀。

第一节 概 述

推拿，古称"按摩""按跷""跷摩""拊引""案扤"等，是施术者以手或身体其他部位在受术者体表特定部位或穴位进行规范化的操作，以调节机体生理、病理状况，达到疏通经络、行气活血、通络止痛、祛邪扶正、调整阴阳目的的一种中医外治法。

推拿是人类最早认识的祛除疾病和养生保健的方法之一，是人类生产劳动和生活实践的产物，是中医学的重要组成部分。有关推拿的文字记载可追溯到殷墟的甲骨卜辞中的"拊""疛""摩""搔"等。推拿适宜病种涉及内、外、妇、儿、伤、五官科等多个学科领域，先辈们长期的推拿实践，积累了大量的医疗经验，为中医理论体系发展作出了卓越的贡献。

推拿的特点主要有以下几个方面：其一，推拿手法属于物理疗法，施术者通过手法直接作用于人体；其二，在规范操作和推拿适应证范围内，推拿手法通常具有较高的安全性，适合各年龄段人群；其三，推拿手法不受时间和地点限制，操作便捷，易于开展；其四，推拿手法能够迅速缓解肌肉紧张、疼痛等症状，改善局部血液循环，促进新陈代谢，疗效显著。

由于社会老龄化程度的加深和人民群众对非药物疗法的偏爱，推拿作为中医适宜技术中的一项重要技能，被广泛用于各种老年疾病的预防、治疗和康复。为了便于推拿手法的规范化和标准化，在临床及日常教学中常将推拿手法进行归类，常见的推拿手法分类方式如下：

1. 按手法动作形态分类 这种分类方法把手法分为六大类，即摆动类手法、摩擦类手法、振动类手法、挤压类手法、叩击类手法和运动关节类手法。

2. 按手法作用力方式分类 这种分类方法把手法分为软组织类手法和骨关节类手法。

3. 按手法作用目的分类 这种分类方法把手法分为松解类手法和整复类手法。

4. 按手法作用对象分类 这种分类方法把手法分为成人推拿手法和小儿推拿手法。

5. 按手法组合分类法 这种分类方法把手法分为单式手法和复式手法两种。

第二节　推拿手法的基本要求

推拿手法虽流派众多,风格迥异,但其基本要求是一致的。推拿手法的基本要求根据施术部位略有不同。

一、软组织类手法基本要求

软组织类手法应具备"持久、有力、均匀、柔和"的要求,从而达到"深透"的目的,即软组织类手法"十字"基本要求。

1. 持久　指在手法操作过程中,能够严格按照手法动作要领和操作规范操作,在一定的时间内保持手法动作的形态和力量的连贯性。

2. 有力　一指手法直接作用于体表的力度;二指维持手法持续操作并保持一定刺激量所需要之功力。用力的基本原则是根据受术者体质、病证、部位等不同情况而调整。

3. 均匀　指手法操作时,动作幅度、频率、压力等要保持相对一致,手法操作平稳而又有节奏。

4. 柔和　指手法操作时,动作灵活而不僵滞,缓和而不生硬。做到手法轻而不浮、重而不滞,切忌生硬粗暴。正如《医宗金鉴》所言"法之所施,使患者不知其苦,方称为手法也"。

5. 深透　指手法的功力能够透入深层组织,也是手法要达到的目的。"深透"是根据疾病治疗的需要及病证和受术部位来决定的,还必须根据手法作用的层次来调整。

二、骨关节类手法基本要求

骨关节类手法,尤其是关节扳动手法,必须遵循"稳、准、巧、快"的基本要求,即骨关节类手法"四字"基本要求。

1. 稳　指操作时需用力平稳,对受术关节固定要稳。

2. 准　指诊断要明确,定位要准确,手法作用部位要准确。

3. 巧　指手法操作时要用巧劲,不能用蛮劲或暴发力,不能超过关节生理活动范围。

4. 快　指手法操作时动作要快,发力快速而有控制,即所谓"巧力寸劲"。

第三节　推 拿 介 质

导入情境

一个冬日的下午,80岁的张奶奶因背痛前来求助。老人家特意强调,自己年纪大了,皮肤干燥且松弛,可能不便于操作。

请思考:

1. 如果安排你为老人家提供服务,应该要进行哪些准备工作?
2. 如果需要进行推拿手法操作,需要选择什么样的介质?为什么?

推拿介质,也称推拿递质,常在摩擦类手法操作时使用,一是为了保护皮肤,防止皮肤损伤;二是借助手法可促进介质吸收以提高疗效;三是根据病症治疗需要,增加或降低手法对皮肤的摩擦系数,促进或抑制产热。

推拿介质有液剂、膏剂、粉剂、酊剂等类型,在临床应用时,应在中医理论指导下,根据不同病症、不同证型、不同年龄人群,依据介质的性质及治疗的目的选择性应用。

一、介质的种类与作用

1. 凉水 洁净的食用冷水即可,有清凉肌肤和退热作用。

2. 红花油 由丁香罗勒油、水杨酸甲酯、姜樟油、肉桂油、柠檬醛、冰片等配制而成,有消肿止痛等作用。

3. 麻油 常在擦法中使用,可加强透热效果和滋润作用。

4. 蛋清 将鸡蛋穿一小孔取蛋清使用,有清凉除热作用。

5. 薄荷水 取少量薄荷,用开水浸泡后放凉去渣即可应用,有清凉解表、清利头目和润滑的作用。

6. 滑石粉 医用滑石粉即可,有滑润皮肤、减少皮肤擦伤和吸水的作用。

7. 爽身粉 即市售爽身粉,有吸水、清凉、增强皮肤润滑的作用。

8. 冬青膏 将水杨酸甲酯与凡士林等配制而成,称冬青膏,有加强透热和润滑作用。

9. 白酒 即食用的普通白酒,有活血止痛、通经活络、散寒除湿的作用。

10. 葱姜汁 葱白和生姜捣碎取汁即可应用,也可将葱白和生姜切成片状,浸泡于75%乙醇中应用,有温热散寒的作用。

11. 药酒 如虎骨木瓜酒、五加皮酒、独活寄生酒,可视病情选择应用,有祛风除湿、活血止痛、通经活络的作用。

二、介质的选择

临床上常根据病情、年龄、季节等选用。

1. 病情 痛症多选择油剂、膏剂、酊剂、酒剂。

2. 年龄 老年人常用的介质有油剂和酒剂,成年人则各种均可。

3. 季节 春季、夏季常用的介质有冷水、木香水、薄荷水、滑石粉、爽身粉、医用酒精。秋季、冬季常用的介质有冬青膏、白酒、药酒等。

第四节 推拿注意事项

一、对施术者的要求

1. 仪表端正,热情大方,有礼有节,不卑不亢;推拿操作掌握分寸,落落大方。

2. 注意个人卫生,推拿操作结束要洗手;不宜浓妆异香;要勤剪指甲,以免指甲过长或有分叉刺痛受术者或造成出血等。

3. 推拿操作时不宜佩戴戒指、手表、手链及其他首饰,以免擦伤受术者皮肤或钩破衣服。

4. 站立操作时应含胸拔背,蓄腹收臀,两腿呈丁字步或呈弓步姿势;为方便操作,在不同受术部位操作时可调整自己的身体重心。

5. 选择合适的体位进行手法操作。

6. 推拿操作时要保持精神饱满,精神集中,身心放松。

7. 注意及时调整推拿手法的刺激强度。

8. 推拿时可通过交流沟通,及时了解受术者的思想状况,做好心理疏导,帮助其消除顾虑,树立战胜疾病的信心。

9. 推拿手法更换时,要协调连贯,避免出现断续停顿、忽轻忽重、忽快忽慢的情况,使受术者难以适应。

二、对受术者的要求

1. 注意个人清洁卫生，衣服潮湿或身上有汗时不宜操作，以免损伤皮肤。
2. 应穿棉质衣裤，松紧适宜，穿脱方便。
3. 妥善保管好贵重物品。
4. 推拿前排空二便。
5. 选择好合适的体位，以利于推拿施术。
6. 需要作特殊手法操作时，应嘱受术者配合操作需要。如擦法操作时，受术部位裸露皮肤要充分，以免污染衣服或影响操作。
7. 过饥、过饱、过度疲劳时，或精神紧张，情绪不稳定时，不宜立即进行推拿，应待缓解后才能操作。
8. 在推拿过程中如有不适，如胸闷、心慌、心跳突然加快或减慢、过多出汗等异常情况时，应立即告诉医生停止推拿，并采取相应措施。

三、对操作室环境的要求

1. 保持操作室内整齐清洁，尤其是推拿床、推拿椅要收拾整洁，保持舒适的操作环境。
2. 推拿时要用治疗巾，避免不文明操作。床单、枕套、治疗巾要勤换勤洗，避免交叉感染。
3. 保证一定的操作空间，避免推拿床和推拿椅过度拥挤而影响操作。
4. 保持一定的室温，不宜在温度过低或过高的环境下推拿。
5. 操作室内应设有保护隐私的装置以方便操作。
6. 保持室内良好的通风条件和照明条件，按照院内感染防治的要求对操作室实行紫外线消毒。

四、推拿注意事项

1. 患有急性传染病者应按《中华人民共和国传染病防治法》管理办法规定进行处置。
2. 无明确诊断时，不宜进行推拿操作。
3. 各种溃疡性皮肤病、烧伤、烫伤，各种感染性化脓性皮肤疾病，不宜在病损部位及周围作推拿操作。
4. 各种恶性肿瘤的局部、结核性关节炎部位，不宜做推拿操作。
5. 患有心、肝、肺、肾等脏器功能衰竭，或多脏器功能衰退者，不宜进行推拿操作。
6. 精神病类患者在发作期间，如其对病史描述不确切，配合度低，不宜进行推拿操作。
7. 女性在月经期或孕期，腹部、腰骶部等部位不宜做推拿操作。
8. 年老体弱或患有严重骨质疏松症者不宜接受手法操作，尤其是重手法操作。
9. 急腹症应在排除胃、十二指肠溃疡穿孔、急性阑尾炎、腹膜炎、异位妊娠等情况之后，才能考虑推拿操作。
10. 有急性损伤史，受术者有关节活动功能障碍、肢体异常活动或非关节部位出现异常活动，损伤部位肿胀、疼痛等，均应先明确诊断，排除骨折及关节脱位后才能考虑推拿操作。
11. 急性脊柱部位损伤，表现为颈、胸、腰部不能活动，损伤部位以下出现感觉异常，反射减弱或消失者，应首先排除骨折和脊髓损伤后才能考虑推拿操作。
12. 急性损伤有皮下出血者，建议及时专科对症治疗，可在24～48小时后酌情考虑推拿操作。

第五节　成人常用推拿手法

一、一指禅推法

(一)概述

施术者以拇指指端或指腹着力,通过前臂摆动,使所产生的功力通过拇指持续不断地作用于受术部位或穴位,称为一指禅推法,根据着力部位不同,又分别称为一指禅指端推法和一指禅指腹推法。一指禅推法是一指禅推拿流派的代表手法。

一指禅推法具有疏经通络、调和营卫、祛瘀消积、开窍醒脑、调节脏腑功能之功。一指禅推法接触面小,指力集中,渗透性强,适用于头面部、颈项部、胸腹部、背腰部及四肢关节处等部位,尤以经络腧穴为佳。本手法适应证广泛,尤擅长治疗内科杂病(如头痛、失眠、高血压、面瘫、劳倦内伤、胃脘痛、泄泻、便秘等)、妇科疾病(如痛经、月经不调、闭经、带下病等)、骨关节疾病(如颈椎病、肩关节周围炎、膝骨关节炎)等病症。

(二)操作方法

1. 标准动作　施术者手握空拳,腕掌悬屈,拇指自然伸直,盖住拳眼,用拇指指端或指腹着力于体表上,沉肩、垂肘、悬腕,运用前臂主动摆动带动腕部的横向摆动及拇指的屈伸运动,使功力轻重交替、持续不断地作用于经络穴位上,频率每分钟120～160次(图3-1)。

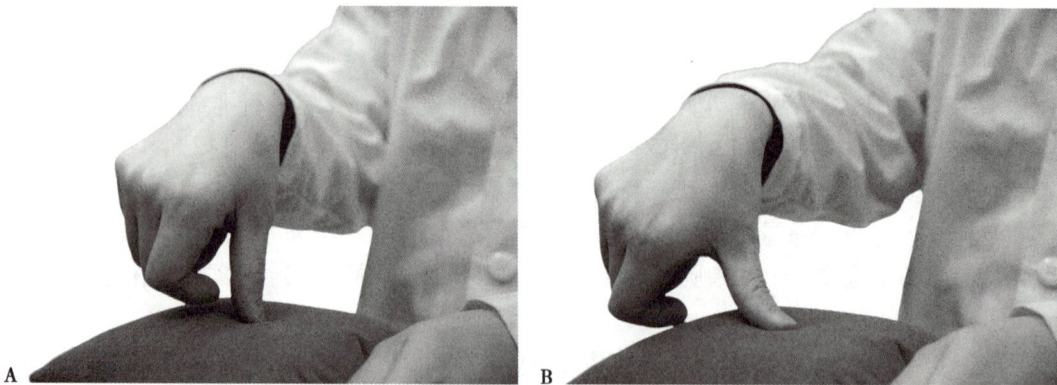

图3-1　一指禅推法
A.一指禅指端推法;B.一指禅指腹推法。

2. 动作要领

(1)沉肩:肩关节自然放松下沉,腋下空松,不要耸肩用力。

(2)垂肘:肘关节自然下垂,略低于腕部。肘部不要向外支起,亦不宜过度内收。

(3)悬腕:腕关节屈曲悬垂,在保持腕关节放松的基础上,尽可能屈腕至90°。

(4)指实:拇指指端或指腹自然着实,吸定于施术部位或穴位上。

（5）掌虚：除拇指外的其余四指及手掌放松，握虚拳，做到蓄力于掌，发力于指。

（6）紧推慢移：紧推是指一指禅推法的摆动频率相对较快，每分钟 120～160 次；慢移是在手法吸定的基础上，可沿经络或特定的路径缓慢移动，不可滑移或跳动。

（三）注意事项

1. 一指禅推法操作时宜气定神敛，心神和宁，姿势端正，要领正确。肩、肘、腕各部位贯穿一个"松"字，且松而不懈，与躯干整体协调，才能使手法形神俱备。

2. 一指禅推法在体表操作时应遵循"推经络，走穴道"的原则，循经取穴施治。

（四）技能实训

一指禅推法的实训分为两步，先在米袋上训练基本动作，在掌握了动作要领的基础上再进行人体操作训练。

1. 米袋训练 施术者取端坐位，抬头挺胸，两足放平踏稳，并略分开与肩同宽，将米袋置于桌上，距身体约 20～30cm。

（1）第一阶段：进行单手定点练习，每练习 5 分钟后双手进行交换。

（2）第二阶段：单手定点操作较为熟练后，进行双手同步定点练习。

（3）第三阶段：手法吸定操作熟练后，进行单手走线练习。

2. 人体操作训练 在受术部位铺干净平整的推拿巾，施术者根据由易到难的原则进行人体操作训练。

（1）第一阶段：施术者取端坐位，受术者取仰卧位，在其腹部的中脘、天枢、关元、气海等穴位进行定点操作，每只手操作 5～10 分钟后交替操作练习，力度以受术者局部产热为宜。

（2）第二阶段：施术者取端坐位，受术者取俯卧位，在其背腰部的背俞穴进行定点操作，或施术者取立位，受术者取坐位，在其项背部的肩井、大椎等穴位进行定点操作，每只手操作 5～10 分钟后交替操作练习，力度以受术者局部产热为宜。

（3）第三阶段：施术者取端坐位，受术者取仰卧位，在其腹部沿鸠尾至曲骨一线自上而下做走线练习。每只手操作 3～5 遍后交替操作练习，力度以受术者局部产热为宜。

（4）第四阶段：施术者取端坐位，受术者取俯卧位，在其背腰部沿膈俞至肾俞一线，或施术者取立位，受术者取坐位，在其项背部沿风府至大椎一线自上而下做走线练习，每只手操作 3～5 遍后交替操作练习，力度以受术者局部产热为宜。

📖 知识拓展

一指禅推拿流派

一指禅推拿流派是在我国江浙一带发展和传承的推拿流派之一，以一指禅推法为其代表手法而得名。其师承关系可上溯到清朝同治年间的李鉴臣，李鉴臣擅长一指禅推拿法，因当时客居江苏扬州，授技于丁凤山等人，自此代代传承至今。

一指禅推拿流派强调手法既要柔和深透，又要均匀有力，即柔中有刚，刚中有柔，刚柔相济。因此，一指禅推拿流派非常注重传统功法的习练，如练"易筋经"及在米袋或沙袋上练指力等。

一指禅推拿流派的手法基本上有 12 种，即：推、拿、按、摩、㨰、捻、缠、揉、搓、抄、摇、抖，其中一指禅推法是主要手法，在临床中根据具体情况配合其他手法应用。流派将中医理论贯穿于诊疗全过程，指导取穴和手法运用；既重取穴，又重取经；分为辨证、病机、局部和循经四种取穴方式。一指禅推法的特点是在"点"的基础上连贯成"线"，即通常所说的"推穴道，走经络"。

二、㨰法

(一)概述

施术者以第 5 掌指关节吸定于受术部位,以肘关节为支点,前臂推旋带动腕关节的屈伸运动,使手掌背近尺侧部在受术部位来回滚动,称为㨰法。㨰法是由丁季峰于 20 世纪 40 年代始创,是推拿的代表性手法。

㨰法具有舒筋通络、活血祛瘀、滑利关节的作用。㨰法接触面较大,刺激平和舒适,适用于颈项部、肩背部、腰臀部及四肢等肌肉较丰厚的部位。㨰法可用于防治颈项强痛、颈椎病、肩关节周围炎、腰椎间盘突出症、各种运动损伤、运动后疲劳、中风偏瘫、截瘫等病症。

(二)操作方法

1. 标准动作 施术者拇指自然伸直,其余四指自然弯曲,以第 5 掌指关节吸定于受术部位,肩关节放松,以肘关节为支点,前臂做主动摆动,带动腕关节的屈伸和前臂的旋转运动,使手掌背近尺侧部在受术部位做持续不断的来回滚动。频率为每分钟 120～160 次(图 3-2)。

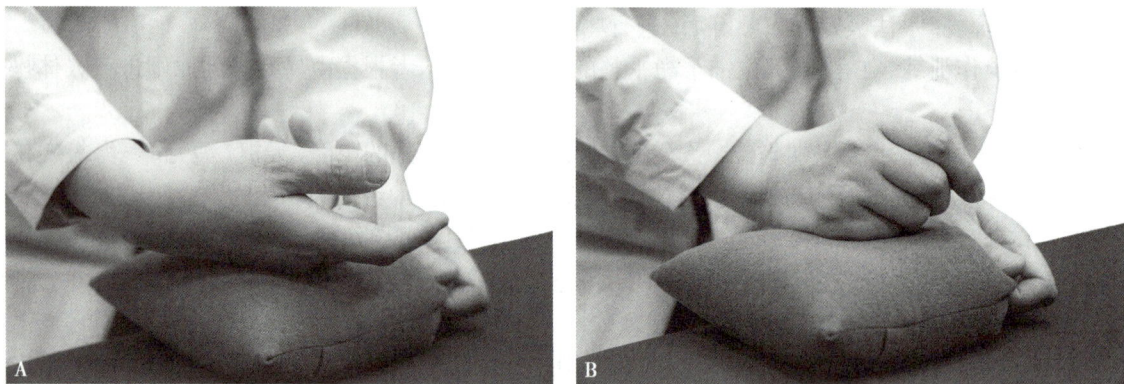

图 3-2 㨰法
A. 前㨰;B. 后㨰。

2. 动作要领

(1)肩部放松下垂,肩关节略前屈、外展,肘部与侧胸壁约一拳的距离。

(2)以第 5 掌指小鱼际侧吸定于受术部位。

(3)上臂与前臂的夹角为 130°～150°,可通过夹角的变化来调整施术的压力。

(4)在前滚时屈腕可达 90°～120°,回滚时伸腕可达 30°～40°。

(5)前滚和回滚的用力比例约为 3:1。

(6)操作全程的压力、频率、动作幅度要均匀一致,动作协调而有节律性。

(7)施术者站立操作时,两脚自然分开,上身保持正直,含胸拔背,全身放松,沉肩垂肘,松腕。

(8)在关节局部应用㨰法时,可以配合各关节的被动运动。

(三)注意事项

1. 手法操作时肘部应相对保持固定。

2. 各手指任其自然,不可过度屈曲或伸直。

3. 手法操作时不可拖动、跳动、拧动和甩动。

(四)技能实训

1. 米袋

(1)准备姿势:米袋置于桌面。练习者站立位,两足分开与肩等宽,上身略前倾,自然呼吸,一手扶持米袋,一手施术。

（2）左手扶持右手练习：右臂完全放松，将右手第五掌指关节背面放置于米袋中央；左手拇指和示、中指捏住右手腕部，反复做连续的前推和后拉，产生类似㨰法的动作。右手不可用力，以避免可能因用力不当造成的前臂过度旋转、拇指跷起等错误动作。

（3）右手定点练习：以右手第五掌指关节背面为吸定点置于米袋中央，右手单独用力做㨰法定点练习。前滚和回滚都要用力，使米袋中央凹陷，周围隆起，不可出现米袋一边低一边高，也不可使米袋在桌面上旋转移动。

（4）右手直线移动练习：将米袋纵放或横放，右手边做㨰法边上下或左右直线移动，或直线往返移动。

（5）双手对称练习：在右手㨰法姿势基本正确并达到一定熟练程度后，可将米袋横置，双手同步在米袋上做对称性的㨰法定点练习。在右手动作尚未达到基本正确的要求时不宜练习此法。两手轮流练习，不可偏废。

2. 人体操作训练　米袋练习熟练之后，可按照操作要点于人体各身体部位进行手法练习。

三、揉法

（一）概述

施术者以指、掌、大鱼际或前臂吸定于受术部位，作轻柔缓和的环旋运动，并带动该处的皮下组织一起揉动，称为揉法。根据施术者施术部位的不同，揉法可分为大鱼际揉法、指揉法、掌揉法、前臂揉法。指揉法有拇指揉法、中指揉法和多指揉法，掌揉法有掌根揉法和全掌揉法。

揉法有疏经理筋、行气止痛之功。揉法为临床常用手法之一，适用于全身各部的经络、腧穴以及压痛点。大鱼际揉法常用于前额部、颞部和四肢关节部等；全掌揉法适用于大面积体表；前臂揉法多用于臀部、腰背部、肩颈部。

指揉法和掌揉法多用于筋结筋挛、肢体疼痛；前臂揉法多用于顽固性经筋痛症；大鱼际揉法多用于头面部，用以治疗失眠、精神紧张、头痛、头晕、面瘫、慢性疲劳综合征等，也可用于四肢关节，用以治疗关节扭伤肿痛等。

（二）操作方法

1. 标准动作

（1）大鱼际揉法：用大鱼际附着于治疗部位上，腕关节放松，呈水平状或略背伸，大拇指内收，四指自然伸直，以肘关节为支点，前臂作主动摆动带动腕部作轻柔缓和地环旋揉动，使产生的功力持续作用于治疗部位上（图3-3）。

（2）指揉法：用指腹着力于治疗部位上作轻柔缓和的环旋揉动。单用拇指着力称拇指揉法；单用中指着力，并将示指指腹贴于中指背侧，称中指揉法；用示、中指着力称二指揉法；用三指及以上手指着力称多指揉法（图3-4）。临床上，在某些不便操作的部位或特殊的体位，采用屈指发力的方法，称为勾揉法。

（3）掌揉法：用手掌或掌根着力于治疗部位上，垂直按于体表并带动皮下组织做环旋揉动。临床上，双手掌相叠操作，称为叠掌揉法（图3-5）。

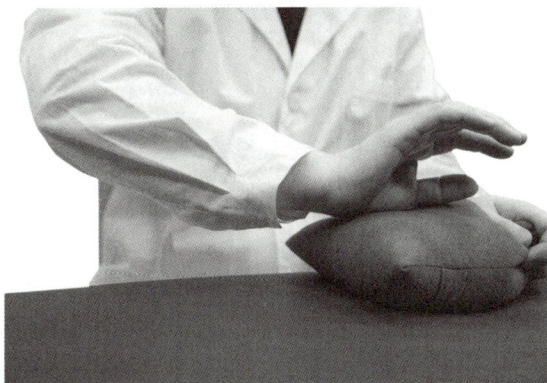

图3-3　大鱼际揉法

（4）前臂揉法：用前臂近肘关节的上1/3部分着力于治疗部位上，以肩关节为支点，连同上臂带动前臂作环旋揉动（图3-6）。

大鱼际揉法、指揉法、掌揉法的频率为每分钟120～160次，前臂揉法的频率为每分钟100～120次。

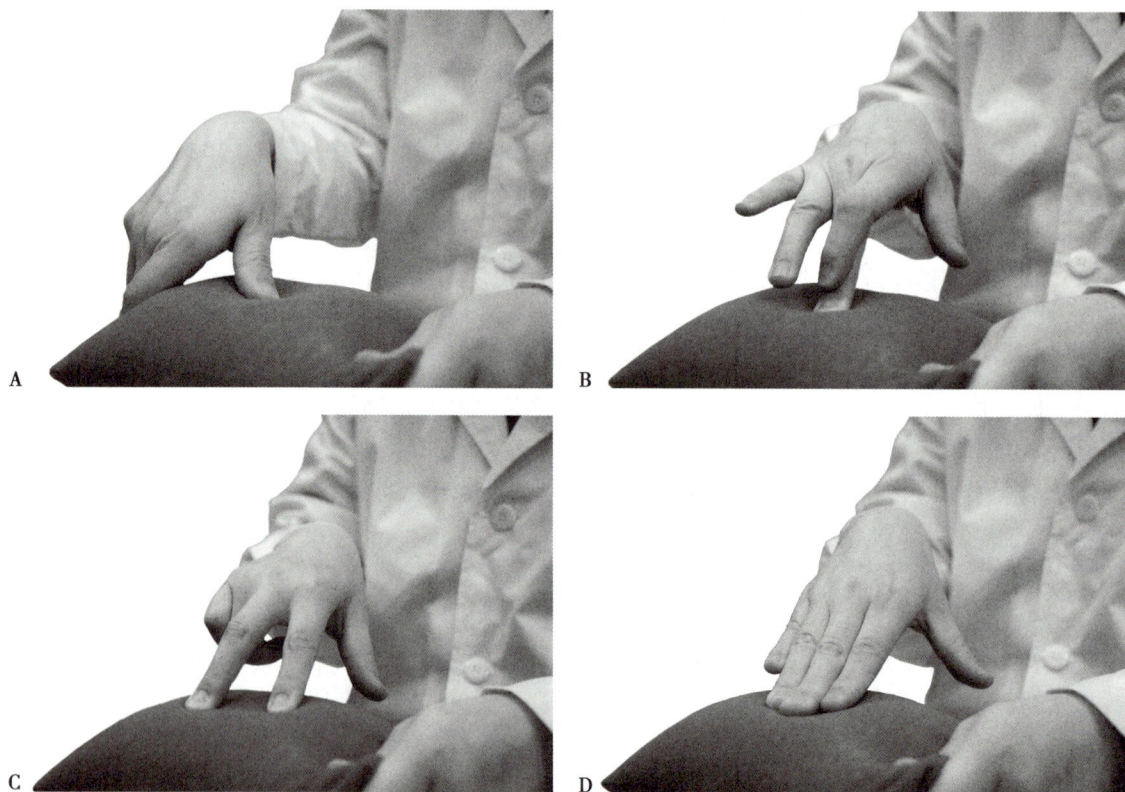

图 3-4 指揉法

A. 拇指揉法；B. 中指揉法；C. 二指揉法；D. 多指揉法。

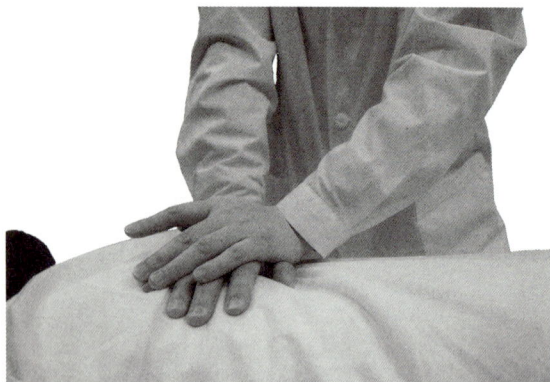

图 3-5　叠掌揉法

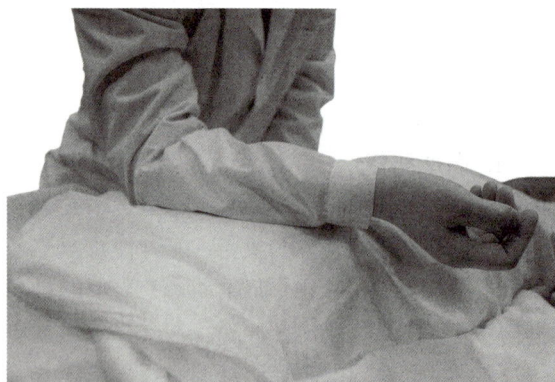

图 3-6　前臂揉法

2. 动作要领

（1）揉法的运动形式以环旋运动为主，也可以是小幅度的上下、左右运动。揉法操作要求必须带动皮下组织一起运动。

（2）大鱼际揉法需要以肘关节为支点做有节律的前臂摆动，用力轻巧，频率较快。

（3）掌揉法一般以肘关节为支点，拇指揉法的支点可以在腕关节以下，前臂揉法的支点在肩关节。

（4）揉法可定点操作，也可呈线状做螺旋形移动。

（5）掌揉法、前臂揉法操作时需借助施术者身体的重心变化进行操作。

（三）注意事项

1. 揉法操作时要求带动皮下组织，除非线性移动，一般不要在受术部位表皮产生摩擦。

2. 揉法应沉稳操作，频率不宜过快。

3. 大鱼际揉法操作时,上臂与前臂的夹角不宜小于 90°。

4. 前臂揉法要避免以肘尖着力,不可使用蛮力。

四、推法

(一)概述

施术者以指、掌或肘在受术部位做单向直线推动的手法,称为推法。根据施术者着力部位的不同有指推法、掌推法、肘推法等。

推法具有疏通经络、行气止痛、调和气血、健脾和胃等作用。指推法作用于腧穴和经络,适用于肩背部、胸腹部、腰部、四肢部及头面部;掌推法适用于面积较大的部位,如腰背部、胸腹部及下肢部等;肘推法力度较强,适合于肌肉较为丰厚的部位,常用于治疗腰腿痛病症。

(二)操作方法

1. 标准动作

(1)指推法

1)拇指指腹推法:施术者用拇指指腹着力,余四指扶持肢体,向前直线推动;或虎口张开,四指并拢,拇指向中指方向做对掌运动式直线推动。

2)拇指侧推法:以拇指桡侧缘着力,向示指指尖方向做对掌运动式直线推动。

3)剑指推法:拇指、环指和小指屈曲,示、中二指并拢伸直呈"剑指"状,以小幅度的伸肘为主动运动,二指指腹着力,轻快地做直线推动。频率为每分钟 200~240 次。

(2)掌推法:施术者用掌心、掌根或虎口着力于受术部位,以伸肘的力量为主做直线推动。掌推法可双手同时操作(图 3-7)。

1)全掌推法:用全掌心着力推动者称为全掌推法。

2)掌根推法:仅以掌根着力推动者称为掌根推法。

3)虎口推法:虎口张开,以手掌近虎口部(第 1、2 掌骨部)着力推动者,称为虎口推法。

(3)肘推法:施术者肘关节屈曲,用前臂近肘尖处着力,腰部发力,以肩关节的运动为主,做直线推动(图 3-8)。

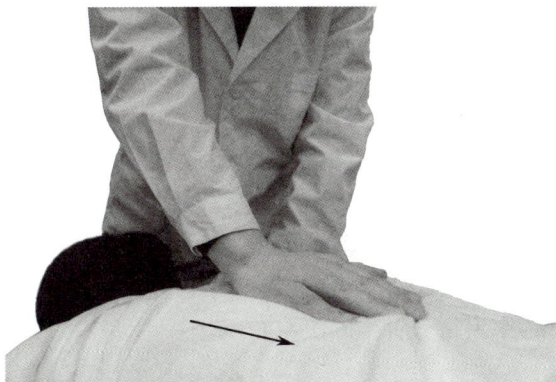

图 3-7　掌推法

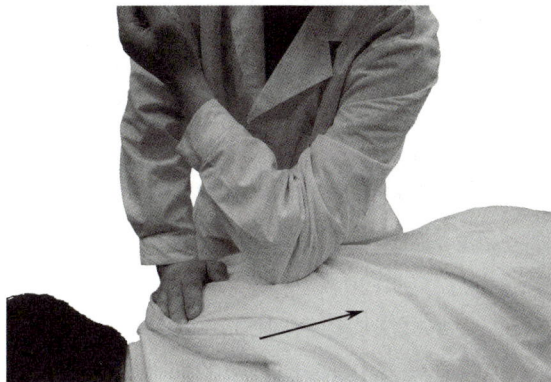

图 3-8　肘推法

2. 动作要领

(1)单向操作,直线移动。

(2)贴紧皮肤,压力均匀。

(3)速度适中,动作平稳。

(三)注意事项

1. 推法要求直线移动,不可带动皮下组织。

2．肘推法刺激最强，应根据病情需要和受术者的耐受性选择运用，老弱瘦小者慎用。

3．接触皮肤的推法，可在受术部位涂上少许油性介质以保护皮肤。

五、摩法

（一）概述

施术者以指、掌作用于受术部位做环旋摩动的手法，称为摩法。用手指指腹着力摩动的称为指摩法，用手掌面着力摩动的称为掌摩法（图3-9）。

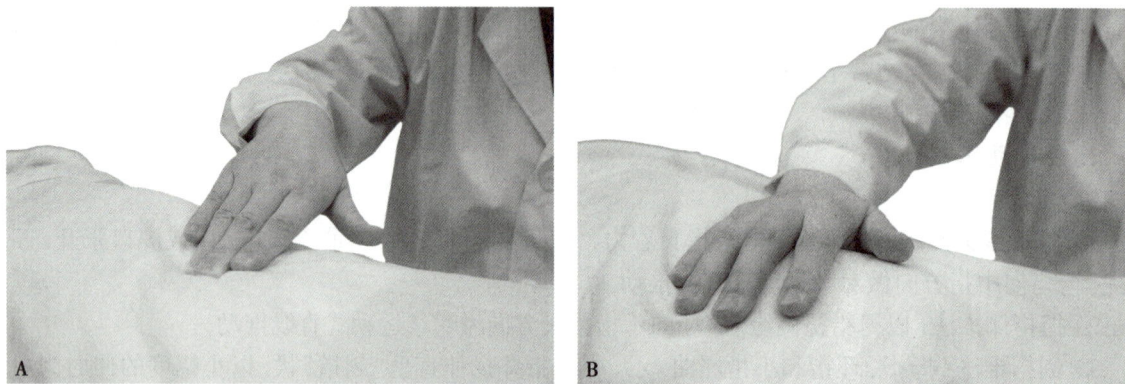

图3-9　摩法
A．指摩法；B．掌摩法。

摩法适用于全身各部位，以腹部、面部最为常用，具有宽胸理气、和中健脾、消积导滞、调节胃肠功能及消瘀散结的作用。摩胸部用于治疗咳喘、心悸等病症；摩腹部用于治疗呃逆、腹胀腹痛、消化不良、泄泻、便秘、月经不调、痛经、遗精、阳痿早泄；还可用于皮肤美容及关节软组织外伤肿痛、肢体麻木等病症。

（二）操作方法

1. 标准动作　施术者用手指指面或手掌面，轻放于体表受术部位或腧穴，做环旋有节律的不带动皮下组织的摩动。

（1）指摩法：施术者手指自然伸直、并拢，腕部放松微屈，以中指，或示、中二指，或示、中、环三指的指腹在体表做环旋摩动，分别称为中指摩法、二指摩法、三指摩法。

（2）掌摩法：施术者腕关节放松略背伸，手掌自然伸直，以掌心为主在体表做环旋摩动。

2. 动作要领

（1）指摩法操作需沉肩、垂肘，以肘关节为支点，前臂轻度屈伸，带动手指在体表做环形摩动。频率约为每分钟120次。

（2）掌摩法应以肩肘的运动带动手掌做环旋摩动，频率为每分钟100次左右。

（3）摩法操作时，肘关节的屈伸夹角在120°～150°。

（4）摩法如直接接触皮肤，可在体表涂以润滑介质。

（三）注意事项

摩法不可太重，不要带动皮下组织。

六、擦法

（一）概述

用指或掌紧贴在受术部位，做快速均匀的直线往返摩擦，使之产生热量的手法，称为擦法。根据着力部位的不同，擦法可分为小鱼际擦法（侧擦法）、大鱼际擦法、掌擦法、指擦法等（图3-10）。

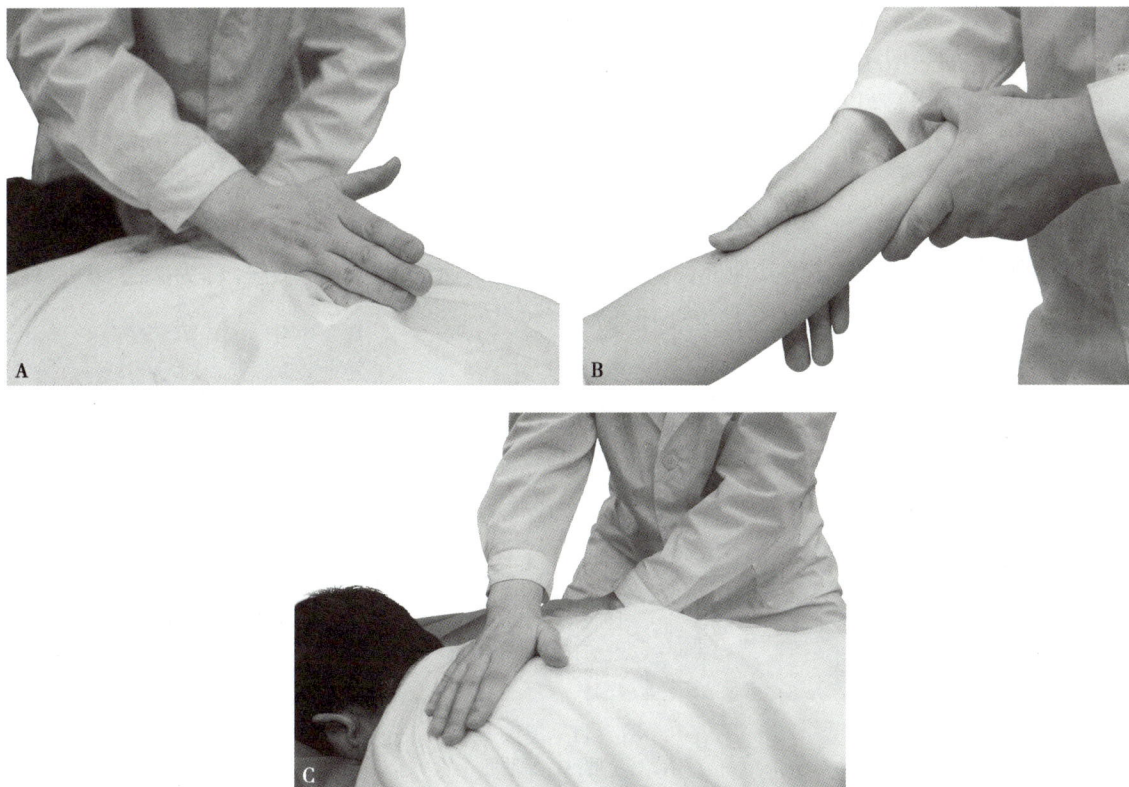

图 3-10 擦法
A. 小鱼际擦法；B. 大鱼际擦法；C. 掌擦法。

擦法有明显的温热效应,临床多用于虚证、寒证和痛证。适用于全身各部位。小鱼际擦法多用于脊柱两侧、肩颈部、肋间、八髎穴;大鱼际擦法适用于四肢部;掌擦法接触面积大,适用于肩背部、腰骶部、胁肋部、胸腹部等面积较大而又较平坦的部位;指擦法适用于四肢小关节及头面部、颈项部、胸骨部、锁骨下窝等处。

(二)操作方法

1. 标准动作 施术者腕关节伸直并保持一定的紧张度;着力部位贴附于体表,稍用力下压;以肩关节和肘关节的联合屈伸动作,带动手指或手掌在受术体表做均匀的直线往返摩擦运动。频率一般为每分钟80～120次。

(1)小鱼际擦法:用小鱼际着力摩擦的,称小鱼际擦法。频率一般为每分钟100次左右。

(2)大鱼际擦法:用大鱼际着力摩擦的,称为大鱼际擦法。频率一般为每分钟100次左右。

(3)指擦法:用拇指或中指,或示、中、环三指指腹而着力摩擦的,称为指擦法。频率一般为每分钟120次以上。

(4)掌擦法:用全掌着力摩擦的,称为掌擦法。频率一般为每分钟80次左右。

2. 动作要领

(1)擦法为直线往返运动,来回都要用力。

(2)将往返操作的路线尽可能拉长,使热量有充分的时间向下渗透,以提高透热效果。

(3)保持操作全程压力及速度均匀。

(三)注意事项

1. 施术者操作时自然呼吸,切忌屏气。

2. 擦法可隔着一层单衣或治疗单操作,如直接接触皮肤,应先在受术部位涂以麻油、冬青膏等润滑介质,既有助于透热,也可防止破皮。

3. 直线往返操作,不可扭曲歪斜。

4. 用力适中,透热为度。压力过大则可导致表皮损伤;压力太轻,则热量无法透入组织深层。

5. 擦法操作后一般不再使用摩擦及挤压类手法,以免造成局部皮肤和软组织损伤。

6. 环境温度应适宜,以免着凉。

七、搓法

(一)概述

用双手掌夹住肢体或身体的其他部位,做方向相反的快速往返搓动的手法,称为搓法(图3-11)。

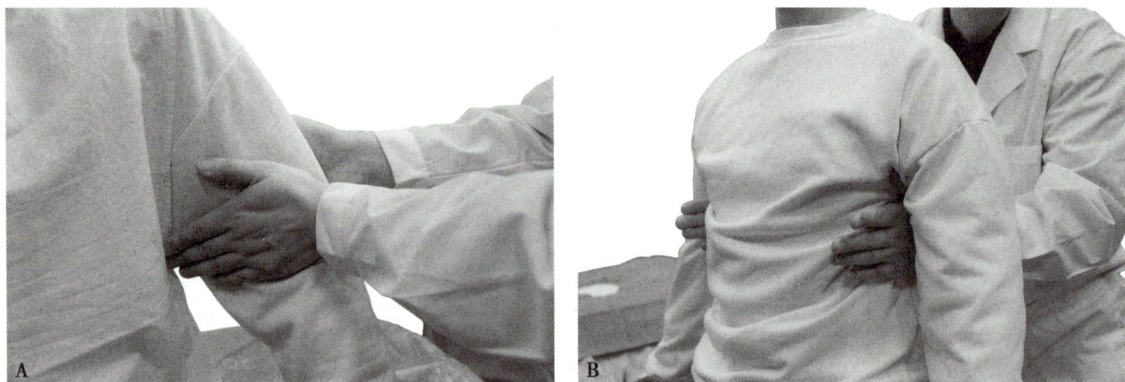

图 3-11　搓法
A. 搓上肢;B. 搓胁肋。

搓法具有活血行气、舒筋通络、调和气血的作用。四肢酸痛、关节活动不利可选择搓四肢;胸胁痛等病症可选择搓胁肋部。搓法常作为辅助治疗手法或结束手法。

(二)操作方法

1. 标准动作　施术者用双手掌面相对夹住肢体或其他治疗部位,以肘关节和肩关节做支点,前臂和上臂主动施力,带动双手做方向相反的快速往返搓动。频率约每分钟200次。

2. 动作要领

(1)快搓慢移。往返搓动的速度要快,上下移动的速度要慢。

(2)搓四肢、胁肋时,双手可沿肢体纵轴上下移动。操作时,上肢搓动到肘关节时用力要轻,下肢宜将肢体远端抬高,以方便施术。

(三)注意事项

1. 施术者操作时自然呼吸,切忌屏气。

2. 搓法要求带动皮下组织,不要与皮肤有明显的摩擦。

3. 动作要轻巧灵活,肢体不可夹得太紧。

4. 搓法操作一般在1分钟左右,不宜操作时间过长。

八、按法

(一)概述

施术者用指、掌或肘在受术者体表垂直往下按压,按而留之的手法,称为按法。根据着力部不同,分为指按法、掌按法和肘按法,下图中展示了叠指按法、叠掌按法和肘按法(图3-12)。

指按法具有较好的疏通经气、缓急止痛、行气活血、温经散寒的功效,指按法适用于全身穴位,常用于治疗各种急、慢性疼痛。掌按法具有舒筋活血、温中散寒、理筋整复的功效,其接触面积大,适用于面积大而又较为平坦的身体部位,如掌按腹部、叠掌按腰背等,用以治疗各部肌肉痉挛、酸痛等。肘按法具有行气通络、镇静止痛的功效,常用于肌肉丰厚的部位,多用于治疗慢性、顽固性腰腿痛等经筋病症。

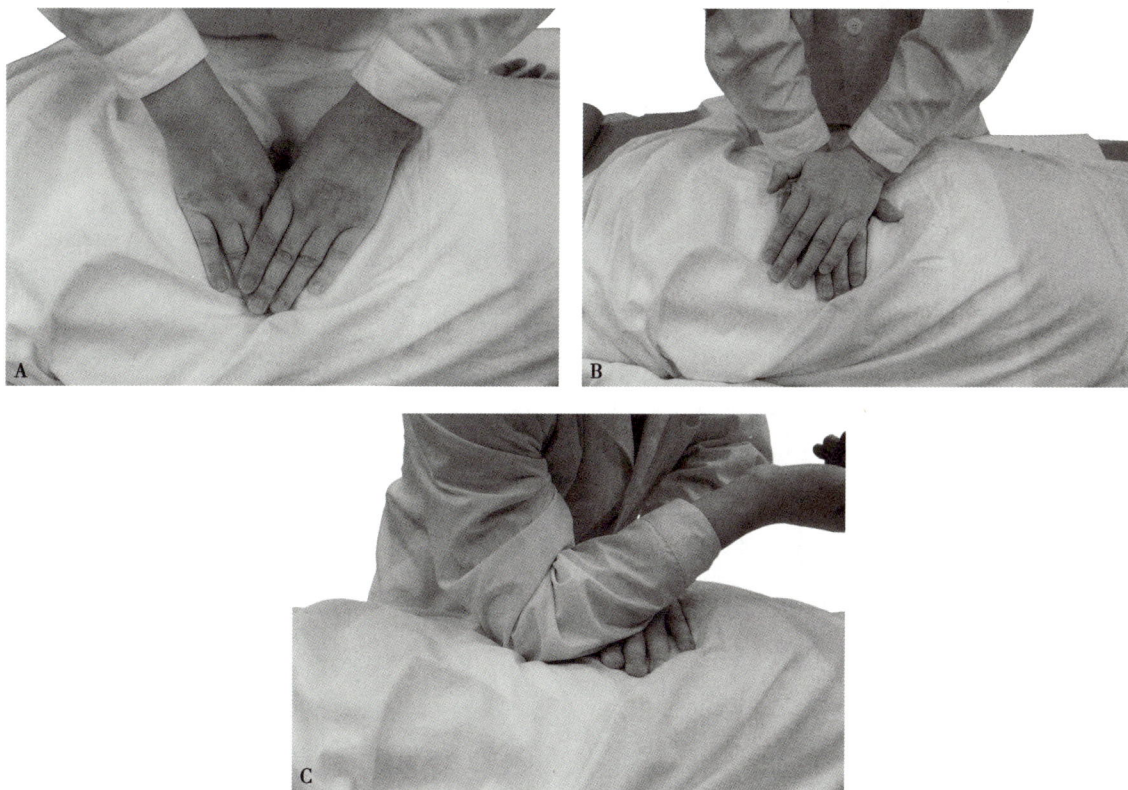

图 3-12　按法
A. 叠指按法；B. 叠掌按法；C. 肘按法。

（二）操作方法

1. 标准动作

（1）指按法：以手指指腹着力于受术部位，由轻而重垂直向下平稳按压。指按法可单指操作或多指操作，也可双手操作或双手叠指操作。

（2）掌按法：施术者手腕背伸，用掌根或全掌着力于体表，上臂发力，由轻而重垂直向下平稳按压。也可双手叠掌操作，即将一手掌心按于另一手手背，垂直向下按压。

（3）肘按法：以前臂尺侧上端近肘部着力于受术体表。

2. 动作要领

（1）按压方向应与受术体表垂直。

（2）按压力量应由轻而重平稳加压，待受术者产生酸、麻、重、胀等感觉时持续数秒，再逐渐减压，重复 3～5 遍。

（3）指按法一般双手一起练习，以拇指按压时，其余四指可握拳，也可虎口张开助力。

（4）可用叠指、叠掌、调整肘关节角度、上身前倾等姿势调整来增加按压的力度。

（三）注意事项

1. 用力平稳，不可冲击式用力，亦不可用蛮力或暴力猛压。

2. 如需线性移动，应当在身体后撤、重心离开手部时方可移动。

3. 按法操作后可以配合揉法，以缓解不适。

九、点法

（一）概述

施术者用指端、指间关节或肘尖垂直按压体表的方法称为点法。点法由按法演化而来，其作用面积较小，刺激性较强，根据着力部位分为指点法和肘点法（图 3-13）。

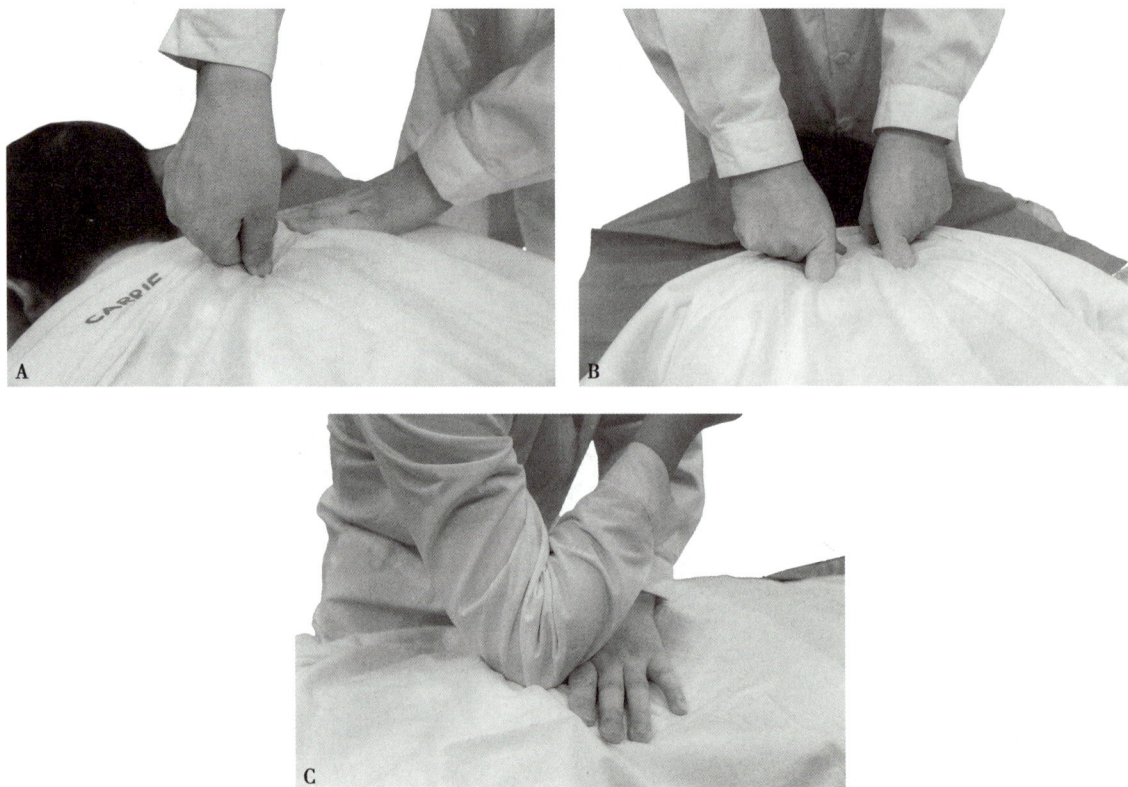

图 3-13 点法
A. 指端点法；B. 指节点法；C. 肘点法。

点法有以指代针的作用，具有行气通络、开通闭塞、舒筋活血、消肿止痛调节脏腑的功能，适用于全身各部位腧穴或压痛点及关节骨缝处。中指指点法刺激较强，用于中风偏瘫、截瘫等感觉迟钝、麻木不仁的受术者。肘点法常用于环跳等肌肉丰厚处，主治腰腿痛。

（二）操作方法

1. 标准动作

（1）指点法：有指端点法和指节点法两种。

1）指端点法：主要有拇指点法、中指点法。拇指点法为握拳，拇指伸直并紧靠于示指中节桡侧，用拇指指端平稳按压受术部位。中指点法以拇、示、环三指用力夹持中指、以中指指端着力于体表，垂直向下冲击式用力。

2）指节点法：又称屈指点法。握拳，以示指、拇指或中指呈屈曲状的第 1 指间关节骨突部，着力于受术体表平稳按压。

（2）肘点法：施术者屈肘，前臂略内旋，以肘尖部位着力于受术者体表，上身前倾，以肩及躯干发力，平稳向下按压；也可以一侧手臂屈肘，另一手掌面按压在其拳面辅助用力按压。

2. 动作要领

（1）按压方向要垂立于受术部位。

（2）取穴要准确。

（3）用力要由轻至重，力量逐渐增加至强烈得气感，平稳而持续。

（4）拇指指端点法操作时，拇指指腹必须紧贴示指桡侧缘，以保护拇指避免受伤；有时中指指点法可冲击式用力。

（三）注意事项

1. 指点法的腕关节保持紧张锁定，避免产生关节运动。

2．冲击式的中指指点法使用前一定要先告知受术者。

3．点法刺激强烈，要根据受术部位、病情、受术者体质等酌情选用，点法后可以配合揉法，以缓解不适。

4．对年老体弱、久病虚衰者及孕妇等受术者慎用点法，心功能不全者禁用点法。

十、捏法

（一）概述

施术者拇指与其他手指相对用力挤压受术部位的手法，称为捏法。

捏法刚柔相济，具有舒松肌筋，健脾和胃，消食导滞，疏通经络，行气活血等作用，可用于背脊、四肢和颈项部。捏法常用于消化系统疾病、妇科疾患的治疗；在小儿背部施捏脊法有健脾消积的作用；捏法还可用于治疗颈椎病、疲劳性四肢酸痛或食欲缺乏、消化不良、失眠、月经不调、痛经、头晕、牙痛、小儿疳积等病症。

（二）操作方法

1. 标准动作 施术者以拇指与其他手指的指腹相对用力挤压肌肤。分为二指捏法、三指捏法和五指捏法。二指捏法为拇指指腹与示指中节桡侧或示指指腹相对用力（如二指捏合谷）。三指捏法为拇指与示、中二指的指腹相对用力。五指捏法为拇指与其余四指的指腹相对用力（如五指捏三角肌）。

2. 动作要领

（1）捏法为多个手指的相对用力。

（2）连续操作时要有节律性。

（3）通常边挤捏边沿肢体纵轴方向移动。

（三）注意事项

1．捏肢体时，指间关节尽量伸直，以增加手法的接触面积，不可用指端抓掐。

2．捏法如果配合上提动作，则演变成拿法。

3．捏背部肌肤，并结合上提动作，称为"捏脊法"，多用于小儿推拿。

📖 **知识拓展**

捏脊法

晋代葛洪《肘后备急方》载有："拈取其脊骨皮，深取痛引之，从龟尾至顶乃止，未愈更为之"，这是捏脊法的最早记述。

捏脊前使受术者暴露背部。操作方法有两种：施术者以双手示指中节桡侧缘顶住皮肤，拇指罗纹面与示指中节用力捏拿住脊上皮肤，边捏边向上缓缓推进，称为二指捏法；施术者拇指在下，示、中指在上，以其双手的拇、示、中三指撮捏背上皮肤向上推进，从脊骨尾端龟尾穴开始沿脊柱向上至大椎穴处为一遍。在操作时，每捏动三次，向上提起一次，称为"捏三提一"，一般在最后一遍操作时进行（图3-14）。捏脊法有调整阴阳、健脾和胃、疏通经络、促进气血运行、改善脏腑功能的功效，适用于小儿积滞、疳证、腹泻、便秘等消化道疾病。

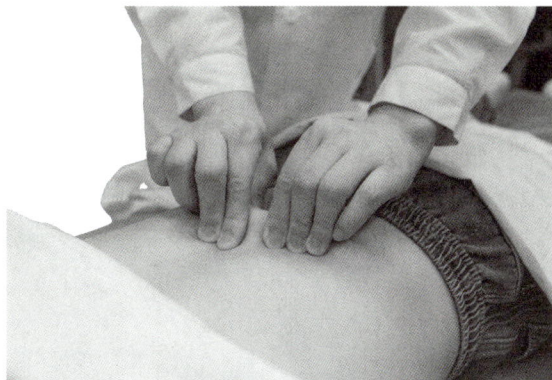

图3-14 捏脊法

十一、拿法

（一）概述

施术者以拇指与其他手指相对用力捏住受术部位并提起的手法，称为拿法。

拿法具有疏经通络、解表发汗、活血行气、开窍醒神、镇静止痛的作用，常用于颈项部及四肢部位，可用于治疗颈椎病、肩关节周围炎（简称肩周炎）、四肢关节及软组织损伤，疼痛、麻木，以及头痛、眩晕、失眠、外感风寒等病症。临床常用拿肩井作为颈椎病推拿操作的结束手法。

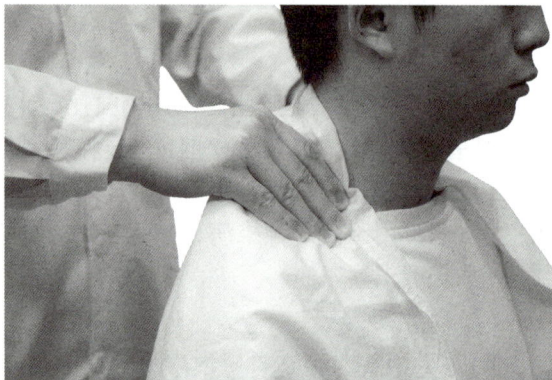

图 3-15　拿法

（二）操作方法

1. 标准动作　施术者用拇指与其他手指的指腹相对用力，捏住肌肉并将其垂直提起，再慢慢放松，反复操作。拇指与示、中二指协同，称为三指拿法；拇指与其余四指协同，称为五指拿法（图 3-15）。

2. 动作要领

（1）腕关节放松，动作灵活而轻巧。

（2）指间关节宜伸直，以加大接触面积。

（3）提起后要有回送动作，以使动作连贯而柔和。

（4）提拿动作一般须重复多次，并有节奏地操作。

（三）注意事项

1. 避免指间关节屈曲而形成指端抠掐。

2. 捏拿和回送的操作要由轻到重，再由重到轻，平稳过渡，不可突然用力或突然放松。

3. 要避开骨突部位。

4. 可单手操作也可双手操作。

十二、拨法

（一）概述

施术者用手或肘按压于较深部位并单向或往返横向拨动的手法，称为拨法，又名弹拨法。常用拇指或与其他手指配合拨动，称指拨法；用肘部拨动，称肘拨法。图 3-16 中展示了叠指拨法和肘拨法。

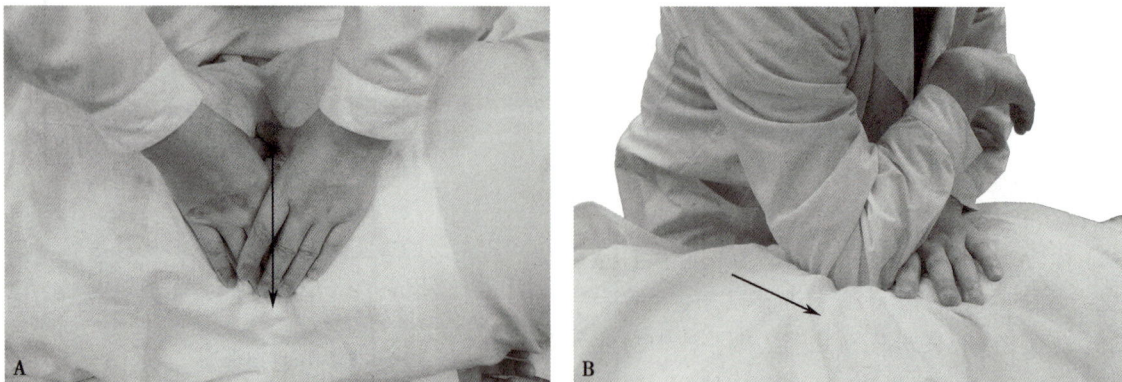

图 3-16　拨法
A. 叠指拨法；B. 肘拨法。

拨法具有解痉止痛、分解粘连、疏理肌筋的功效,常用于治疗颈椎病、肩周炎,腰背肌筋膜劳损等病症,通过手指拨动时与正常组织相比较,可有捻发感、剥离感、条索状物或结节状物等发现,可判断局部病变状态。

(二)操作方法

1. 标准动作

(1)指拨法:用拇指指端着力于受术部位,余四指置于其对侧以助力。沉肩、垂肘、悬腕,将着力的拇指端插入肌间隙或肌肉韧带的起止点处,拇指主动发力,腕关节微微旋转并轻度摆动,用力由轻到重,速度由慢而快地拨而弹之,有如拨弦弹琴。可双手拇指重叠进行指拨法操作。也可用单一的示指或中指进行手指弹拨,或用示指、中指和环指进行三指弹拨。

(2)肘拨法:用前臂上段靠近肘尖部位着力于受术部位用力,待下压至一定深度,待有酸胀感时,以肩部发力,做与肌纤维方向垂直的横向拨动。

2. 动作要领

(1)拨动的方向、角度,应与局部肌肉、韧带的走向垂直。拨法可以单向操作,也可双向操作。

(2)拇指弹拨时要做到沉肩、垂肘、悬腕,除拇指外的其余四指应固定不移,起到一个稳定的支架作用。

(3)指拨法所用弹拨手指为指腹侧面,用力宜由轻到重,速度需由慢到快,手法操作要轻巧、灵活。

(三)注意事项

1. 拨动时指下应有在肌腹或肌腱上滑过的弹拨感,不能在皮肤表面摩擦移动,注意不要因多次反复弹拨而擦破皮肤。

2. 拨法的压力不宜过大,以受术者能忍受为度;用力较大的拨法,应当在操作前告知受术者。

3. 肘拨法不宜用肘尖操作。

4. 骨折的愈合期、急性软组织损伤者禁用。

十三、抖法

(一)概述

施术者用单手或双手握住受术者上肢或下肢的远端,用力做连续小幅度的快速上下抖动,称为抖法。根据施术部位不同可分为抖上肢、抖下肢及抖腰3种(图3-17)。

抖法具有疏通经络,通利关节,行气活血,松解粘连的作用。抖上肢和抖下肢法主要用于缓解肌痉挛,消除肌紧张,松解关节粘连及软组织损伤;抖腰使腰部产生松动,主要用于治疗腰背肌劳损、腰椎小关节紊乱、滑膜嵌顿等病症。

(二)操作方法

1. 标准动作

(1)抖上肢:受术者取坐位、仰卧位或站立位,肩臂部放松。施术者位于受术者前外侧,用双手或单手握住受术者的手腕部或手掌部,将其上肢慢慢地向前外侧抬起至60°左右,然后两前臂稍用力做连续、小幅度、频率较高的上下抖动,将抖动波逐渐传递到肩部。频率每分钟200次左右。也可施术者一手按住受术者肩部,另一手单手握手做横向抖动,抖动中可结合被操作者肩关节的前后方向活动。

(2)抖下肢:受术者取俯卧位,下肢放松伸直。施术者位于足端,用双手握住受术者的踝部,并略提起离开床面,然后施术者上臂及前臂同时发力,做连续、小幅度的上下抖动,使抖动波传递到股四头肌和髋部。两侧下肢可同时操作,亦可单侧操作。频率每分钟60次左右。

(3)抖腰:本法并非单纯抖法,而是牵引法与较大幅度抖法的结合应用。受术者取俯卧位,两手拉住床头或由助手固定其两腋下。施术者两手分别握住受术者两踝部,施术者两臂伸直,身体后仰,牵引受术者腰部,待其腰部放松后,身体前倾,其后随身体起立之势,瞬间用力,做1～3次较大幅度的抖动,使抖动的力量作用于腰部。

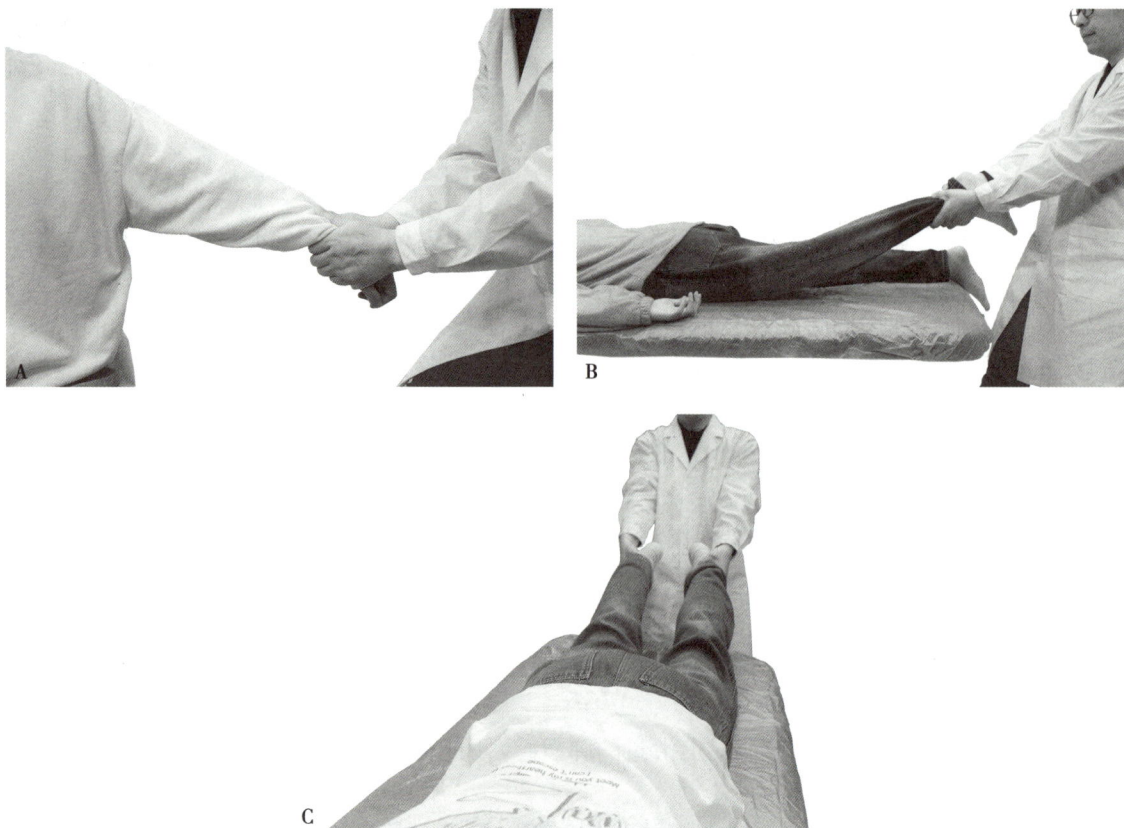

图 3-17 抖法
A. 抖上肢；B. 抖下肢；C. 抖腰。

2. 动作要领

（1）牵伸被抖动的肢体，使其伸直，处于充分放松状态。

（2）抖上肢的幅度应控制在 2～3cm，抖下肢及腰部的幅度稍大。

（3）频率要由慢到快，上肢抖动频率每分钟 200 次左右，下肢每分钟 60 次左右。

（4）施术者操作时动作要连续、轻松，固定患肢的双手不要握得太紧。

（三）注意事项

1. 施术者应保持自然呼吸，操作时不可屏气。

2. 抖法操作前，多配合拔伸法、搓法等手法。

3. 受术者有习惯性肩关节、肘关节、腕关节脱位者，慎用上肢抖法。

4. 受术者腰部疼痛严重伴活动受限，肌肉不能放松者，禁用抖腰法。

十四、振法

（一）概述

施术者以手指或手掌在体表做快速震颤的手法，称为振法，又名震颤法。有掌振法和指振法两种。

振法具有温经止痛、祛瘀消积、和中理气、消食导滞、温阳补虚等作用。常用单手操作，也可双手同时操作。掌振法可用于腹部、背部、肩部和腰骶部等，温热效应明显；指振法适用于全身腧穴。振法可用于治疗胃脘痛、胃下垂、脾虚泄泻、便秘、咳嗽、痛经、月经不调、遗尿、眩晕、失眠、头痛等病症。

（二）操作方法

1. 标准动作

（1）掌振法：施术者将手掌面自然轻放于受术部位，意念集中于掌心，前臂和手部的肌肉强力地静止性用力,使手臂发出快速而强烈的震颤,使振动波通过掌心传递到受术部位。频率要求每分钟250～300次。

（2）指振法：施术者以中指指端轻放于受术部位。示指和环指屈曲并夹住中指,意念集中于指端,前臂和手部的肌肉强烈地静止性收缩,使手臂发出快速而强烈的震颤,使振动波通过指端传递到受术部位。频率要求每分钟250～300次。也可将示指叠于中指上做指振法。

2. 动作要领

（1）施术者要精神集中,呼吸调匀,气沉丹田,并用意念将气从丹田提起至掌中或指端,达到以意行气,以气生力,以力发振的目的。

（2）操作时前臂不能有主动运动。即除手臂部静止性用力外,不能前臂摆动,也不要向被治疗部位施加压力。

（3）施术者可通过缓慢的肘关节小幅度屈伸,使上肢的屈肌群与伸肌群交替紧张、放松,保持血流通畅,以减少疲劳。

（4）动作要持续,要求保持3分钟以上。

（5）振法的振频要求较高,要求达到每分钟250次以上。

（三）注意事项

1. 指掌部轻置于受术体表,不可用力按压。

2. 施术压力恒定不变,操作不可时断时续。

3. 呼吸自然,不可屏气。

4. 本法操作者术后易感到疲劳,应注意自身保护。

十五、拍法

（一）概述

施术者用手掌及手指拍打体表的手法,称为拍法,也称掌拍法。

拍法具有促进气血运行、消除肌肉疲劳、解痉止痛、宣肺排痰等功效。拍法的接触面积大,多用于肩背部、腰骶部以及下肢,常与㨰法、拿法等配合运用,可治疗急性扭伤、肌肉痉挛、慢性劳损、风湿痹痛、局部感觉迟钝、麻木不仁等病症。拍背部有助于痰液的排出。

（二）操作方法

1. 标准动作 施术者五指并拢,掌指关节微屈,掌心微凹成虚掌,腕关节放松,以肘关节的屈伸发力,以手掌平稳地拍打受术部位（图3-18）。

2. 动作要领

（1）拍法要求动作平稳。

（2）拍法的指面和手掌要同时接触受术部位。

（3）腕关节一般要求放松,以前臂带动手掌。

（4）可单手操作,也可双手交替拍击。

（三）注意事项

1. 拍法的腕关节动作不可过大,手指不可甩动,以免受术者表皮疼痛。

2. 拍法一般作为某一部位的结束手法。

3. 拍法操作的方向可以根据操作部位或病情而定,但如用于肺部排痰,最好由下而上、由外向内操作。

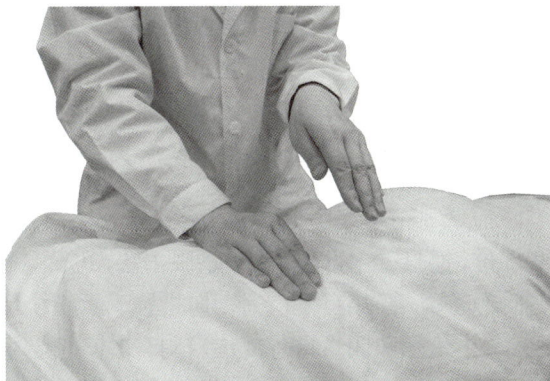

图 3-18 拍法

十六、击法

（一）概述

施术者用手或工具叩击受术者体表的手法，称为击法。叩击体表时，根据手的不同形态和部位，分为拳击法、掌击法和指击法，使用桑枝棒者称为棒击法。

击法有疏通经络、行气止痛、活血祛瘀之功。多用于软组织疼痛、肌肉紧张疼痛、风湿痹痛、头痛、头晕等病症。击法多应用于肩背、四肢。常有拳击肩胛上部、拳击腰背部、拳击四肢部、拳背击大椎、掌根击肩胛间部、合掌击项部、合掌击肩胛上部、五指击头顶、棒击下肢等操作。

（二）操作方法

1. 标准动作

（1）拳击法（图3-19）

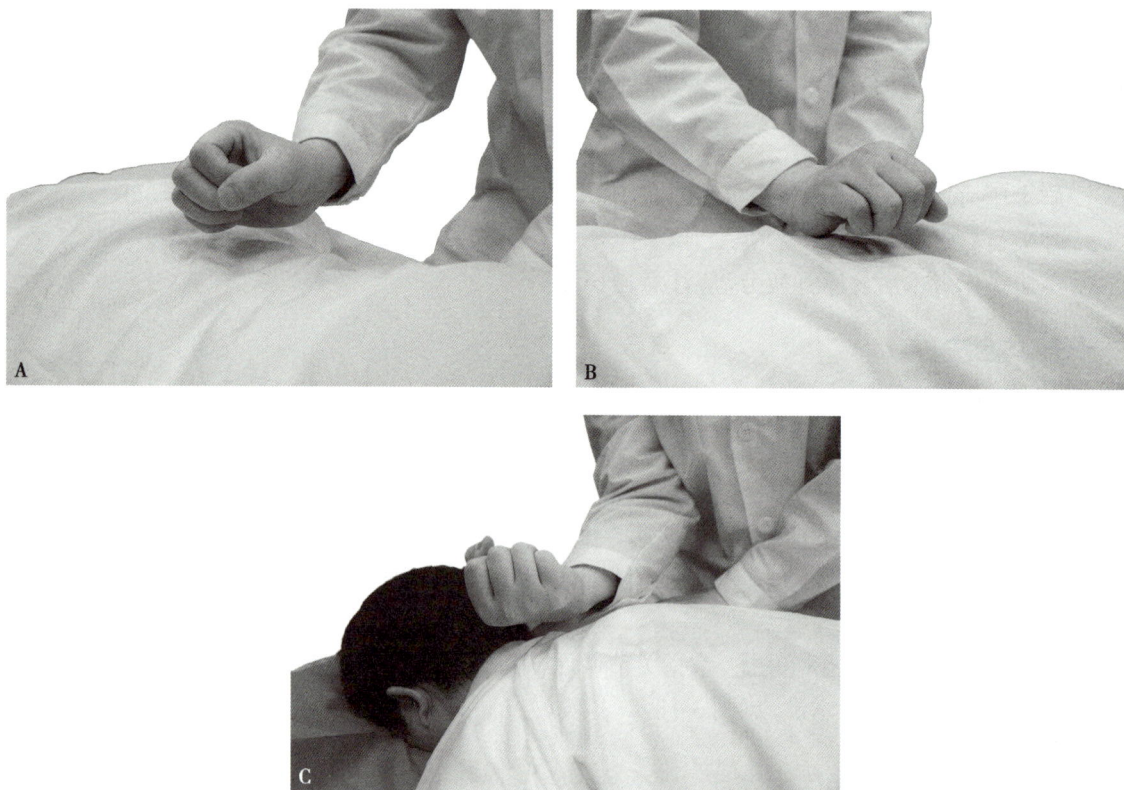

图3-19 拳击法
A. 拳眼击法；B. 拳心击法；C. 拳背击法。

1）拳眼击法：手握空拳，腕关节放松，以肘关节的屈伸主动用力，用下拳眼，即小鱼际及小指尺侧部位，捶打受术部位，称为拳眼击法，也称拳侧击法。

2）拳心击法：手握空拳，拇指置于示指桡侧，腕关节放松，以肘关节的屈伸主动用力，用拳心（即鱼际、小鱼际和四指指背部位）捶打受术部位，称为拳心击法，也称卧拳击法。

3）拳背击法：手握拳，腕关节放松，以肘关节的屈伸主动用力，用握拳的拳背部位捶打受术部位，称为拳背击法。即击时腕关节挺直，不能有屈伸动作。如在上背部用拳背击法。

（2）掌击法（图3-20）

1）掌侧击法：腕关节伸直，施术者运用肘关节屈伸的力量，以手掌尺侧部位着力，击打受术部位，称为掌侧击法。

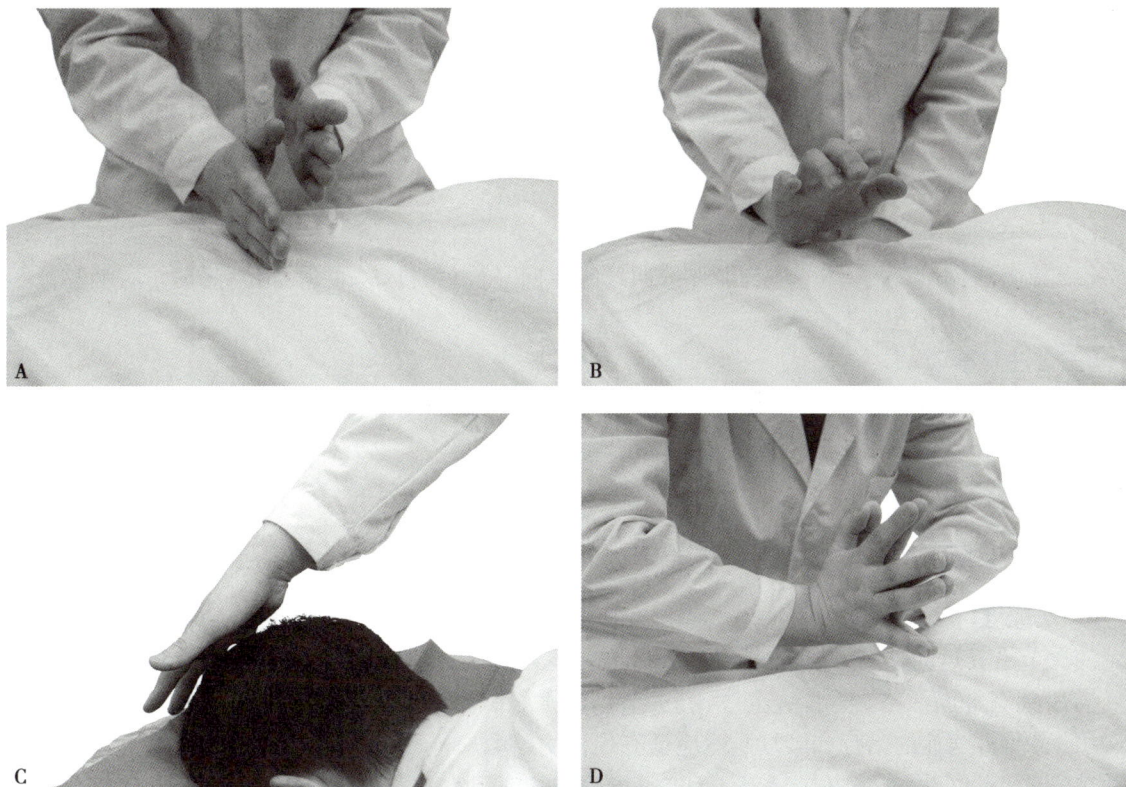

图 3-20　掌击法

A. 掌侧击法；B. 掌根击法；C. 掌心击法；D. 合掌击法。

2）掌根击法：腕关节略背伸，施术者运用肘关节屈伸的力量，以掌根部位着力，击打受术部位，称为掌根击法。

3）掌心击法：五指略背伸，施术者运用肘关节屈伸的力量，以掌心部位着力，击打受术部位，称为掌心击法。

4）合掌击法：施术者两手掌合拢，运用肘关节屈伸和前臂旋转的运动发力，以两手掌尺侧部位着力，击打受术部位，称为合掌击法。

（3）指击法（图 3-21）

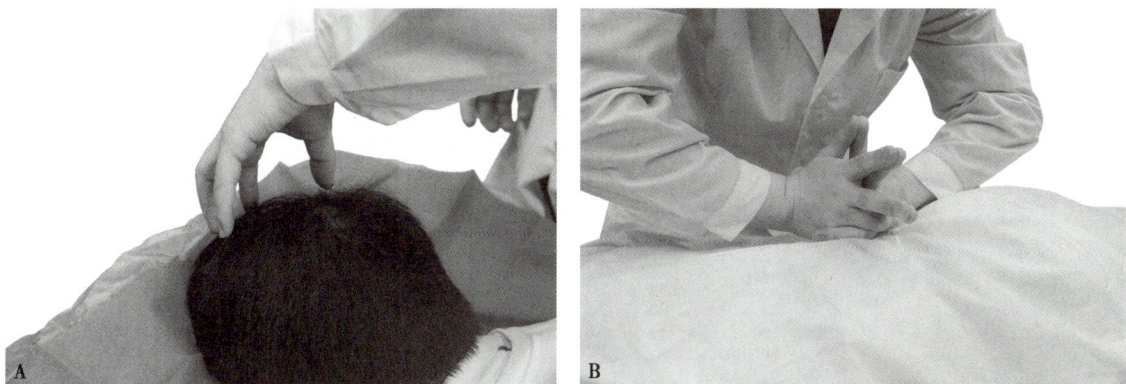

图 3-21　指击法

A. 五指指端击法；B. 二指侧击法。

1）五指指端击法：施术者手指略弯曲，五指分开呈爪形，以腕关节的屈伸发力，五指指端同时叩击受术部位，称为五指指端击法。

2）二指侧击法：施术者两掌相合，两手的环指和小指互相屈曲交叉，而示、中二指伸直并拢，以前臂的旋转发力，以两手的中指尺侧部位，叩击受术部位，称为二指侧击法。

（4）棒击法：施术者手握桑枝棒（特制工具）的一端，用棒体平稳击打受术部位，称为棒击法。

2. 动作要领

（1）操作平稳。

（2）拳击和掌击可单手操作也可双手协同操作。

（3）棒击法操作时，棒体一般与肢体或肌纤维方向平行（大椎、八髎等部位除外）。后脑及肾区禁止棒击。一般每个部位击打3～5次。

（三）注意事项

1. 击打时应避开骨骼关节突起处。

2. 做指端击法时，指甲应修短，以免刺伤皮肤。

3. 不施冷拳或冷棒。

十七、摇法

（一）概述

使关节沿其运动轴的方向做被动环转活动的手法，称为摇法。包括颈椎、腰椎和四肢关节摇法。

摇法具有舒筋活络、松解粘连、滑利关节、增强关节活动度等功效。临床多用于各种软组织损伤、功能障碍等病症的治疗和康复。适应证有颈椎病、落枕、肩关节周围炎、网球肘、腕关节运动不利、掌指关节酸痛、髋关节僵硬、腰椎间盘突出症、急性腰扭伤、踝关节活动不利、陈旧性踝关节扭伤、跟腱挛缩、骨折后遗症、中风后遗症等。

（二）操作方法

1. 标准动作

（1）颈椎摇法（图3-22）：受术者取坐位，颈项部放松，略前屈。施术者立于其侧后方。以一手扶按其头顶后部，另一手扶托于下颌部，两手协调运动，反方向施力（扶按头顶后部的一手向近心端方向施力，而托于下颌部的另一手则向远心端方向施力），使颈椎做环形摇转运动，可反复操作数次。

（2）肩部摇法（图3-23）

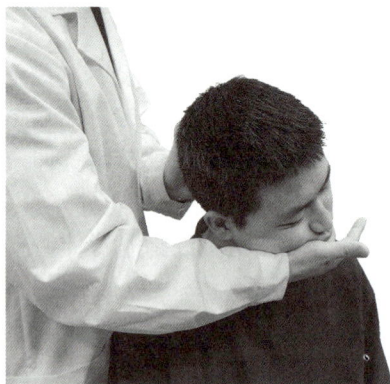

图3-22　颈椎摇法

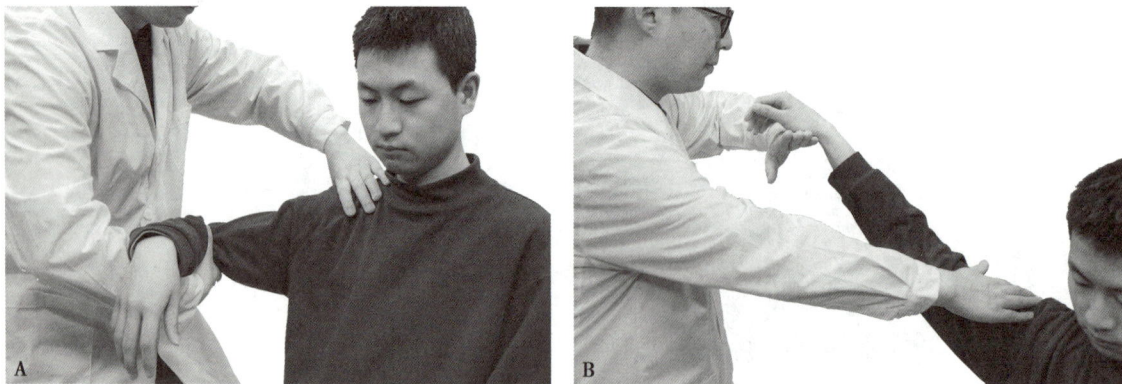

图3-23　肩部摇法
A. 托肘摇肩法；B. 大幅度摇肩法。

1）托肘摇肩法：受术者取坐位或仰卧位，肩部放松，被施术侧肘关节屈曲。施术者位于其侧方，一手扶住其肩关节上部以固定，另一手托起受术者屈曲的肘部，使其前臂放松地搭于施术者的前臂上,然后手臂协同用力,使肩关节做缓慢的顺时针或逆时针方向适当幅度的环形摇转运动。

2)大幅度摇肩法:又称运肩法。受术者取坐位,两上肢自然下垂并充分放松。施术者以丁字步站于受术者前外侧,两手掌夹住其腕部;然后慢慢地将其上肢向上、向前抬起,位于下方的手逐渐翻掌,当上举至最高点时,手虎口向下握住其腕部,另一手以虎口部从腕部沿上肢轻抹至肩部,随即虎口转180°;一手继续引导受术者手臂环转向下,同时一手虎口继续轻抹上肢至腕部。如此周而复始。

在操作过程中,施术者要根据重心的偏移适当移动脚步。即在肩关节向上或向后外方运动时,前足宜向前一小步,重心向前;相反,当肩关节向下、向前下方时,前足退步,重心后移。

(3)肘关节摇法:受术者取坐位或仰卧位,屈肘约45°。施术者用一手托住其肘后部,另一手握住腕部,做顺时针或逆时针方向的环转运动。

(4)腕关节摇法(图3-24):受术者取坐位或仰卧位,掌心向下。施术者一手握住患肢腕关节的上端,另一手握住其手掌或手指,先做腕关节的拔伸,而后将腕关节双向环转摇动。或施术者一手握住受术者的前臂,另一手五指分开与受术者的五指相扣,将其腕关节双向环转摇动。

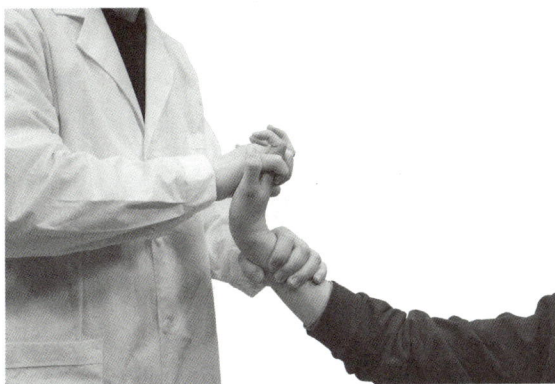

图3-24 腕关节摇法

(5)腰椎摇法(图3-25)

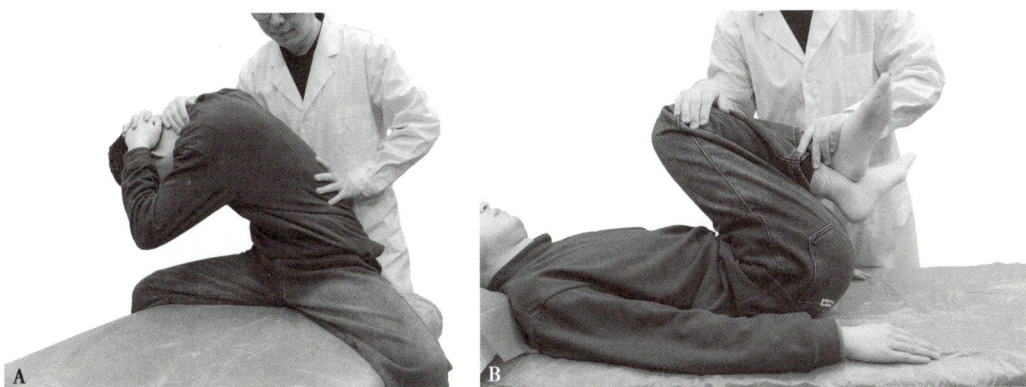

图3-25 腰椎摇法
A. 坐位腰椎摇法;B. 仰卧位摇腰法。

1)坐位腰椎摇法:受术者取坐位,双手十指交叉相扣勾住枕项部。施术者站于其侧后方,一手按住其腰部,另一手从受术者腋下穿过扣住其项部,两手协同用力,缓缓摇转其腰部。

2)仰卧位摇腰法:受术者取仰卧位,屈膝屈髋,双下肢足踝部交叉。施术者站于其一侧,一手按住受术者踝关节处,另一手前臂扶于受术者双侧下肢胫骨前嵴粗隆处,两手协同用力,缓缓摇转其腰部。

(6)髋关节摇法(图3-26):受术者取仰卧位,施术者站于其后方,先将其一侧下肢屈髋屈膝,一手扶住其膝部，另一手握住其足踝部，在将其髋、膝关节屈曲角度均调整到 90° 左右后，两手协同用力，做握踝扶膝的髋关节环转摇动。

（7）踝关节摇法（图 3-27）：受术者取仰卧位，下肢伸直。施术者位于其足端，用一手握住受术者足跟，另一手握住其足背，在略拔伸踝关节的同时，做踝关节的环转摇动。

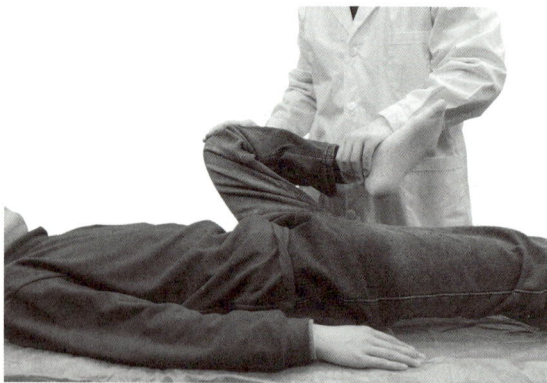

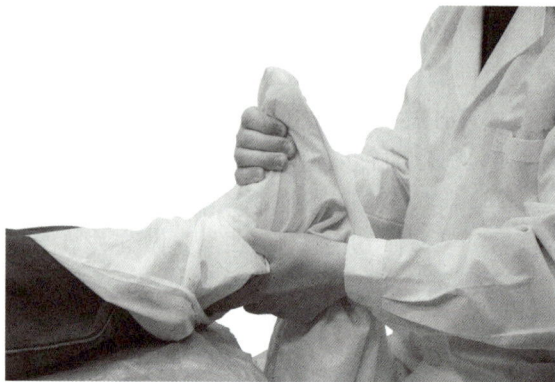

图 3-26　髋关节摇法　　　　　　　　　　　　　图 3-27　踝关节摇法

2. 动作要领

（1）摇转的幅度要在人体生理范围内进行，幅度应由小到大，逐渐增加。

（2）根据病情恰如其分地掌握摇转幅度的大小，做到因势利导，适可而止。

（3）摇转时用力平稳，速度宜缓慢，可随摇动次数的增加及受术者耐受情况适当增快速度。

（4）摇动时施力要协调、稳定，除被摇关节外，其余部位不应晃动。

（5）大幅度摇肩法，施术者的身体与步法须与手法操作协同配合，如太极推手状。

（三）注意事项

1. 摇动的幅度不要超出关节的生理活动范围，或在受术者能忍受的范围内进行。

2. 不可突发快速摇动受术者。

3. 对严重的眩晕症受术者及椎动脉型颈椎病和交感神经型颈椎病急性期、颈椎骨折等受术者，禁止使用颈椎摇法。

4. 有习惯性关节脱位者慎用该关节的摇法。

5. 肘关节和膝关节的摇转幅度不宜大。

十八、扳法

（一）概述

施术者以"巧力寸劲"作用于关节，使其瞬间突然受力，而产生被动的旋转、屈伸、展收等关节运动的手法，称为扳法。分为脊柱扳法和四肢扳法。扳法是正骨推拿学术流派的主要手法。

扳法具有松解粘连、整复错缝、滑利关节的功效。脊柱扳法适用于椎骨错缝、椎间盘突出的治疗。四肢扳法适用于肩关节周围炎、腕部伤筋、腕骨错缝、陈旧性踝关节扭伤、踝关节骨折后遗症、中风后遗症等病症的治疗。

（二）操作方法

1. 标准动作

（1）颈椎扳法

1）颈椎斜扳法（图 3-28）：受术者取坐位，颈项部放松，头部微屈。施术者站立于受术者侧后方，手掌托受术者下颌，另一手掌面置于受术者枕部，两手协同，先使受术者头向一侧旋转至有阻力感时，然后用"寸劲"做一突发有控制的扳动，此时常可听到"咔"的声音，不可强求此声响。

2）颈椎旋转定位扳法：受术者取坐位，颈项部放松。施术者站立于受术者侧后方，用一肘关节托住受术者下颌，手扶住其枕部，另一手拇指顶推颈椎棘突偏凸侧；托扶其头部的手用力，先做颈项部向上牵引，同时使受术者头部被动向患侧旋转至有阻力感后，略作停顿，施术者做一突发有控制的扩大旋转幅度的扳动（3°～5°），同时另一手拇指向偏凸对侧协调顶推棘突。

（2）胸椎扳法

1）胸椎对抗复位法：受术者取坐位，两手指交叉扣住，置于枕后部。施术者站于受术者身后，双手分别从受术者腋下伸出，经其上臂之前，从后方握住其前臂下段，然后施术者单足站立，用一侧膝部顶压住病变胸椎棘突下缘。施术者嘱受术者身体略向前倾，双手、双臂与膝部同时协调用力，使受术者躯干被动后伸至弹性限制位，在受术者呼气末双手向后上方做突发短促的扳动。

2）胸椎旋转定位扳法（图 3-29）：受术者取坐位，两手指交叉扣于后枕部。施术者位于其侧后方，一手拇指顶推错缝椎体棘突，另一手抓握受术者项肩部，嘱受术者躯干主动前屈至病变节段棘突间有张开感，然后以手带动脊柱旋转至弹性限制位，做一突发有控制的扳动，扩大扭转幅度 3°～5°，同时拇指用力向斜上方顶推棘突，调整错缝的脊椎关节。

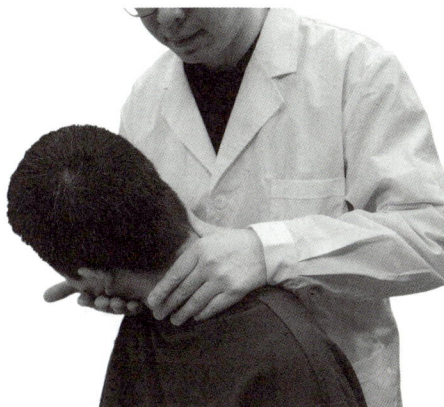

图 3-28　颈椎斜扳法

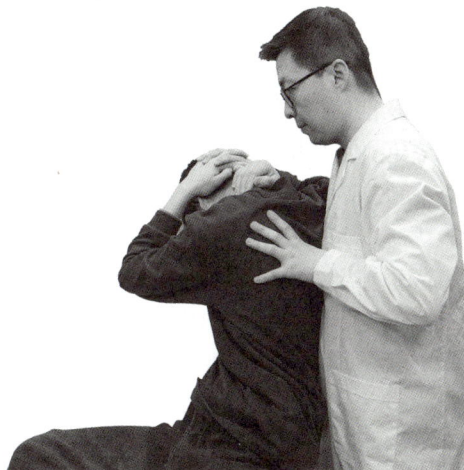

图 3-29　胸椎旋转定位扳法

（3）腰椎扳法

1）腰椎斜扳法（图 3-30）：受术者取健侧卧位，健侧下肢在下，自然伸直，患侧下肢在上，屈膝屈髋。施术者站于其面前，以一手肘按受术者肩前部向后推，同时另一手肘部半屈，以前臂上段抵住臀部向前扳，待腰椎旋转至有阻力感后，做一突发有控制的扳动，扩大扭转幅度 3°～5°。

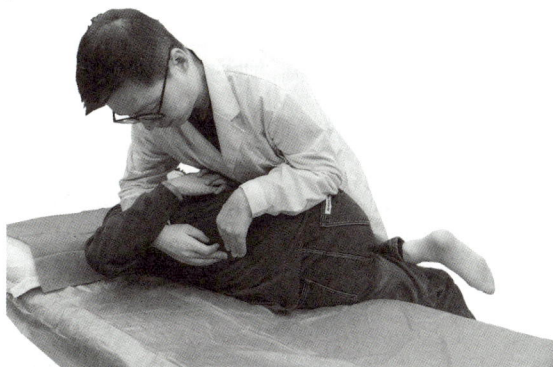

图 3-30　腰椎斜扳法

2）腰椎定位斜扳法：受术者取健侧卧位（以下以右侧卧位为例）。施术者面对受术者而站，右手拇指置于错位节段的两个腰椎棘突之间，左手将受术者上半身向前屈曲，直至右手拇指感觉到上下棘突松动、间隙扩大，即停止前屈；将左手拇指置于原来右手拇指触摸的棘突间隙中；以右手将受术者的右下肢伸直后向前搬动（屈髋），至左手拇指感觉上下棘突间隙进一步张开为止；将受术者的左下肢尽量屈膝屈髋；将右手拇指放回原来的棘突间隙中，同时右手前臂上段压住受术者臀部以固定其骨盆；然后令受术者先左手抱住右肩，再右手抱住左肩；施术者略下蹲，用左掌托住受术者右肘，使受术者上身向左旋转，至弹性限制位时，做一有控制的、稍增大幅度的突发性扳动。此时施术者可感觉右手拇指所在的棘突间隙有弹动感并可听到"咔"一声响（不可强求此声响），手法结束。

3）坐位腰椎旋转定位扳法：受术者两腿跨坐于推拿床上（如坐在方凳上，应由助手按住其一侧大腿以固定骨盆）。施术者在受术者后方，一手拇指抵住偏凸之棘突，另一手从患侧腋下穿过，扣握其后项部，使受术者腰椎前屈至需调整椎体的上位椎间隙张开，然后向棘突偏凸侧旋转至弹性限制位，双手协调用力，做一突发有控制的扳动，扩大扭转幅度3°～5°，同时拇指向偏凸对侧顶推棘突。

（4）肩关节扳法：肩关节有前屈、后伸、外展、内收、上举等基本运动，故肩关节的扳法有外展扳法、内收扳法、外展上举扳法、前屈上举扳法和后弯扳法。

1）肩关节外展扳法：受术者取坐位，患侧手臂外展约45°。施术者半蹲于患肩外侧方，将受术者患侧的肘及前臂置于自身一侧手臂上，两手置于患肩的前后两侧，并使患肩外展90°左右；然后施术者缓缓立起，使其肩关节外展，至有阻力时，略停片刻，双手与身体及肩部协同施力，以"巧力寸劲"做一肩关节外展位增大幅度的扳动。

2）肩关节内收扳法：受术者取坐位，患肢屈肘置于胸前，手搭扶于对侧肩部。施术者站于其后侧，紧靠其背部，稳住其身体，手按住患侧肩部以固定；另一手托住患肢的肘部做肩关节内收，至有阻力时，以"巧力"做一增大幅度的肩关节内收扳动。

3）肩关节外展上举扳法：受术者取坐位，两臂自然放松。施术者站于受术者侧前方或侧后方，用上臂托起受术者上肢，同时用手掌按住受术者肩部，另一手掌按于手掌背上，使肩关节外展，待肩关节外展上举到一定限度时，手掌、前臂同时协同用力，向上扳动肩部。

4）肩关节前屈上举扳法：受术者取坐位，上肢伸直。施术者一手按住患肩，另一手握住患侧腕部，缓缓上提（做前屈上举）至最大限度时，两手同时用力扳动肩部（此法也可仰卧位进行）。

5）肩关节后弯扳法：受术者坐位，患肢的手及前臂置于腰后。施术者立于其侧后方，以一手扶按患肩以固定，另一手握住腕部将前臂沿腰背部缓缓上抬，以使肩关节逐渐内旋、内收，至有阻力时，以"巧力寸劲"做一快速、有控制的上抬前臂动作，以使肩关节旋转至极限，重复3～5次。

（5）肘关节扳法：受术者取坐位或仰卧位，上肢放松。施术者以一手托握其肘部，另一手握住前臂远端，先使肘关节做缓慢的屈伸活动，然后视肘关节功能障碍的具体情况来决定扳法的施用。如系肘关节屈曲功能受限，则在其屈伸活动后，将肘关节置于屈曲位，缓慢地施加压力，使其进一步屈曲，向功能位靠近；当遇到明显阻力时，以握前臂一手施加一个稳定而持续的压力，达到一定时间后，两手协调用力，以"巧力寸劲"做一个短促、有控制的肘关节屈曲位加压扳动。如为肘关节伸直功能受限，则向反方向依法扳动。

（6）腕关节扳法

1）屈腕扳法：施术者与受术者相对而坐，一手握住前臂下端以固定，另一手握住指掌部，先反复做腕关节的屈伸活动，然后将腕关节置于屈曲位加压，至有阻力时以"寸劲"做一突发、稍增大幅度的屈腕动作，反复数次。

2）伸腕扳法：施术者与受术者相对而坐，施术者双手拇指置于受术者腕背部，其余四指置于腕掌部。双拇指与其他手指协调相反用力，先将腕关节置于背伸位，不断加压，至有阻力时，以"寸劲"做一稍增大幅度的推动，反复数次。

3）腕侧屈扳法：施术者与受术者相对而坐，一手握住受术者前臂的下端，另一手握住其手掌部，先将腕关节拔伸，然后以"寸劲"在拔伸的基础上做腕关节的左右侧屈扳动。

（7）踝关节扳法

1）踝关节跖屈扳法：受术者仰卧，两下肢伸直。施术者面向其足底而坐，以一手托住足跟部，另一手握住脚背部，两手协调用力，在踝关节跖屈至有明显阻力时，以"寸劲"做一增大幅度的跖屈扳动。

2）踝关节背伸扳法：受术者仰卧，两下肢伸直。施术者面向其足底而坐，以一手托住足跟部，另一手握住脚掌部，两手协调用力，在踝关节背伸至有明显阻力时，以"寸劲"做一增大幅度的背伸扳动。

2. 动作要领

（1）颈椎旋转定位扳法的节段定位性较斜扳法好，调整颈椎至弹性限制位和双手协调用力是手法操作的要点。

（2）胸椎旋转定位扳法的操作较复杂，受术者躯干前屈为主动运动，旋转则是被动运动。助手与施术者动作应协调。本法如单人操作，可令受术者跨坐于治疗床上自行固定骨盆。

（3）坐位腰椎旋转定位扳法操作时，令受术者腰椎前屈，然后旋转，是锁定调整节段的要点。

（4）腰椎定位斜扳法的定位扳动机制是在扳动前使受术者的脊柱屈曲成角，使脊柱上下两段的旋转应力能集中于所定位的节段。因此，最后推动受术者上身时，只能使其上身旋转而不可使其伸直，否则前期准备阶段的所有努力将前功尽弃。受术者侧卧时应尽量向后靠近床边，留出一定的操作空间，以免影响以后的弯腰屈髋准备动作。托住肘部旋转上身的方法也可改为直接推压肩部。

（5）四肢的扳法应根据关节功能受限的方向和程度决定具体的扳法，通常没有关节弹响声。

（三）注意事项

1. 脊柱扳法操作前，须复习脊柱解剖学，对脊柱关节的结构特征、生理病理活动范围有个清晰的了解。

2. 扳法操作时，要稳妥缓和，待受术关节的运动范围达到某一运动轴方向的病理位置或功能位后有一定阻力时，再发力扳动该关节。

3. 操作时不可逾越关节运动的生理活动范围，否则易伤及脊髓、马尾及神经根组织，颈、胸部扳法操作时尤当谨慎。

4. 不可使用暴力和蛮力，不可强求关节弹响。

5. 诊断不明，不知其治疗要领的疾病（如骨折、骨裂和颈椎脱位）禁用扳法，有骨关节结核、骨肿瘤或有出血倾向的受术者禁用扳法。

6. 有骨质疏松的老年人、月经期、孕期妇女慎用扳法。

7. 胸椎对抗复位法双手向后的突发扳动不可力量过大，以免造成受术者胸前软组织的损伤。同时，为避免受术者脊柱的不适感，可在施术者膝部与受术者脊柱之间加一薄垫。

8. 后伸扳腰时，椎管容积缩小，如引起受术者神经刺激症状加重，则不宜使用该法。

9. 对病程日久、粘连严重的肩关节周围炎受术者实施扳法时不宜一次性分解粘连，以免关节囊撕裂而加重病情。

十九、拔伸法

（一）概述

施术者固定关节或肢体的一端，牵拉另一端的手法，称为拔伸法。包括脊柱拔伸法和四肢关节拔伸法。

拔伸法作用于软组织，具有较好的舒筋解痉作用；作用于脊柱和四肢的关节，具有整复错位作用，即通过拉宽关节间隙以纠正轻度的关节错位（错缝）。拔伸法适用于椎骨错缝、关节僵硬疼痛、屈伸转侧不利、陈旧性踝关节扭伤、急性腰扭伤及腰椎小关节紊乱、腰椎间盘突出症、腕关节扭伤以及肌肉痉挛性疼痛等。拔伸法常与扳法、拿法、按揉法等结合使用。

（二）操作方法

1. 标准动作

（1）颈椎拔伸法（图3-31）

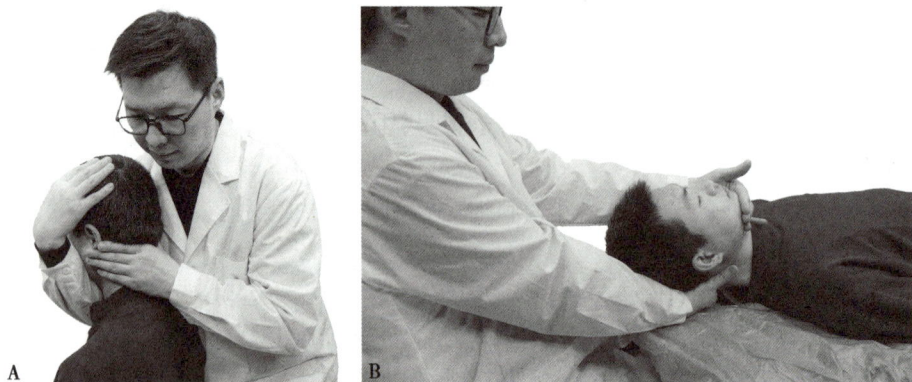

图 3-31　颈椎拔伸法
A. 肘托拔伸法；B. 仰卧位拔伸法。

1）虎口托颌拔伸法：受术者取坐位。施术者站于其后，前臂前1/3处搁在受术者肩上部，虎口张开，用双手拇指抵于风池或耳后乳突处，其余手指托住下颌骨两侧；然后以肩部为支点，两手用力向上，两前臂下压，同时向相反方向用力，将颈部向上拔伸1～2分钟。

2）肘托拔伸法：受术者取坐位，头呈中立位或稍前倾位。施术者站于受术者后方或侧方，一手从颈前部穿过搭在对侧肩上，用肘窝部托住受术者的下颌部，另一手掌根将受术者枕部向前推，双手协同向上牵引，拔伸颈椎1～2分钟。

3）掌托拔伸法：受术者取坐位，头部呈中立位或稍前倾位。施术者站于受术者侧面，一手掌心向上托住受术者下颌部，用另一手掌或张开的虎口托住枕部，两手上托颈部，拔伸颈椎1～2分钟。

4）仰卧位拔伸法：受术者取仰卧位。施术者坐于其头部，以一手托其枕部，另一手托其下颌部，然后施术者上身缓缓后倾，两手同时缓慢用力，使颈椎向头端持续牵拉1～2分钟。

（2）腰椎拔伸法：受术者取俯卧位，双手抓住床头（或由助手拉住受术者两腋部）。施术者站于其足后，两臂伸直，双手分别握住受术者两踝部抬起，使其小腿与床面约成20°角，膝部稍微抬离床面，然后施术者身体后倾，调整重心，利用身体的力量将受术者下肢向远端牵拉，持续1～2分钟。

（3）肩部拔伸法

1）肩上举拔伸法：受术者坐于低凳上，双臂自然放松下垂。施术者站于其侧后方，双手握住其前臂，慢慢向上做上举运动至最大限度停止，使肩部保持向上持续性牵拉，停留片刻。如凳子较高，施术者可双手握住上臂下段近肘部拔伸。本法也可让受术者取侧卧位时操作。

2）肩外展对抗拔伸法：受术者取坐位，肩关节外展60°～90°，施术者双手分别握住其腕部或肘部，逐渐用力牵拉，同时嘱其身体向对侧倾斜（或由助手协助固定其身体），以与拔伸之力相对抗，持续拔伸1～2分钟。

（4）腕关节拔伸法：施术者与受术者相对，以一手握住其前臂下段，另一手握其手部，两手同时向相反方向用力，逐渐拔伸腕部。

（5）手指拔伸法：施术者一手握住受术者腕部或手掌，另一手捏住受术者手指，两手同时向相反方向用力，拔伸掌指关节。或者一手捏住手指近端指骨，另一手捏住同一手指的远端指骨，两手同时向相反方向用力，拔伸指间关节。

（6）髋关节拔伸法（图3-32）：受术者取仰卧位。施术者立于其侧方，以一手扶于膝部，另一侧腋窝夹持患者踝部，并将前臂从患者小腿下方穿出，手掌固定于扶于膝部手臂远端背侧，协同用力，将髋关节向后上拔伸。

（7）膝关节拔伸法（图3-33）：受术者取俯卧位，屈膝90°。施术者站于患侧，用膝部压住股后部近腘窝处（或请助手按压），双手握住踝部，向上拔伸膝关节。

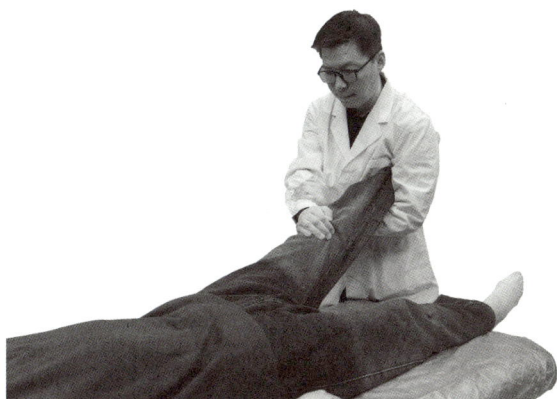

图 3-32　髋关节拔伸法

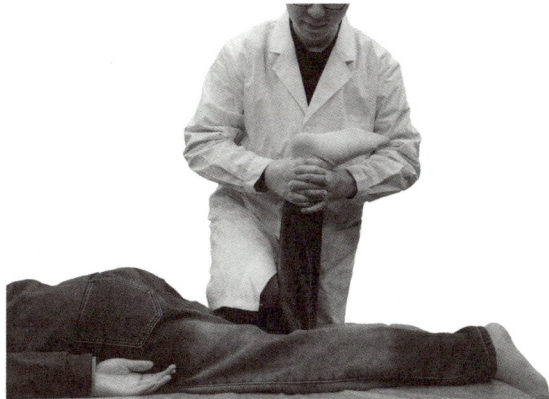

图 3-33　膝关节拔伸法

（8）踝关节拔伸法（图3-34）：受术者取仰卧位，施术者用一手托住足跟，另一手握住脚掌侧面或脚趾，两手同时用力，逐渐牵拉。施术者也可一手握住患侧小腿下端，另一手握住足掌前部，两手向相反方向施力以拔伸踝关节。

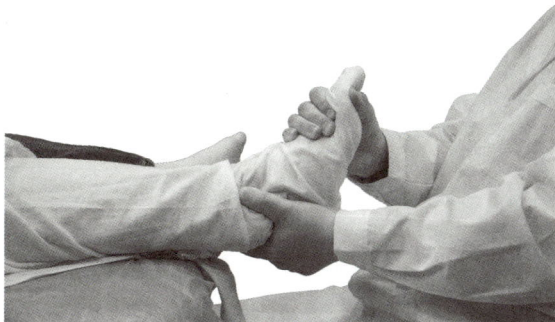

图 3-34　踝关节拔伸法

2. 动作要领

（1）使用本法时，双手的握点、受术者及受术关节的体位要准确，确保上下拉伸线通过关节轴线，使受术关节达到对线良好的牵拉效果。

（2）要根据不同的部位和症状，适当控制拔伸力量、方向和角度。

（3）根据不同的部位和治疗要求，维持足够的拔伸时间。

（4）施术者及受术者均要自然呼吸，不可屏气。

（5）尽量运用大肌肉群用力，以减少疲劳、避免劳损。如拔伸腰部时施术者的肘关节应尽量伸直，靠上身后倾和下肢的蹬力操作，不可以肱二头肌屈曲用力为主拔伸。

（6）颈椎、腰椎等部位拔伸前，应该先以手法放松局部软组织。

（三）注意事项

1. 拔伸时动作要稳且和缓，用力要均匀持续，不可突然使用暴力拔伸，以免造成牵拉损伤。对需要大力牵引时，不要使用蛮力，而是尽量利用运动生物力学原理，使手法轻松完成。

2. 拔伸颈椎时，受术者头部保持中立位或略前倾位，不宜使头后仰，以免伤及脊髓。

（王建珠）

第六节　推拿分部操作技术

一、头面部

（一）概述

头面部推拿手法有以下作用：

1. 缓解疲劳，消除紧张，使受术者获得充沛的精力和体力。

2. 镇静安神，用于治疗失眠、多梦等症。

3. 提神醒脑，用于治疗嗜睡、乏力等症。

4. 治疗或改善头痛、眩晕、耳鸣等症，并有降压的作用。

5. 改善视力，并可治疗眼部的疾病或症状，如眼痛、目赤肿痛、视物模糊等症。

（二）手法

受术者取坐位，施术者站于侧方。

1. 一指禅推法　用一指禅偏峰推法自印堂向上至神庭，并沿发际推向头维、太阳穴，往返数次后，再推眼眶周围。推眼眶时用指端推，沿着两眼眶上下缘做"∞"字形缓慢移动。推时指端需吸定，指甲朝向眼球，手腕动作要小，防止滑脱而戳碰眼球。

2. 大鱼际揉法　用大鱼际揉法在面颊部操作，在迎香、地仓、下关、颊车等穴配合一指禅推法。

3. 抹法　用抹法在前额、眼眶、颈侧操作。

4. 扫散法　用扫散法在两侧颞部操作，注意手法不可重滞而拉扯头皮。

以上手法要求轻快柔和，轻而不浮，以操作后感到头清眼亮，皮肤不红不痛为佳。

二、颈项部

（一）概述

颈项部推拿手法有以下作用：

1. 缓解颈项部的疲劳。

2. 预防和治疗颈项部疾病，如颈椎病、落枕等。

3. 有助于缓解头部症状，特别是后枕痛等症。

（二）手法

受术者取坐位，施术者站于侧后方。

1. 一指禅推法　用一指禅推法推颈椎及其两侧，自上而下往返数次。手法要柔和着实。

2. 擦法　擦项部及其两侧，配合头俯仰及旋转侧屈活动。在擦上项部时配合头前俯被动运动，擦下项部及上背部时配合头后仰被动运动，擦颈两侧时配合头旋转、侧屈被动运动。

3. 推桥弓法　施术者以四指按住颈项部，以拇指指面自翳风穴单向直推至缺盆穴。推左侧桥弓用右手操作，推右桥弓用左手操作。

4. 拿法　拿风池、颈椎两侧及肩井穴。

5. 按揉法　用拇指按揉天宗穴、肩中俞穴。

6. 摇法　一手扶住受术者后枕部，一手托住下颌部，左右各做颈部环旋活动3次。

7. 颈椎斜扳法　应在教师指导下，按动作要领严格训练。每侧扳动只限1次，不可重复。

三、胸腹部

(一) 概述

胸腹部推拿手法有以下作用:

1. 宽胸理气,预防和治疗胸闷、气喘、心悸、咳嗽等症。

2. 健运脾胃,预防和治疗食欲缺乏、消化不良、老年慢性腹泻和老年便秘等症。

3. 疏肝理气,预防和治疗胸胁胀满、疼痛,以及肝脾不和引起的食欲不振、胁肋胀痛等症。

4. 温补下元,多用于预防和治疗妇科病,如痛经等症。

(二) 手法

受术者取仰卧位,施术者坐于其右侧。

1. 一指禅推法　用一指禅偏峰推法沿肋间隙自内向外循序而下。用一指禅推法沿任脉(鸠尾→巨阙→中脘→建里→神阙→气海→关元)、足阳明胃经(不容→梁门→关门→天枢→水道→归来→气冲)、足太阴脾经(腹哀→大横→腹结→府舍→冲门)自上而下推2~3次,在操作过程中每穴位稍停留片刻。

2. 按法、揉法　沿上述经脉各穴自上而下依次按揉2~3次,气顺为度;再以中指自上而下、自内而外依次点揉建里→气海→梁门→天枢→章门→带脉,气顺为度。

3. 摩法

(1)用指摩法和揉法自膻中、上脘、中脘、下脘至脐周天枢、大横、气海、关元、中极等穴操作。膻中至下脘应自上而下操作,脘腹部以顺时针或逆时针方向操作均可。在上述操作部位中,可一指禅推法与摩法并用,即施以推摩复合手法。

(2)摩全腹法:用全掌以脐为中心,做顺时针方向摩法操作,3~5分钟。

4. 拿法　拿两侧大横→腹结→府舍,1~3次;拿任脉,一手以中脘为中心,另一手以气海为中心进行拿提法操作,2~3次。

5. 推法　按如下顺序依次做推法:自鸠尾→巨阙→中脘→下脘→神阙;自鸠尾沿肋弓向两边八字形分推至章门穴,2~3次;自中脘→带脉,分推10~15次;自神阙→天枢→大横→带脉,分推10~15次;自不容→梁门→天枢→水道→气冲,直推10~15次。

6. 振法

(1)指振法:用中指或示指指端置于中脘、神阙、石门、中极、关元、气海等穴位进行振法操作5~10分钟。

(2)掌振法:以全手掌着力在中脘、神阙、气海等部位进行振法操作3~7分钟。

7. 搓法　用四指指面及掌部夹住两胁部搓动,自上而下。

胃气以下降为顺,以上窜为逆。故凡脘腹部手法均以轻柔缓和为宜,不论何种手法以及移动方向的顺逆,其用力方向均以向下为妥,若向上用力,则易使气上逆。

四、腰背部

(一) 概述

腰背部推拿手法有以下作用:

1. 解除腰背部疲劳造成的酸痛不适。

2. 治疗和预防腰背部各种急慢性损伤产生的症状,如急性损伤导致的腰腿痛等症状。

3. 通过刺激背俞穴,调节脏腑功能。

4. 通过腰骶部手法强腰壮肾,治疗因肾虚引起的腰膝酸软等症。

5. 通过腰骶部手法,缓解、治疗妇科病症,如痛经、经闭等症。

(二) 手法

受术者取俯卧位,施术者站于其侧方。

1. 滚法 用滚法或掌指关节滚法、拳滚法沿脊柱两侧做上下往返滚动,左右两侧交替进行。自上而下及自下而上往返数次后,配合做被动活动,滚腰骶部时配合腰部后伸扳法,滚骶髂部时配合髋关节后伸及外展的被动活动。要求手法沉着有力协调。滚动时要注意掌指关节突起部分不可碰撞体表骨突处(如棘突、肩胛冈等),以免引起不良反应。

2. 按揉法 用掌按揉法在腰背脊柱两侧自上而下按揉数次。当按压到一定深度时,做小幅度的揉动,或将骶棘肌向脊柱方向推压,边按揉边缓缓移动。可配合拇指按揉大杼、风门、肺俞、心俞、肝俞、脾俞、胃俞、肾俞、气海俞等穴位。

3. 一指禅推法 用一指禅推法自大椎沿冈上肌至肩峰部往返数次(左右两侧同),后推脊柱两侧膀胱经第一侧线和第二侧线。操作时要求循经络,推穴道,紧推慢移,上下往返,左右两侧各数次,重点推肺俞、心俞、肝俞、脾俞、胃俞、肾俞、气海俞、大肠俞。从上而下推时移动要缓慢,由下而上推时移动可稍快。

4. 擦法 用小鱼际擦法在脊柱两侧操作,擦时压力要适中,透热为度,防止擦破皮肤。受术者取侧卧位,施术者站于其侧方。

5. 肘压法 受术者下侧下肢伸直,上侧下肢屈髋屈膝,使臀部皮肤绷紧,以减少表面阻力。然后肘压环跳穴,并配合掌根击环跳穴。要求手法沉着有力。

6. 腰部斜扳法 左右两侧各一次,要求动作协调。受术者取坐位,施术者站于其侧后方。

7. 拇指按法、拿法和弹拨法 用拇指按揉秉风、天宗、肩贞穴后,随即用双手轻拿两侧肩井,顺势用示指或中指弹拨肩内陵穴。要求力度适中,手法柔和连贯,有酸胀而无痛感。

8. 滚法 施术者用滚法自肩峰处沿肩胛冈上缘(冈上肌、斜方肌)滚向大椎,往返数次,左右两侧同。后用一手扶住受术者肩部,另一手在腰部做滚法,并配合腰部俯仰活动。

9. 腰椎旋转复位扳法 左右两侧各一次,要求动作果断、准确。

五、上肢部

(一)概述

上肢部推拿手法有以下作用:

1. 缓解上肢的疲劳。

2. 治疗上肢的部分症状,如神经根型颈椎病引起的上肢麻木、疼痛;肩关节周围炎、网球肘等症。

3. 改善上肢的运动功能,对于老年人、长期卧床的人、手术后卧床静养的人尤为重要。

4. 改善末梢血液循环。

(二)手法

受术者取坐位,施术者站于其侧方。

1. 一指禅推法 用一指禅推法推肩髃、肩内陵、肩贞等穴。

2. 滚法 滚肩关节周围并配合被动活动。滚肩前及肩外侧时,施术者另一手握住受术者肘部配合肩关节的内旋、外旋及外展活动;滚腋后部时配合患肢的前上举活动;在滚肩关节前、后侧方时,另一手要握住受术者的腕部,配合手臂后伸及屈肘动作。在屈肘时,应使手背沿着脊柱逐渐抬高,动作要轻柔协调,切忌粗暴。

3. 拿法 依次拿三角肌、肱三头肌、前臂尺侧,配合按揉肩髃、臂臑、曲池、小海(示指拨动)、手三里、内关、外关(拇指和示指做对称按揉);然后再用另一手弹拨极泉,拿肱二头肌、肱桡肌及合谷穴等。随即抹手背,理五指节。全部操作要连贯协调,动作柔和,用力适中,使被操作部位或穴位有酸胀麻感而无痛感。

4. 摇法 一手扶肩,另一手托住肘臂部做托肘摇肩法,顺逆各3～5次。再做大幅度摇肩法。

5. 搓法 两手掌环抱肩关节,做环形搓动,随后徐徐向下至上臂部改为上下搓动至腕部。

6. 抖法 两手握住腕掌部做抖法,使抖动力量由腕、肘传递到肩部。

六、下肢部

（一）概述

下肢推拿手法主要有以下作用：

1. 缓解下肢疲劳。

2. 加快下肢静脉血液回流。

3. 改善肢端血液循环。

4. 治疗、缓解下肢无力、疼痛等症状。

（二）手法

受术者取俯卧位，施术者站于其侧方。

1. 㨰法　用㨰法沿臀部、股后侧、小腿后外侧向下至足跟部操作；另一手配合做髋关节的内旋、外旋及膝关节的屈伸活动。要求两手动作配合协调。

2. 按揉法　按揉殷门、委中、承山等穴。要求力度适中，以有较明显酸胀感为宜。受术者取侧卧位，施术者站于其侧方。

3. 㨰法　用㨰法从髋外侧沿股外侧向下㨰至小腿前外侧，往返数次。受术者取仰卧位，施术者站于其侧方。

4. 㨰法　㨰髋关节及股内收肌部，配合"4"字动作。后用一手㨰踝关节，另一手握住足趾部做踝关节的屈伸及内、外翻活动。

5. 按法　用拇指按揉足三里、阳陵泉等穴。

6. 做屈髋屈膝及直腿抬高动作数次。

（鲁梦倩）

思考题

1. 请简述推拿介质的应用原则。

2. 请阐述你对扳法操作时要求"巧力寸劲"的理解。

第四章

艾灸技术

04章

学习目标

1. 掌握艾灸的基本原理、适应证、常见的艾灸方法和注意事项。
2. 熟悉艾灸的分类和技术特点。
3. 了解不同艾灸方法的概述和艾绒的制作。
4. 学会独立完成常规艾灸操作，观察并处理施灸前后的反应。
5. 具有尊重传统中医文化的态度和以患者为中心的服务理念。

艾灸技术是指选用艾绒或以艾绒为主要成分的灸材，将其点燃后悬置于特定穴位或病变部位上方，通过烧灼、温熨等方式，借助艾火产生的热力，以及药物的作用，使其透过穴位或患处，从而实现治病、防病以及保健的目的。艾灸可分为艾炷灸、艾条灸、温针灸及温灸器灸四种类型。

第一节　概　　述

一、常用材料

《名医别录》记载："艾味苦，微温，无毒，主灸百病。"写出了艾灸的常用材料是艾叶。艾叶属于菊科多年生草本植物，在我国各地广泛分布。其中，古蕲州所产的艾叶品质较为出众，被称为"蕲艾"。艾叶具有芳香气息，易于燃烧且火力温和，这些特性使其成为艾灸的理想选择。在艾灸过程中，燃烧艾叶会产生温热效应，刺激人体穴位，从而达到调理身体、预防和治疗疾病的目的。

艾叶转化为艾绒的工艺流程相对简易。首先，要对采集来的新鲜艾叶进行清洗，去除表面杂质。接着，将清洗后的艾叶放在日光下晾晒，直至完全干燥。随后，把干燥的艾叶捣碎，使其成为细碎如棉絮般的状态。之后，筛选去除其中混杂的梗以及泥沙等杂质，最终就能得到淡黄色、洁净且细软的艾绒。目前，艾绒制作大多借助机器完成，相比传统手工制作，机器制作的艾绒更加清洁，质地也更为细软。

二、基本作用

（一）温经散寒，散瘀消结

风、寒、湿侵袭人体时，会导致寒凝血滞、经络痹阻，容易产生痹痛、痛经、经闭、胃痛、寒疝、腹痛、泄泻、痢疾等脏腑虚寒病症。而艾灸的温热刺激，结合穴位的治疗作用，可以温经散寒、祛风除湿，治疗外邪留滞、气血运行不畅导致的风寒湿痹证、冻伤、扭挫伤等病症。艾灸的温热作用还能够促进气血运行、调和营卫，消散瘀结，治疗瘰疬、瘿瘤等气滞血瘀诸症。

（二）升阳举陷，扶阳固脱

阳气为生命动力，阳气不固，会导致气虚下陷，表现为脱肛、胃下垂、阴挺等病症。而艾灸能温阳固本，升阳举陷，常用于治疗气虚下陷证，对脾肾阳虚，命门火衰导致的久泄久痢也有独特的疗效，正如《灵枢》记载"陷下则灸之"。阳气虚脱严重甚至会导致阳气欲脱的状态，临床上常用艾灸重灸百会扶阳固脱，治疗中风脱证、急性腹痛吐泻、痢疾等危急重症。

（三）预防疾病，强身保健

艾灸法能够激发人体正气，增强抗病能力，使人精神饱满，强身健体，因此自古以来艾灸就被视为重要的养生方法。"若要安，三里莫要干"，说明常灸足三里，可补脾胃之气，使气血充盈；常灸命门、关元、气海可温肾补阳、补益精血、增强体质，防病保健，并有助于延缓衰老。

（四）以热引热，拔毒外出

古代文献中早有记载"热可用灸"：《黄帝内经》中首次提出艾灸法可以治疗痈疽；唐代《备急千金要方》中提出灸法能够宣泄实热，还论述了热毒痈疽、阴虚内热证的艾灸方法；《医宗金鉴》也提出"痈疽初起七日内，开结拔毒灸最宜，不痛灸至痛方止，疮疼灸至不疼时"。以上均表明艾灸能以热引热，促使体内的邪热排出体外。

三、艾灸适应证和禁忌证

（一）适应证

1. 内科　流行性感冒、哮喘（除外热性哮喘及艾草过敏）、咳嗽、支气管炎、胃痛、胃下垂、脂肪肝、肝炎、肾炎、肠炎、贫血、低血压、白细胞减少等。

2. 外科　颈椎病、肩周炎、肘关节炎、坐骨神经痛、腰腿痛、关节病、强直性脊柱炎、外伤恢复期、骨折术后、急性扭伤等。

3. 妇科　卵巢囊肿、输卵管炎症、宫冷、带下、痛经、恶露不止、崩漏、子宫下垂、功能性子宫出血、盆腔炎、乳腺肿瘤等。

4. 儿科　小儿腹痛、腹泻、遗尿、肌性斜颈、近视等。

5. 其他　面瘫、三叉神经痛、黄褐斑、早中期癌症等。

（二）禁忌证

1. 严重疾病　肝肾功能不全、严重心脑血管疾病。

2. 出血性疾病　严重贫血、白血病、血小板减少性紫癜。

3. 感染性疾病　猩红热、麻疹、丹毒、传染性皮肤病、白喉、大叶性肺炎、肺结核晚期等。

4. 特殊状态　处于邪热内盛、昏迷、抽搐、高血压发作期、中风早期、极端疲劳状态、过度饥饿、过饱、酒醉、过度劳累、极度口渴、大惊、大恐、大怒、大汗淋漓、情绪不稳定等。

5. 特殊部位　妊娠期女性的腰骶部及下腹部、幼儿囟门未闭合前的头部、男女乳头、阴部、睾丸、大血管处、心脏部位、眼球、皮肤痈疽等部位。

6. 特殊人群　精神病患者、艾灸过敏者、体形极度消瘦者。

四、艾灸技术的特点

（一）取材自然

《本草纲目》载："艾叶能灸治百病。"说明艾灸能治疗多种疾病，而艾灸的主要材料为艾绒，艾绒由艾叶加工制成，取材于自然，燃烧时产生的热力，能深透肌肤。

（二）适应证广泛

灸法的适应证广泛，能应用于内、外、妇、儿等多个领域，既能治疗脏腑病也能治疗体表病症，既能治疗急性病也能治疗慢性病，尤其擅长治疗各种虚寒性疾病，还可治疗各种疑难杂症。

（三）操作简便

灸法的操作相对安全，技术上比针刺等其他技术更为简单易学，也不需要复杂的仪器设备，因此备受养生人士和患者认可。

（四）"针所不为，灸之所宜"

《灵枢·官能》指出"针所不为，灸之所宜"，说明了灸法有独特疗效，能补针药之不足。灸法尤其适用于保健养生方面，因此被称为"保健灸"。

五、注意事项

（一）施灸部位与顺序

艾灸时，务必严格依照既定处方，精准确定治疗部位和穴位，以此保障治疗效果。当穴位较多且分布范围广时，施灸需遵循一定程序，按先阳后阴、先上后下、先左后右的顺序依次进行，确保达到最佳治疗效果。

（二）施灸的刺激量

控制刺激量要循序渐进，从较小剂量开始，比如选用小艾炷或减少壮数，之后再逐步增加剂量。切忌急于求成，以免对身体造成损伤，影响治疗效果。

（三）施灸时间选择

针对特定病症，要在特定时间段施灸。例如，治疗失眠症，患者需在临睡前接受艾灸，以保证疗效。

（四）施灸安全

操作中，必须确保火种安全使用。操作过程要避免引发火灾或其他意外事故，尤其要防止火源直接接触并引燃衣物、被褥等易燃物品，以保障人员安全和环境整洁。整个治疗过程需严谨细致，兼顾安全与治疗效果。

（五）特殊情况的处理

艾灸治疗后，少数患者可能出现身体不适，如头晕、视物模糊、恶心、面色苍白、心悸、大汗，甚至晕厥等症状。一旦出现晕灸症状，应立即停止艾灸，让患者平躺静卧休息，饮用适量温开水以缓解不适。必要时给予吸氧或安排进一步就医。

知识拓展

艾绒的识别

艾绒主要有青艾绒、陈艾绒和金艾绒，选择艾绒时，需依据病情挑选合适种类。陈艾绒适应证广泛，施灸效果温和，备受青睐。《孟子》："今之欲王者，犹七年之病，求三年之艾也"，说明艾叶储存三年以上疗效较佳。陈艾绒外观微黄色，气味醇厚柔和，品质优良。艾叶提取纯度的常见比例有 5∶1、8∶1、20∶1、30∶1 等，比例越高，艾绒纯度越高，杂质越少。筛选艾绒时，需要注意以下三个关键要素：一看色泽，黄亮的艾绒绒含量高、品质优，深黄甚至黄黑的则杂质多、品质差；二摸质地，柔软的艾绒中绒的含量较为丰富，若未燃烧就能看到或摸到一些根茎叶，品质极差；三闻气味，长期储存的艾绒气味淡雅清香，短期储存的气味较浓，燃烧时烟雾若变黄变黑、气味呛鼻便是劣质艾绒，使用时会影响疗效，甚至引发不良反应。

第二节　艾　炷　灸

导入情境

刘奶奶，67 岁，反复右手指关节疼痛 1 年。1 年前无明显诱因出现右手指间关节、掌指关节隐痛不适,疼痛呈间歇性发作,受凉时加重,保暖及热敷后可好转。3天前因天气变化,手指关节疼痛较前明显加重,伴活动受限,自觉关节处酸胀感显著。刘奶奶精神状态尚可,纳可,寐欠佳,二便可,舌暗苔薄白,脉沉涩。

请思考:

1. 请根据以上病例,选择合适的艾炷灸操作。

2. 艾炷灸操作时,需要注意哪些事项?

一、概述

艾炷灸是把纯净艾绒搓捏成圆锥形艾炷,放置于施灸部位的皮肤上,点燃进行灸治的方法。依据艾炷大小的不同,其可分为大炷、中炷、小炷(图4-1),每燃烧一个艾炷称作一壮。按照艾炷与皮肤是否直接接触,可分为直接灸和间接灸。

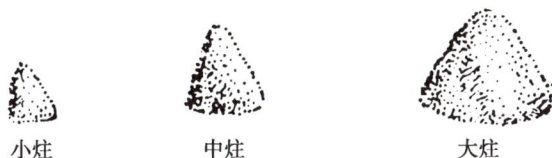

| 小炷 | 中炷 | 大炷 |

图4-1 艾炷

(一)直接灸

直接灸根据烧灼及对皮肤刺激程度不同,又分为无瘢痕灸和瘢痕灸两种(图4-2)。

1. 无瘢痕灸 又称非化脓灸,是通过艾炷直接灸灼穴位皮肤,使皮肤出现红晕而不起泡,不产生瘢痕的一种灸法。通过温热刺激作用于穴位,达到温经散寒、舒筋活络、升提阳气、消瘀散结的功效,适用于虚寒性疾病。

2. 瘢痕灸 又称化脓灸,是通过艾炷直接灸灼穴位皮肤,使皮肤灸后破溃、化脓,最后形成瘢痕的一种灸法。通过艾火持续热力的深度刺激,以达到温通经络、散寒除湿、调理脏腑的功效,适用于多种慢性顽疾的治疗,如淋巴结核、寒湿痹证、退化性关节炎、哮喘、慢性胃肠道疾病等。

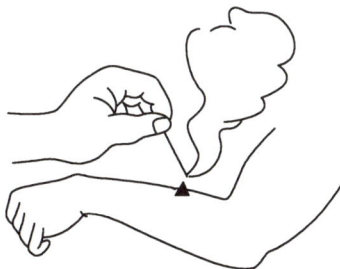

图4-2 直接灸

(二)间接灸

间接灸亦称隔物灸,包括隔姜灸、隔蒜灸、隔盐灸及隔附子饼灸。每种方法都有其独特的操作方式和疗效特点,在临床实践中应用较广。

1. 隔姜灸 隔姜灸是利用生姜温热的特性作为介质进行艾灸,通过姜汁与艾灸的相互作用,深入刺激局部穴位,达到散寒止痛、温胃止呕的功效,适用于风湿性关节炎、宫寒痛经、胃脘痛、痈疽等虚寒病。

2. 隔蒜灸 隔蒜灸是通过蒜的辛辣特性和艾叶的温热效应,促进血液循环,增强机体抵抗力,达到温通经络、消肿散结、杀虫的功效,适用于痈、疽、疮、疖、疣及腹中积块等病症,近年来还用于肺结核等疾病的辅助治疗。

3. 隔盐灸 隔盐灸是通过将纯净干燥的食盐填平脐窝,而后将艾炷置于盐上进行施灸,达到回阳、救逆、固脱的功效。古人善用隔盐灸治疗疾病,如《本草纲目》记载:"霍乱转筋,欲死气绝,腹有暖气者,以盐填脐中,灸盐上七壮,即苏。""小儿不尿,安盐于脐中,以艾灸之。"适用于各种急症,如急性吐泻、寒性腹痛、痢疾、中风脱证等病症。

4. 隔附子饼灸 隔附子饼灸是将附子粉末与黄酒等调和后制成饼状,然后放置于患者的穴位上进行艾灸的一种治疗方法。此法首见于唐代孙思邈的《千金翼方》："削附子令如棋子厚，正着肿上，以少唾湿附子，艾灸附子，令热彻以诸痈肿牢坚。"说明隔附子片灸可用于治疗外科痈肿。附子饼灸因附子辛温大热，有温肾壮阳、回阳救逆的功效，适用于治疗命门火衰而致的阳虚病症，如久泻久痢、疮疡久溃不敛、畏寒肢冷等病症。

二、操作技术

（一）操作准备

1. 用物准备　准备不同大小的艾炷、镊子、打火机、线香、灰盒、凡士林（或蒜汁）、龙胆紫、无菌敷料、生理盐水、烫伤膏等工具，若进行隔物灸还需要准备操作的材料（姜片、蒜片、盐巴或附子饼等）。

2. 受术者准备　受术者提前了解艾炷灸的操作方法、适应证和注意事项，充分做好心理准备，能够积极配合治疗。

3. 环境准备　保持室内环境温湿度适宜，保持适当通风。

4. 施术者准备　施术者做好手部清洁，戴好口罩帽子，仪容仪表端庄。

（二）直接灸的操作方法

1. 无瘢痕

（1）操作前，施术者根据治疗方案，选择施术部位及相应的用品，嘱患者保持舒适的体位，并暴露治疗部位。

（2）操作时，施术者首先要在施灸部位皮肤表面涂上少许蒜汁或凡士林来增加黏附性，将大小适宜的艾炷（如黄豆大或枣核大）置于选定的穴位上。点燃艾炷尖端。当艾火烧至皮肤，患者感到皮肤稍微烧灼痛，立即用镊子夹去，另换一壮，一般灸3～7壮，以局部皮肤充血起红晕为度。操作过程中需要轻轻拍打穴位四周，以分散患者的注意力，减轻其不适感。

（3）操作结束后，用无菌敷贴浸润生理盐水后擦拭局部艾灰，嘱患者防风保暖，叮嘱患者及时喝杯温开水，施灸部位4小时内不能碰水。

2. 瘢痕灸

（1）操作前，施术者根据治疗方案，选择施术部位及相应的用品，嘱患者保持舒适的体位，并暴露治疗部位。

（2）操作时，施术者首先要在施灸部位的皮肤表面涂上少许蒜汁或凡士林来增加黏附性，将大小适宜的艾炷（如黄豆大或枣核大）置于选定的穴位上。点燃艾炷尖端。当艾火烧至皮肤，患者感到皮肤微烧灼痛难以忍受，轻轻拍打穴区四周以减轻痛感，以分散患者的注意力，减轻其不适感，继续艾灸3～5秒，即用镊子夹去，另换一壮，一般灸7～9壮。

（3）操作结束后，用无菌敷贴浸润生理盐水后擦拭局部艾灰，在施灸穴位上每日涂抹烫伤膏。数天后，施灸的穴位会逐渐出现无菌性化脓反应，此时应保持灸疮洁净，勤换敷料。经过5～6周，灸疮会自然结痂脱落，局部留瘢，即标志着治疗过程的完成。

（三）间接灸的操作方法

1. 隔姜灸

（1）操作前，施术者根据治疗方案，选择施术部位及相应的用品，嘱患者保持舒适的体位，并暴露治疗部位，然后准确对施灸穴位进行定位标记。

（2）操作时，施术者将艾绒捏制成中、大号的艾炷，若进行隔姜灸治疗，施术者需选用新鲜的老姜，沿其纤维纵向切成直径2～3cm，厚度约0.4～0.6cm的姜片，姜片上需用三棱针穿刺数孔，以便热力更好地穿透；然后将艾炷置于姜片上点燃，并置于选定穴位之上；待艾炷燃尽或患者感到局部灼痛时，可稍提起姜片，继续施灸；更换艾炷继续施灸直至局部皮肤潮红而不起泡为宜，一般灸5～10壮；每日1次，7次为一疗程。

（3）操作结束后，可在施灸部位涂抹烫伤膏，防止皮肤灼伤，叮嘱患者及时喝杯温开水，施灸部位4小时内不能碰水。

2. 隔蒜灸

（1）操作前准备同隔姜灸操作。

（2）操作时，施术者将艾绒捏制成小、中号的艾炷，若进行隔蒜灸治疗，可选取鲜大蒜头，切成厚约0.3～0.5cm的薄片，中间以针刺数孔（或捣蒜如泥亦可）；置于应灸腧穴或患处，然后将艾炷放在蒜片（或铺就的蒜泥）上，点燃施灸。待艾炷燃尽，易炷再灸，直至灸完规定的壮数，一般灸5～7壮，3壮左右及时更换蒜片。

（3）操作结束时，本法刺激较强，灸后易起泡，需要注意灸后防护，叮嘱患者及时喝杯温开水，施灸部位4小时内不能碰水。

3. 隔盐灸

（1）操作前准备同隔姜灸操作。

（2）操作时，施术者将艾绒捏制成中号的艾炷，用小勺子取纯净且干燥的食盐（以青盐为佳）适量，可炒至温热，纳入脐中铺平。为避免食盐引爆烫伤，可在脐上放置姜片（姜片参照隔姜灸中姜片的制作），而后将艾炷置于脐上，至患者感觉烫热，可将姜片稍上提起，继续施灸，一般施灸3～9壮。

（3）操作结束时，嘱咐患者肚脐不能碰水，及时喝杯温开水，若出现烫伤需及时就医。

4. 隔附子饼灸

（1）操作前准备同隔姜灸操作。

（2）操作时，施术者将艾绒捏制成大号的艾炷，可将附子浸透后切成0.3～0.5cm厚度的附子片，或将附子浸透后切细研末，以黄酒调和做饼，做成直径约3cm，厚约0.3cm的附子饼；中间以针刺数孔，放在应灸腧穴或患处，上面放置大艾炷进行施灸，施灸过程中需要更换附子饼，以皮肤出现红晕不起泡为度。

（3）操作结束时，可在施灸部位涂抹烫伤膏，防止皮肤灼伤，叮嘱患者及时喝杯温开水，施灸部位4小时内不能碰水。

三、注意事项

1. 在进行直接灸，尤其是瘢痕灸操作前，务必向患者详细说明治疗方案，以及治疗后可能出现的情况，使患者做好心理准备，在征得患者知情同意后，方可开展操作。一般情况下，面部不采用直接灸操作。

2. 实施直接灸时，艾炷大小要适中。在操作过程中，若患者感觉灼痛，需及时给予心理安抚，以缓解患者的疼痛感。

3. 对于间接灸，需要特别注意，如果患者对姜、蒜、附子过敏，或者对艾烟过敏，不适宜进行施灸。

4. 及时告知患者，灸后若出现水疱，小水疱可让其自行吸收，注意不要抓挠；若出现大水疱，则需前往就医，施术者可用消毒针抽吸疱液，并保持局部清洁，防止发生感染。

📖 知识拓展

隔姜灸治疗腰椎间盘突出症

腰椎间盘突出症是一种常见的腰椎退行性疾病，常伴有坐骨神经痛。近年来，其发病率呈逐年上升趋势。而隔姜灸是中医特色的外治法之一。

中医理论认为，肾主骨生髓，腰为肾之府。本病属于"痹证""筋痹"范畴。其发病原因是经筋或骨骼受损，导致腰腿筋脉拘急挛缩，屈伸不利，气血运行受阻，从而引发疼痛。隔姜灸结合了生姜与艾灸的双重功效，具有温中散寒、行气活血的作用，对风寒湿痹所致的各种症状疗效显著,还常用于治疗面瘫、胃病、痛经、阳痿等多种病症。

在临床上,针对腰椎间盘突出症,常选取背部的经外奇穴夹脊穴,以及悬钟穴、环跳穴、阳陵泉、委中穴、丘墟穴、承山穴等穴位进行治疗。其中,委中穴有活血止痛的功效,丘墟穴可疏肝健脾,悬钟穴能强筋壮骨,环跳穴能祛风除湿,阳陵泉可疏泄肝气,承山穴能舒筋活络、理气止痛。这些穴位协同发挥活血止痛、祛风除湿、舒筋壮骨的作用。在此基础上进行隔姜灸法,可进一步增强活血祛湿的效果,达到治疗腰椎间盘突出症的目的。

第三节　艾　条　灸

导入情境

刘奶奶,64岁,身形消瘦,胃病10年余,稍食生冷胃脘处剧痛,用热水袋热敷可稍缓解,曾就诊于当地医院查胃镜提示:慢性浅表性胃炎。经治疗后好转。近3个月胃脘部反复胀满痞塞不适,纳呆食少,大便溏薄,小便正常,寐欠佳,舌淡苔白腻,脉沉紧无力。腹诊查体:胃脘部胀痛,腹部柔软,无其他阳性体征。

请思考:

1. 根据以上病例,应如何进行温和灸的操作?
2. 需要注意哪些事项?

一、概述

艾条灸又称艾卷灸,是用桑皮纸将艾绒卷成圆筒形的艾卷点燃一端,对准穴位或患处施灸的一种方法。艾条灸可分为悬起灸和实按灸。实按灸则分为太乙神针和雷火神针两种。

(一)悬起灸

悬起灸是将艾条对准施灸部位,通过灵活把控艾条与施灸部位的距离进行艾灸的方法,可分为温和灸、雀啄灸和回旋灸。

(1)温和灸:是通过固定艾灸与施术部位的距离,将艾灸的热力持续向穴位进行渗透,达到温通散寒,通络止痛的功效。适用于慢性虚寒性疾病,如消化不良、腹痛腹泻、关节疼痛、痛经等病症(图4-3)。

(2)雀啄灸:是将艾条对准穴位,模拟鸟雀啄食进行一上一下的移动,达到促进气血运行,散寒止痛的功效。适用于急症,如落枕、急性扭伤、面瘫初期等病症(图4-4)。

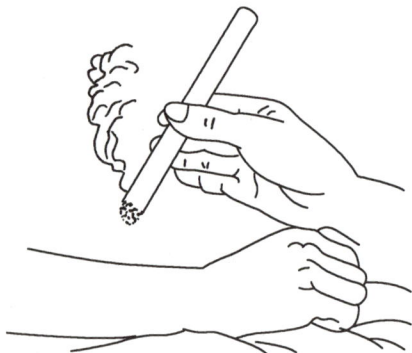

图4-3　温和灸

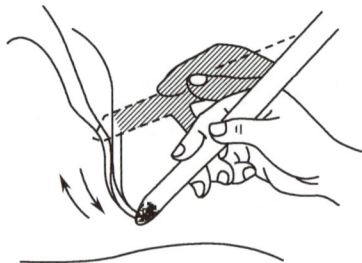

图4-4　雀啄灸

（3）回旋灸：是将艾条对准穴位，以穴位为中心做同一平面的圆周运动，使得灸力形成较大范围的温热刺激，促进气血运行，有缓急止痛的功效。适用于急症，如肌肉紧张性头痛、感冒、痛经等病症（图4-5）。

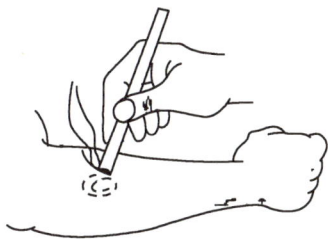

图4-5　回旋灸

（二）实按灸

太乙神针和雷火神针的制作方法均是把多种药物（如乳香、没药、三七、麝香、红花等）研成细末，与艾绒均匀混合，再用桑皮纸包裹，卷紧成爆竹状，在外面涂抹一层鸡蛋清，糊上一层桑皮纸捻紧，经过一段时间的陈放后使用。医者在艾绒中添加不同功效的药物，进行治疗疾病。经过临床不断改进与完善，如今已发展成为一种独特的灸疗方法。

太乙神针和雷火神针所加入的药物不同，产生的功效也不同，但目前均以加入活血化瘀、祛风通络、通经止痛的药物为主，因此两种方法的适应证相近，能够治疗虚寒性腰痛、感冒、咳嗽、头痛、风寒湿痹证、痿证、腹痛、腹泻、月经不调等病症。

二、操作技术

（一）操作准备

1. 用物准备　准备艾条（普通艾条或太乙神针、雷火神针）、毛巾或隔热垫、打火机、灭灸器、纸巾、弯盘、镊子、烫伤膏等物品。

2. 受术者准备　受术者提前了解艾条灸的操作方法、适应证和注意事项，充分做好心理准备，能够积极配合治疗。

3. 环境准备　保持室内环境温湿度适宜，保持适当通风。

4. 施术者准备　施术者做好手部清洁，戴好口罩帽子，仪容仪表端庄。

（二）操作方法

1. 悬起灸

（1）操作前，施术者根据治疗方案，选择施术部位及相应的用品，嘱患者保持舒适的体位，并暴露治疗部位，对施灸穴位进行定位。

（2）操作时，施术者若操作温和灸，可选择2～4个穴位点，将艾条点燃的一端保持2～3cm的距离，对准所需要艾灸的腧穴或患处进行艾灸；若操作回旋灸，需将艾条点燃的一端对准所需要艾灸的腧穴或患处进行艾灸，保持一定的距离，但并不固定，而是均匀在同一个平面上左右移动或往复回旋施灸；若操作雀啄灸，需将艾条点燃的一端对准所需要艾灸的腧穴或患处进行熏烤，但是操作位置并不固定，而是在距离施灸部位皮肤一定的高度，模仿鸟雀啄食的动作，一上一下进行艾灸。操作中以患者感到局部温热而无灼痛感，使皮肤红晕为度，持续10～15分钟。

（3）操作结束后，及时灭掉艾条，嘱患者注意防风保暖，施灸部位4小时内不能碰水。

2. 实按灸

（1）操作前，施术者根据治疗方案及施术部位选择相应的用品，嘱患者保持舒适的体位，并暴露治疗部位，对施灸穴位进行定位。

（2）操作时，实按灸需要注意两种操作方法不同，一种用数层的布将艾条点燃的一端包裹，然后紧按在选定的穴位上，艾灸的热力会透过数层的布，以患者感到温热为度，本法通过调节艾条与皮肤之间的距离来控制热度，患者不会感到灼烫，直至冷却后可继续以上操作，类似于热熨疗法，一般每次每个穴位操作5～7次。另外一种操作方法则是在施灸部位上铺6～7层的布，将点燃的艾条置于其上，稍作停留2s，如此反复，若艾条熄灭，继续点燃再灸（图4-6）。

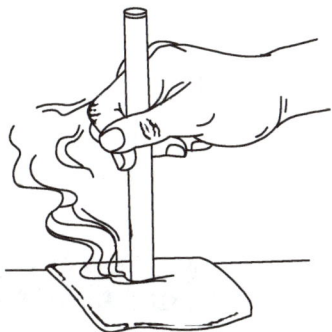

图4-6　实按灸

（3）操作结束时，及时灭掉艾条，嘱患者注意防风保暖，施灸部位 4 小时内不能碰水。

三、注意事项

1. 在施灸过程中，要密切观察患者的反应。

2. 施灸结束后，还需留意艾灸后的护理事项。

3. 进行实按灸操作时，务必注意避免灼伤患者皮肤，尤其是初学者，更要对此高度重视。在治疗过程中，应着重强调辨证施治原则，依据患者的具体病情与体质状况，精准选择合适的穴位和药物。

第四节 温 灸 器 灸

一、概述

温灸器是一种专门用于施灸的器具，种类丰富，常见的有温灸棒、温灸盒、随身灸、火龙罐灸等（图 4-7、图 4-8、图 4-9、图 4-10）。温灸盒灸是利用燃烧艾叶发挥其药性，同时，借助灸疗装置扩大热熨的面积，达到温阳补气、温经通络、消瘀散结、补中益气的功效，适用于各种痛症、气虚、虚寒性疾病，如颈肩腰腿痛、腹痛、腹泻、痛经、月经不调、胃下垂、子宫脱垂、脱肛等病症，因其具有操作简便、热力持久的特点，在临床上应用较为广泛，也常用于养生保健。

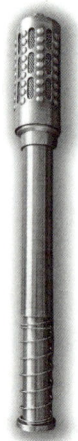

图 4-7 温灸棒

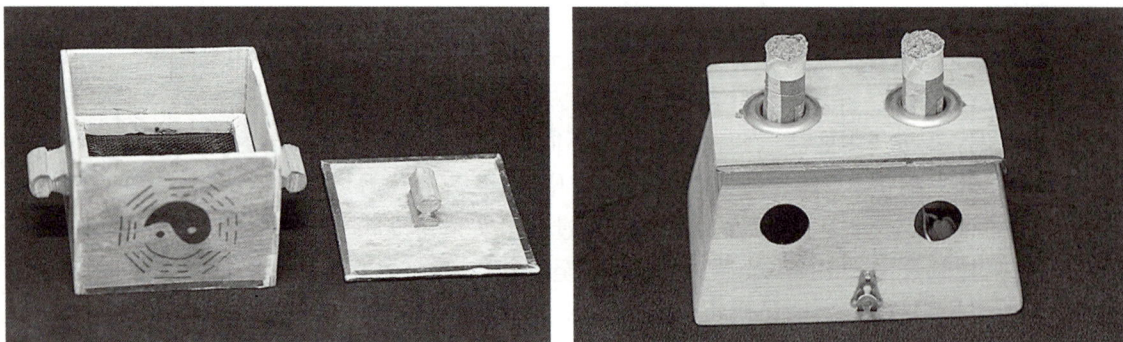

图 4-8 温灸盒

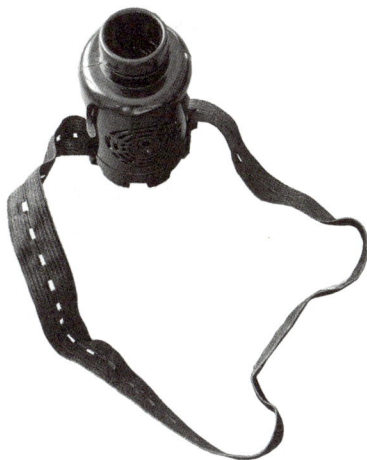

图 4-9　随身灸

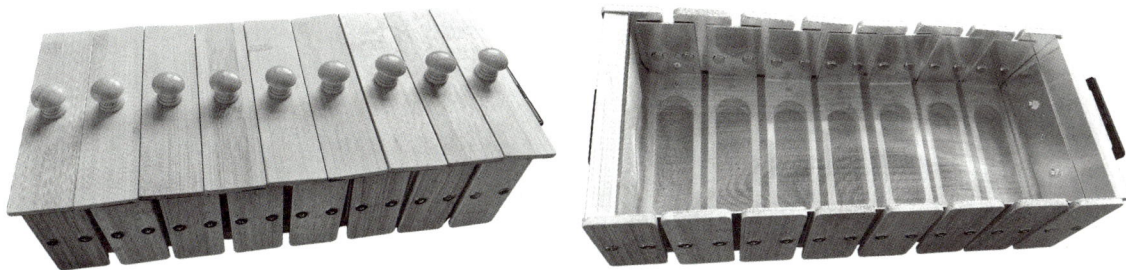

图 4-10　火龙罐灸

二、操作技术

（一）操作准备

1. 用物准备　准备艾绒或艾条、温灸盒（根据病情需要做相应的准备）、毛巾或隔热垫、打火机、纸巾、弯盘、镊子、烫伤膏等物品。

2. 受术者准备　受术者提前了解温灸器灸的操作方法、适应证和注意事项，充分做好心理准备，能够积极配合治疗。

3. 环境准备　保持室内环境温湿度适宜，保持适当通风。

4. 施术者准备　施术者做好手部清洁，戴好口罩帽子，仪容仪表端庄。

（二）操作方法

1. 操作前，施术者根据治疗方案及施术部位，灵活选择艾绒、艾炷或者艾条，以及大小合适的灸疗装置，嘱患者保持舒适的体位，并暴露治疗部位，打开灸疗装置。

2. 操作时，把艾绒、艾炷或艾条放入灸盒的纱网中点燃，若灸疗装置内部设有固定艾条的夹持装置，需要先进行固定后点燃，盖上灸疗装置的盖子，若有锁扣需要扣紧；再将灸疗装置平稳放在施灸部位上进行熏烤。患者感到温热而无灼痛，局部出现红晕，20～30min 后取下灸疗装置。

3. 操作结束后，及时清理艾灸盒内的艾灰，嘱患者注意防风保暖，施灸部位 4 小时内不能碰水。

三、注意事项

1. 温灸器内部大多由金属构成，施术者操作时，需要注意避免烫伤，同时要提醒患者切勿触碰金属配件。

2. 温灸器内部一般都设有小孔，用于通风和排出烟雾，以控制艾灸的火力。需叮嘱患者不能随意调节或关闭排气孔，以免导致艾火熄灭。

　　3.艾草或药物在艾灸盒内燃烧,灸热通过底部的孔洞或网层传导热量。艾灸前,需要检查孔洞或网层是否完整,防止出现破洞,致使艾灰掉落烫伤患者。

　　4.若借助装置内部的夹持装置调整艾条高度进行温度调节,需根据患者的感受精准控制温度。若没有夹持装置,则需将灸疗装置垫高。

　　5.施灸结束后,务必熄灭盒内或筒内的火种,防止发生火灾事故。

（郑凤娥）

思考题

　　1.请简述艾灸的分类。

　　2.请简述隔姜灸、隔盐灸和隔蒜灸三者的区别。

　　3.请简述温和灸和回旋灸的区别。

第五章
拔 罐 技 术

学习目标

1. 掌握各类拔罐技术的概念及操作方法。
2. 熟悉各类拔罐技术的适应证、禁忌证及注意事项。
3. 了解常用罐具的分类。
4. 熟练掌握各类拔罐技术的操作方法，能运用所学为老年人实施相应的拔罐技术。
5. 具有较高的职业素养，在实施拔罐技术过程中体现人文关怀。

第一节 概 述

拔罐技术是指以罐为工具，利用燃烧、抽吸、蒸汽等方法造成罐内负压，使罐吸附于腧穴或体表的一定部位，以产生良性刺激，达到调整机体功能、防治疾病目的的外治方法。

一、常用罐具

拔罐的常用罐具有竹罐、陶罐、玻璃罐、抽气罐等（图 5-1）。

1. 竹罐 竹罐是用直径 3～5cm 坚固的细毛竹，截成 6～10cm 长的竹管，依竹节加工磨制，一端留节为底，一端为罐口，打磨光滑制成中间略粗，形如腰鼓的圆筒。优点是取材容易、经济易制、不易破碎。缺点是容易爆裂漏气、吸附力不大。

2. 陶罐 陶罐由陶土烧制而成，罐的两端较小，中间略向外凸出，形如缸状。优点是吸附力强，耐高温。缺点是质地较重，容易破碎。

3. 玻璃罐 玻璃罐由玻璃加工制成，形如球状，下端开口，口小肚大，口边微厚而略向外翻，罐口平滑，分为大、中、小三种型号。优点是吸附力大，质地透明，使用时可直接观察局部皮肤变化，便于掌握治疗时间，临床应用较普遍。缺点是传热较快，容易破碎。

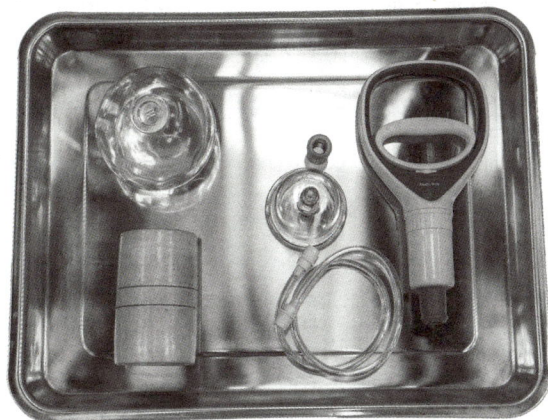

图 5-1 竹罐、玻璃罐与抽气罐

4. 抽气罐 抽气罐是由一种特制的罐具和一个抽气装置构成并通过抽吸方法用来拔罐的器具，分为连体式和分体式两种。抽气罐一般由真空罐、抽气枪、连接管等组成，罐由透明塑料制成，罐底端设置活塞,用抽吸方式形成负压,使用时可随时调节罐内压力。优点是使用方便,容易掌握,安全,不易破碎。缺点是没有火力的温热效应。

二、基本原理

1. 温经通络,祛风散寒 拔罐技术通过对皮肤毛孔、经络、穴位的吸拔作用,可使体内风、寒、湿、热、毒等病邪从皮肤毛孔吸出,使经络气血得以疏通,有助于体内邪气排除。

2. 行气活血,调和脏腑 拔罐后局部组织充血或皮下轻度瘀血,促使机体气血活动旺盛,经络通畅。拔罐可以引导营卫之气运行输布、鼓动经脉气血濡养脏腑组织器官、刺激穴位,通过经络与内在脏腑相连,从而治疗各种脏腑疾病。

3. 拔毒排脓,消肿止痛 拔罐早期多用于疮疡肿毒、虫兽咬伤等外科疾患。将罐具直接置于疮口、伤口或刺破针口处进行拔罐,通过负压产生的吸拔力,可促进体内病理物质的排出,局部多可见拔出脓血、污黑血水等物。

三、适应证

1. **内科** 感冒、咳嗽、哮喘、腹痛、腹泻、消化不良、高血压、头痛、眩晕、失眠等。
2. **外科** 疖、痈、疽、疔疮、丹毒、蛇虫咬伤等。
3. **妇科** 痛经、闭经、月经不调、带下病、盆腔炎等。
4. **儿科** 小儿感冒、咳嗽、腹痛、泄泻、遗尿等。
5. **其他** 湿疹、瘾疹、颈椎病、肩关节周围炎、腰椎间盘突出症、骨性膝关节炎等。

四、禁忌证

1. **严重疾病** 严重心脏病、心力衰竭、接触性传染病、活动性肺结核等。
2. **出血性疾病及凝血功能障碍** 血小板减少性紫癜、白血病、血友病等。
3. **皮肤禁忌** 皮肤高度敏感、传染性皮肤病、恶性肿瘤部位、皮肤溃烂部位等。
4. **特殊部位** 眼、耳、口、鼻等五官孔窍部、心尖区、体表大动脉搏动处、静脉曲张处、疝气处、急性外伤骨折部、严重水肿部位等。
5. **特殊人群** 婴幼儿、孕妇。
6. **特殊生理状态** 过度饥饿、饱食、醉酒、高热、极度疲劳状态等。
7. **其他情形** 精神分裂症、抽搐、高度神经质患者及不能配合拔罐者。

📖 知识拓展

拔罐法的渊源

拔罐法,最早见于先秦,古称"角法",因古时用动物的角(如牛角、羊角等)磨成筒状使用而得名。拔罐法在历代中医文献中论述颇多,早在1973年长沙马王堆汉墓出土的帛书《五十二病方》中就有记述"牡痔居窍旁……方以小角角之";又如《本草纲目拾遗》中说"罐得火气合于肉,即牢不可脱……肉上起红晕,罐中有气水出,风寒尽出"。在《肘后备急方》中也有关于用牛角制成罐后拔脓治疗外科疮疡脓肿的记载。随着历史演变和社会发展,拔罐罐具也在改进创新,古老的拔罐法与电、磁、光、药等理化方法有机结合,拓宽了适用范围,施术方便,疗效提高。

第二节 火罐技术

导入情境

张爷爷今年 70 岁,年轻时曾是某工厂的技术工人,长期弯腰操作机器导致腰部和背部经常感到疼痛。近年来,随着年龄增长,这些症状愈发明显,尤其是在阴雨天,疼痛加重。现在你被安排为张爷爷实施一次火罐技术,以缓解他的腰痛。

请思考:

1. 进行火罐技术操作前,需要做好哪些准备工作?

2. 拔火罐过程中应注意哪些问题?

一、概述

火罐技术是指通过燃烧罐内空气造成负压,使罐吸附于腧穴或体表的一定部位,令局部皮肤充血或瘀血,从而达到调节脏腑、平衡阴阳、防治疾病目的的一种外治方法。火罐技术是最为常用的拔罐技术。

二、操作技术

(一)操作准备

1. 用物准备 准备治疗盘、罐具、95% 乙醇棉球、镊子或止血钳、打火机、弯盘、纱布、棉签、干棉球、皮肤消毒液等,必要时准备凡士林、按摩油、纸巾、毛巾及屏风。

2. 受术者准备

(1)受术者了解火罐操作的目的、主要步骤、配合要点及相关注意事项,同意操作,愿意配合。

(2)拔火罐前排空二便,全身放松。衣着宽松,充分暴露施术部位,施术部位皮肤清洁干燥,无破损、溃疡以及化脓性皮肤病等影响操作的情况。

(3)根据拔罐的不同部位,选择相应的安全舒适体位。以受术者舒适、施术者方便,有利于操作为原则。常用体位有仰卧位、俯卧位等,俯卧时注意保持呼吸通畅。

3. 环境准备 保持室内清洁卫生,温、湿度适宜,光线明亮,空气流通但不直接对流,以免在拔罐过程中受风着凉。

4. 施术者准备 仪表端庄,着装整洁,洗手,戴口罩,了解病情,态度和蔼,解释明确,取得受术者同意及配合。

(二)吸拔方法

1. 闪火法 用镊子或止血钳夹住大小及干湿度适宜的 95% 乙醇棉球,一手握罐体,罐口朝下,将棉球点燃后立即伸入罐内摇晃数圈随即退出,速将罐扣于应拔部位(图 5-2)。燃火伸入罐内的位置,以罐口与罐底的外 1/3 与内 2/3 处为宜。此法吸拔后罐内无火,比较安全,且不受体位限制,是目前最常用的拔罐方法。操作时需注意切勿将罐口烧热,以免烫伤皮肤。

2. 投火法 将易燃软纸片(卷)或 95% 乙醇棉球点燃后投入罐内,迅速将罐扣于拔罐部位。此法由于罐内燃烧物易坠落烫伤皮肤,因此适用于侧面横位拔罐。

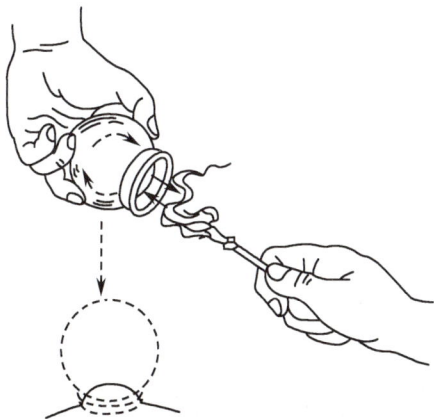

图 5-2 闪火法

3. 贴棉法　将直径1～2cm的95%乙醇棉片贴于罐壁内,点燃后迅速将罐扣于应拔部位。此法多用于身体侧面横向拔罐,注意棉片乙醇不宜过多,以免滴下烫伤皮肤。

(三)应用方法

1. 闪罐　用闪火法将罐吸拔于应拔部位,随即取下,再吸拔、再取下,反复吸拔至局部皮肤潮红,或以罐体底部发热为度。操作时动作要迅速而准确。必要时也可在闪罐后留罐。此法操作时应注意及时更换罐具,以免罐口烧热烫伤皮肤。此法适用于局部皮肤麻木、疼痛或功能减退等疾患;肌肉松弛,吸拔不紧的部位;不宜留罐的部位如颜面部等。

2. 留罐　又名坐罐,指将吸拔在皮肤上的罐具留置一定时间,使局部皮肤潮红,或皮下瘀血呈紫黑色后再将罐具取下。留罐时间可根据年龄、病情、体质等情况而定。一般留罐时间为5～20分钟,若肌肤反应明显、皮肤薄弱、年老者及儿童则留罐时间不宜过长。此法一般疾病均可应用,多用于深部组织损伤、颈肩腰腿痛及临床各科多种疾病。

3. 走罐　又名推罐、行罐。先于施罐部位涂上润滑剂(常用凡士林、医用甘油、液体石蜡或润肤霜等),也可用温水或药液,同时还可将罐口涂上油脂。用罐吸拔后,一手握住罐体,略用力将罐沿着一定路线反复推拉,直至走罐部位皮肤紫红为度,将罐起下(图5-3)。走罐时应用力均匀,防止火罐漏气脱落。此法适用于面积较大、肌肉丰厚的部位,如腰背、臀、大腿等部位。最好选用口径较大、罐壁较厚、罐口平滑厚实的玻璃罐。操作时可上下左右或循经操作。

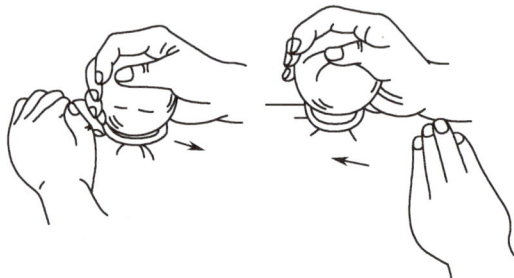

图5-3　走罐

4. 单罐　应用于病变范围较小的病症或压痛点,可按病变范围大小选用适当口径的火罐。

5. 多罐　即一次吸拔数个罐体,用于病变范围较广泛的病症。其中,沿某一经脉或某一肌束的体表位置顺序成行排列吸拔多个罐具称为"排罐"。

6. 针罐法

(1)留针拔罐:在毫针针刺留针时,以针为中心拔罐,留置后起罐、起针。

(2)出针拔罐:在出针后,立即于该部位拔罐,留置后起罐,起罐后再用消毒棉球将拔罐处擦净。

(3)刺络拔罐:在用皮肤针或三棱针、粗毫针等点刺出血,或三棱针挑治后,再进行拔罐、留罐(具体见本书附录七刺络拔罐技术)。

(四)起罐方法

起罐又称脱罐。操作时一手握住罐体腰底部稍倾斜,另一手拇指或示指按压罐口边缘皮肤,使罐口与皮肤之间产生空隙,空气进入罐内,即可将罐取下。起罐后应用消毒棉球轻轻拭去拔罐部位紫红色罐斑上的小水珠。注意起罐操作时不可硬拉或旋动罐具,否则会引起疼痛,甚至损伤皮肤。

(五)施术后处理

在拔罐处若出现点片状紫红色瘀点、瘀斑,或兼微热痛感,或局部皮肤发红,片刻后消失,恢复正常皮色,皆是拔罐的正常反应,一般不予处理。若罐斑处微觉痛痒,不可搔抓,数日内自可消退。起罐后如果出现水疱,小水疱无需处理,可敷以消毒纱布,防止擦破引起感染。若水疱较大,可用一次性消毒针从疱底刺破,放出水液后,再用消毒敷料覆盖。若皮肤破损,应常规消毒,并用无菌敷料覆盖其上。若用拔罐治疗疮痈,应预先在罐口周围填充棉花或纱布,以免起罐时脓血污染衣服被褥等,起罐后应拭净脓血,并常规处理疮口,罐具严格消毒。

三、注意事项

1. 拔罐前检查罐具,罐体应完整无碎裂,罐口内外应光滑无缺损,罐的内壁应擦拭干净,使用过的罐需清洁消毒。

2. 拔罐前应充分暴露应拔部位，有毛发者宜剃去，操作时应注意防止感染。

3. 拔罐时要选择合理、舒适的体位。施术部位宜选择肌肉丰满、富有弹性、毛发较少、无骨骼凹凸的部位吸拔。

4. 罐体拔好后不要移动拔罐部位，在使用多罐法时，罐与罐之间应保留一定距离，不宜排列过近，以免罐具牵拉皮肤产生疼痛，或因罐具间相互挤压而脱落。

5. 老年人、儿童、体质虚弱及初次接受拔罐者，拔罐数量宜少，留罐时间宜短。妊娠妇女及婴幼儿慎用拔罐技术。

6. 拔罐过程中要随时观察受术者的反应，若出现拔罐局部疼痛，可减压放气或立即起罐。若出现头晕、胸闷、恶心欲呕，肢体发软，冷汗淋漓，甚至瞬间意识丧失等晕罐现象，处理方法是立即起罐，使受术者呈头低脚高卧位，必要时可饮用温开水或温糖水，或掐水沟穴等。密切注意血压、心率变化，严重时按晕厥处理。

7. 拔罐手法要熟练，动作要轻、快、稳、准。用于燃火的乙醇棉球，不可吸含乙醇过多，以免拔罐时滴落到皮肤上而造成烧烫伤。若不慎出现烧烫伤，按外科烧烫伤常规处理。

第三节　抽气罐技术

一、概述

抽气罐技术是指先将抽气罐紧扣在应拔部位，用抽气筒将罐内的部分空气抽出，使罐具吸拔于皮肤上，令局部皮肤充血或瘀血，以达到防治疾病目的的一种外治方法。

二、操作技术

（一）操作准备

1. 用物准备　准备治疗盘、抽气罐、75%乙醇、纱布、棉签、皮肤消毒液等，必要时准备毛巾及屏风。

2. 受术者准备

（1）受术者了解抽气罐操作的目的、主要步骤、配合要点及相关注意事项，同意操作，愿意配合。

（2）拔罐前排空二便，全身放松。衣着宽松，充分暴露拔罐部位，拔罐部位皮肤清洁干燥，无破损、溃疡以及其他影响拔罐操作的情况。

（3）根据病情，选择拔罐部位及拔罐体位。以受术者舒适、施术者方便，有利于操作为原则。

3. 环境准备　保持室内清洁卫生，光线明亮，温、湿度适宜，空气流通但不直接对流，以免在拔罐过程中受风着凉。

4. 施术者准备　仪表端庄，着装整洁，洗手，戴口罩，了解病情，态度和蔼，解释明确，取得受术者同意及配合。

（二）吸拔方法

根据病症选取适当的施术部位，将抽气罐紧扣在应拔部位，轻提活塞使气体通畅，用抽气筒将罐内部分空气抽出，使罐吸拔于皮肤上。拔罐时注意观察皮肤，根据受术者承受能力调节罐内压力，留置5～20分钟后将罐取下。根据病情需要，可留单罐，也可留多罐。

（三）起罐方法

起罐时，提起罐底活塞，使空气进入，罐即自行脱落。也可采用火罐的起罐方法。注意起罐时切忌用力猛拔或旋动罐体，以免造成疼痛，甚至损伤皮肤。

三、注意事项

1. 拔罐前检查抽气罐，连接装置应牢靠无破损、漏气，罐具应完整无碎裂。罐具使用后用消毒液或 75% 乙醇棉球反复擦拭消毒。

2. 拔罐时要选择适当体位，充分暴露应拔部位。尽量选择肌肉丰满的部位，骨骼凹凸不平及毛发较多的部位不宜操作。

3. 拔罐时要根据不同部位选择大小适宜的罐。拔罐的吸附力度应视病情而定，年老体弱者及儿童力量应小，身体强壮者力量可稍大。拔罐后勿移动体位，以防罐具脱落。

4. 拔罐过程中要随时观察受术者的反应，如有不适感应立即起罐，严重者按晕罐情况处理。

5. 拔罐手法要熟练，动作要轻、快、稳、准。若留罐时间太长而致皮肤起水疱时，处理方法同火罐技术。

第四节　药　罐　技　术

一、概述

药罐技术是指通过罐具吸附于腧穴或体表的一定部位，同时借助药物的渗透作用，罐药结合，从而达到调理气血、疏通经络、防治疾病目的的一种外治方法。

二、操作技术

（一）操作准备

1. 用物准备　准备竹罐、玻璃罐、抽气罐、药液、煮药容器、治疗盘、弯盘、镊子或止血钳、95%乙醇棉球、打火机、毛巾、纱布、棉签、纸巾、皮肤消毒液等，必要时准备浴巾和屏风。

2. 受术者准备

（1）受术者了解药罐技术操作的目的、主要步骤、配合要点及相关注意事项，同意操作，取得配合。

（2）拔罐前排空二便，全身放松。衣着宽松，充分暴露施术部位，施术部位皮肤无破损、溃疡以及其他影响药罐技术操作的情况。

（3）根据病情，确定药罐治疗部位，选择合适的施术体位。以受术者舒适、施术者方便，有利于操作为原则。

3. 环境准备　保持室内安静整洁，环境清洁卫生，温、湿度适宜，光线明亮，注意防风。

4. 施术者准备　仪表端庄，着装整洁，洗手，戴口罩，了解病情，态度和蔼，解释明确，取得受术者同意和配合。

（二）吸拔方法

1. 煮罐法　此法一般使用竹罐。先将配置好的药物装入布袋内，扎紧口袋，放入清水内煮至适当浓度，使用时，将竹罐放入药液中煮沸 2～3 分钟，然后用镊子将罐倒置（罐口朝下）夹起，迅速用多层干毛巾捂住罐口片刻，以吸去罐内的水液，降低罐口温度（但保持罐内热气），趁热将罐拔于应拔部位，然后轻按罐具 30 秒左右，令罐吸牢。此法适用于任何部位拔罐，优点是可根据病情需要在锅中放入相应药物，以增强疗效，缺点是吸拔力小，操作宜轻快。

2. 储药罐法　在抽气罐中盛储一定量的药液（约为罐子的 1/3～1/2），然后用抽气罐操作方法，抽去空气，使罐吸拔在皮肤上。也有在玻璃罐内盛储 1/4～1/3 的药液，然后按火罐法操作将罐吸拔在皮肤上。此法常用于风湿痹病、哮喘、咳嗽、消化不良、牛皮癣等疾病的治疗。

（三）起罐方法

为防止罐内有残留药液漏出，若吸拔部位呈水平面，应先将拔罐部位调整为侧面后再起罐。起罐时可采用抽气罐技术的起罐方法或火罐技术的起罐方法。

三、注意事项

1. 拔罐前检查罐具完好，罐口无缺损，罐身无裂开，抽气罐检查连接装置牢靠无漏气，罐具使用后要清洁消毒。

2. 拔罐过程中要随时观察受术者的反应，如有不适感应立即起罐，严重者按晕罐处理。

3. 注意药液温度不宜过高，以免烫伤皮肤。若烫伤或留罐时间太长而致皮肤起水疱时，处理方法同火罐技术。

4. 罐体拔好后不要移动拔罐部位，避免药液漏出。

（孙绮彧）

✎ **思考题**

案例分析：张爷爷因长期久坐出现腰背部酸痛，经诊断为腰肌劳损，但张爷爷皮肤敏感且近期有疲劳感。

1. 请分析张爷爷是否适合拔罐治疗？

2. 若适合，应如何为他选择拔罐部位和操作时间；若不适合，是因为他有哪些禁忌证？

第六章

导引运动技术

📖 **学习目标**

1. 掌握导引运动技术的概念、常用导引运动技术操作。
2. 熟悉导引运动技术的特点。
3. 了解导引运动技术的注意事项。
4. 学会根据老年人常见问题指导老年人练习导引运动技术。
5. 具有尊老爱老、精诚仁爱的职业精神,树立强烈的文化自信及爱岗敬业的职业素养。

第一节 概 述

导引运动技术是指在中医基本理论的指导下,通过练习中国传统功法来疏通经络气血、改善脏腑功能、和畅精神情志,从而调摄身心健康、防治疾病和提高生活质量的方法。导引运动技术是中华传统文化中独具特色的运动养生方法。

(一)导引运动技术的特点

1. 注重调神、调息和调身协调统一 导引运动技术强调意念、呼吸和躯体运动的配合,就是在功法练习中要做到调神、调息、调身的"三调合一"。调神,指练功过程中的意守操作,要做到意念专注、凝神定志;调息,指练功过程中的呼吸调节,要做到匀细绵长;调身,指练功过程中的形体运动,要做到动作协调、周身节节贯穿、内外合一。"三调合一"是指在功法练习过程中要做到调神、调息、调身的协调配合,要达到形神一致,意气相随,形气相依的境界。

2. 融合传统功法、武术、医理为一体 导引运动技术是我国劳动人民智慧的结晶,千百年来,人们在防治疾病、养生康复实践中总结出的许多宝贵经验,使导引运动技术不断得到充实和发展,形成了融传统功法、武术、医理为一体的具有中华民族特色的导引运动技术。

3. 体现动静结合、刚柔相济的运动特色 导引运动技术的动静结合是指在练习中既要保持肢体的外在运动,又要运用意念调神入静。在练习动功时要求"动中有静",练习静功时要求"静中有动"。动是指在意念引导下进行外在形体和内在气血的运动。静是指形体和神志的安宁,功法锻炼中在动作的连接处形成定势动作,会有短暂的停顿,抻筋拔骨。静功练习是外在表现为静,没有肢体动作,但气血在意念的影响下在体内按规律进行运行,这是"静中动"。动功练习是肢体和筋骨的锻炼,但其动作是在意念的引导下进行运动,意守动作、穴位或者特定的部位,这是"动中静"。功法练习中,动作要求轻巧灵活、舒适自然、柔和连贯,此为"柔"。动作连接处的定势要求肌肉、关节持续用力保持抻拉,身体保持紧张感,功法练习中双膝屈曲成桩势,下肢肌肉保持静力性用力状态,此为"刚"。导引运动技术就是通过松紧结合、刚柔相济的练习激发经气的运行,起到疏经通络、平衡阴阳和调理脏腑的效应。

(二)导引运动技术的注意事项

1. 运动适度 导引运动技术在练功中要顺其自然,动于外而静于内,动主练形,静主养神,动静结合。导引运动锻炼中要掌握运动量的大小。运动量太小达不到锻炼目的,起不到干预治疗作用;运动量太大超过身体耐受的限度,反而会使身体因过劳而受损。

2. 三因制宜 导引运动技术要遵循因人、因时、因地制宜的原则,不可一概而论。个人可根据自己的身体状况、年龄阶段、体质,选择适宜自身的运动方法和运动量,根据自身情况逐步增加运动量以取得有效的健身效果。有慢性病者可根据病情选择针对性的功法动作组成运动处方进行针对性锻炼。

3. 循序渐进 导引运动功法的练习是一个渐进的过程,初学者以调形为主,要求动作柔顺、娴熟、准确,进一步则要求呼吸与动作的协调一致,再进一步则要求在意识指导下引导呼吸,呼吸带动形体活动。功法练习还要求持之以恒,如果不能有规律地长期坚持功法习练,就难以产生良好的干预效果和治疗效应。习练者要循序渐进、持之以恒。

第二节 常用导引运动技术

导入情境

张爷爷,今年 72 岁,3 个月前发现餐后血糖 11.2mmol/L,在当地医院诊断为 2 型糖尿病,给予口服二甲双胍治疗,近 1 个月测空腹血糖为 6.1～7.9mmol/L,餐后 2 小时为 8～10.1mmol/L。症见:面色偏黑,形寒肢冷,腰膝酸软,口干口苦,饮水多,纳食可,小便频数,乏力、寐差,大便可。舌红,苔薄白,脉弦。医生建议要配合导引运动锻炼。

请思考:

1. 如何指导张爷爷进行八段锦、五禽戏等导引运动技术的锻炼?
2. 张爷爷在进行导引运动锻炼时应注意什么?

一、八段锦

八段锦是我国古代的导引功法,易于操作,安全有效,在民间广为流传。它由八节不同动作组成,每节动作都有特定名称与功效。其动作舒展优美、柔和缓慢,注重身心同调,通过调身、调息、调心,可有效舒展经络、调和气血、增强脏腑功能。

(一)预备势

1. 两脚并步站立,百会虚领上顶、下颌微收,两目平视前方,颈部竖直,嘴唇轻闭,舌尖轻轻顶住上腭,两眉之间和嘴角要放松;两臂自然垂于体侧,中指腹轻贴裤线;腋下虚掩,胸部自然舒展,脊柱竖起,腹部放松;目视前方。

2. 松腰沉髋,身体重心移至右腿;左脚向左侧开步,脚尖朝前,约与肩等宽,继而重心平稳移至两腿之间;目视前方。

3. 两臂内旋,两掌分别向两侧摆起,手臂与身体的角度约是45°,掌心向后;目视前方。

4. 上动不停。两腿膝关节稍屈;同时,两臂外旋,向前置于左右斜前方约45°后,再屈肘、屈腕,成抱球势,掌心向内,与脐同高,两掌指尖相对,相距约 10cm;目视前方(图6-1)。

(二)两手托天理三焦

1. 接上式。两臂外旋下落,手心朝上,当两手抱球下落至腹前时,上体姿势不变,两手指间相距约 10cm,小指侧离腹部约 10cm。

2. 上动不停。两掌五指分开在腹前交叉;目视前方。

3. 上动不停。两腿徐缓挺膝伸直;同时,两掌上托至胸前,两前臂水平,掌心向上。随之两臂内旋，掌心向上，托至额前上方；抬头看手，目视两掌，给大椎穴适当刺激。

4．上动不停。两掌继续上托，肘关节尽量伸直；同时，下颌内收，动作略停，闭气 2 秒，保持抻拉；目视前方（图 6-2）。

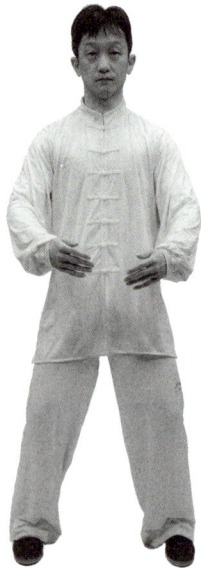

图 6-1　预备势

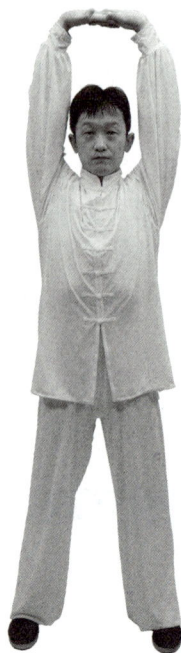

图 6-2　两手托天理三焦

5．身体重心缓缓下降；两腿膝关节微屈；同时，十指慢慢分开，两掌下落，沉肩坠肘、松腕舒指，两臂分别向身体两侧下落至斜下方约 45°。屈肘，两掌合抱还原捧于腹前，掌心向上；目视前方。

本式托举、下落为 1 遍，共做 6 遍。

（三）左右开弓似射雕

【左式动作】

1．接上式。身体重心右移；松腰沉髋，左脚向左侧开步站立，两脚间距离约三脚宽，两腿膝关节自然伸直；同时，两掌向上交叉于胸前，掌根与膻中穴同高，左掌在外，两掌心向内；目视前方。

2．上动不停。两掌先由自然掌变为右掌屈指成"爪"，左掌成八字掌，左臂内旋，接做开弓，右掌向右拉至肩前，左掌向左侧推出，与肩同高，坐腕，掌心向左，犹如拉弓射箭之势；同时，两腿徐缓屈膝半蹲成马步；动作略停；闭气 2 秒，保持抻拉；目视左掌方向（图 6-3）。

3．身体重心右移；同时，右手五指伸开成掌，向上、向右划弧，与肩同高，指尖朝上，掌心斜向前；左手指伸开成掌，掌心斜向前；目视右掌。

4．上动不停。重心继续右移；左脚回收成并步站立；同时，两掌分别由两侧下落，捧于腹前，指尖相对，掌心向上；目视前方。

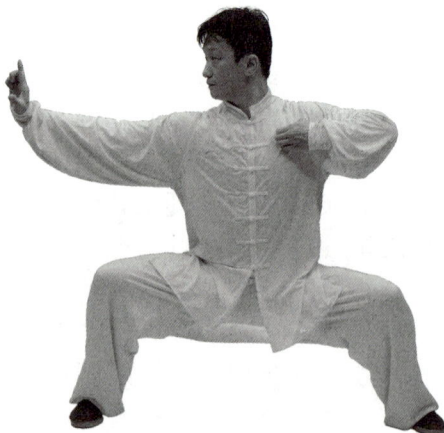

图 6-3　左右开弓似射雕

【右式动作】

右式动作同左式动作，唯左右相反。

本式一左一右为 1 遍，共做 3 遍。第 3 遍最后一动时，身体重心继续左移；右脚回收成开步站立，与肩同宽，膝关节微屈；同时，两掌分别由两侧下落，捧于腹前，指尖相对，掌心向上；目视前方。

（四）调理脾胃须单举

【左式动作】

1. 接上式。两腿徐缓挺膝伸直；同时，左掌上托，左臂外旋上穿经面前，随之臂内旋上举至头左上方，肘关节微屈，力达掌根，掌心向上，掌指向右，中指尖应与肩井穴在同一垂直线上；同时，右臂内旋，右掌下按至右髋旁约10cm处，肘关节微屈，力达掌根，掌心向下，掌指向前，动作略停；闭气2秒，保持抻拉；目视前方（图6-4）。

2. 松腰沉髋，身体重心缓缓下降；两腿膝关节微屈；同时，左臂屈肘外旋，左掌经面前下落于腹前，掌心向上；右臂外旋，右掌向上捧于腹前，两掌指尖相对，相距约10cm，掌心向上；目视前方。

【右式动作】

右式动作同左式动作，唯左右相反。

本式一左一右为1遍，共做3遍。第3遍最后一动时，两腿膝关节微屈；同时，右臂外旋，右掌由正前方向前、向下按于右髋旁，掌心向下，掌指向前，掌根与前腹在一条水平线上；目视前方。

（五）五劳七伤往后瞧

【左式动作】

1. 接上式。百会上领，两腿徐缓挺膝伸直；两肩下沉，两臂伸直，指尖向下伸，掌心向后。

2. 上动不停。两臂充分外旋，向两侧摆至约45°，掌心向外，再扩胸、展肩；头向左后转，动作略停，闭气2秒，保持抻拉；目视左斜后方（图6-5）。

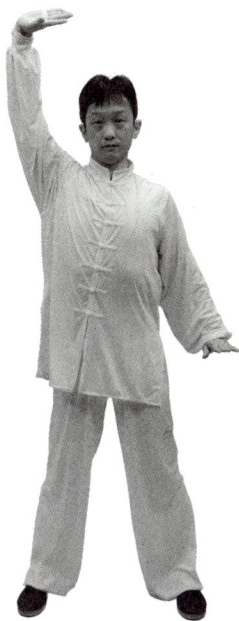

图6-4 调理脾胃须单举　　　　　　　　图6-5 五劳七伤往后瞧

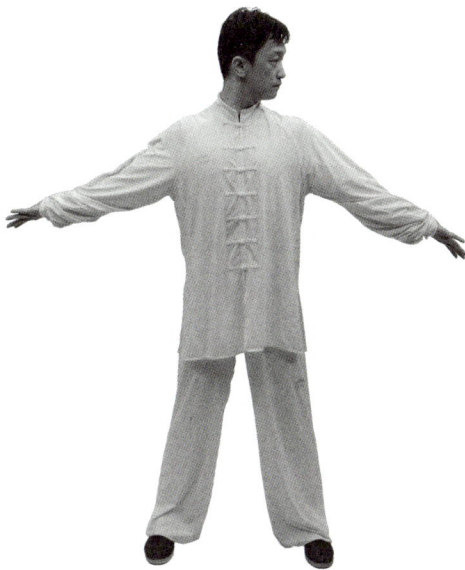

3. 松腰沉髋、放松命门，身体重心缓缓下降；两腿膝关节微屈；同时，两臂内旋按于髋旁，掌心向下，指尖向前；目视前方。

【右式动作】

右式动作同左式动作，唯左右相反。

本式一左一右为1遍，共做3遍。第3遍最后一动时，两腿膝关节微屈；同时，两掌捧于腹前，指尖相对，掌心向上；目视前方。

（六）摇头摆尾去心火

【右式动作】

1. 接上式。身体重心左移；右脚向右开步站立，两腿膝关节自然伸直；同时，两掌上托与胸同高时，两臂内旋，两掌继续上托至头上方，肘关节微屈，掌心向上，指尖相对；目视前方。

2. 上动不停。两腿徐缓屈膝半蹲成马步；同时，两臂向两侧下落，肘关节微屈，两掌扶于膝关节上方，手腕松沉，小指侧向前，掌指轻轻扶按；目视前方。

3. 上动不停。身体重心向上稍升起，缓解一下两腿和髋部肌肉的紧张度，便于腰和尾闾的转动。

4. 上动不停。上体右倾，向右移重心成偏马步；颈部和腰部放松，右侧髋部不要掀起。

5. 上动不停。向右前方俯身，拉长腰脊；目视右脚（图6-6）。

6. 上动不停。上体向左旋转，重心左移成偏马步，上体左倾约45°；目视右脚跟。

7. 上动不停。收腹向右前顶髋，腰与尾闾随之向前、左、后旋转，同时胸部微含，向左后仰面摇头，目视上方。此动作须注意转头要柔和缓慢，颈部充分放松，不可主动用力；转动尾闾要连贯圆活。

8. 上动不停。下颌与尾闾内收，悬顶竖脊，松腰敛臀，立身中正，气沉丹田，还原成马步。

【左式动作】

左式动作同右式动作，唯左右相反。

本式一左一右为1遍，共做3遍。做完3遍后，身体重心左移，右脚回收成开步站立，与肩同宽；同时，两掌向外经两侧上举，掌心相对；目视前方。随后松腰沉髋，身体重心缓缓下降。两腿膝关节微屈；同时屈肘，两掌经面前下按至腹前，掌心向下，指尖相对，两手指尖相距约10cm，大拇指侧距离腹部约10cm；目视前方。

（七）两手攀足固肾腰

1. 接上式。两腿挺膝伸直站立；同时，两掌指尖向前，两臂向前、向上举起，肘关节伸直，掌心向前；目视前方。

2. 上动不停。两臂外旋至掌心相对，随呼气，屈肘，两掌下按于胸前，掌心向下，指尖相对；目视前方。

3. 上动不停。随吸气，两臂充分外旋，拧住劲使手心翻向上经腋下向后反插，加大对手三阴三阳经的刺激。

4. 上动不停。指尖向下沿脊柱两侧膀胱经向下摩运至臀部。

5. 上动不停。俯身呼气，两掌沿腿后继续向下摩运，转掌扶按在脚面上；同时肩、颈、脊柱节节放松，打开命门穴。随之两掌保持不动，向上起身拉长腰脊，呈反背弓，动作略停；目视前下方（图6-7）。

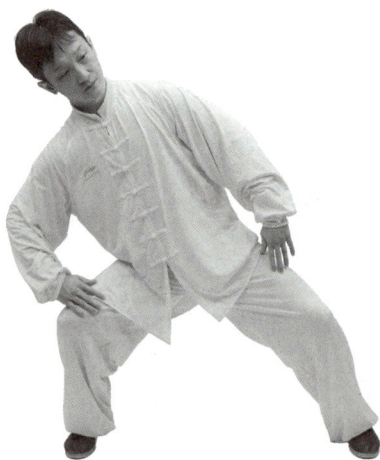

图6-6　摇头摆尾去心火　　　　　　　　　　图6-7　两手攀足固肾腰

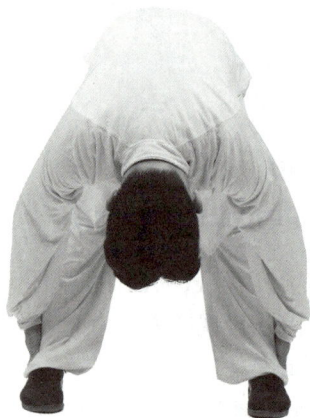

6. 接上动，两掌顺地面前送至远端，尽量加长力臂，塌住腰，以臂带身至上体立起，掌心向前；目视前方。

本式一上一下为1遍，共做6遍。做完6遍后，上体立起；同时，两臂向前、向上举起，肘关节伸直,掌心向前;目视前方。随后松腰沉髋,身体重心缓缓下降;两腿膝关节微屈;同时,两掌向前下按至腹前,掌心向下,指尖向前;目视前方。

(八)攒拳怒目增气力

【左式动作】

1. 接上式。身体重心右移,左脚向左开步;两腿徐缓屈膝半蹲成马步;同时,两掌握固,抱于腰侧,拳眼朝上;目视前方。

2. 左拳缓慢用力向前冲出,肘贴肋部,肘离开肋后开始目视左拳,随着冲拳眼睛逐渐睁圆;脚趾抓地,拳越握越紧,至与肩同高,拳眼朝上;瞪目,目视左拳。

3. 左拳变掌,左臂与掌指伸直;臂内旋前伸,虎口朝下,同时顺肩,保持髋部不动;目视左掌。

4. 左臂外旋,肘关节微屈,指尖先指向下,再向内、向上、向左、向下用力绕一周,掌心朝前。

5. 上动不停,变掌心向上后握固;目视左拳。

6. 屈肘,臂内旋,回收左拳,拳眼朝上;目视左拳。

7. 上动不停,肘贴肋部,回收左拳还原至腰侧,拳眼朝上;目视前方。

【右式动作】

右式动作同左式动作,唯左右相反(图6-8)。

本式一左一右为1遍,共做3遍。做完3遍后,身体重心右移,左脚回收成并步站立;同时,两拳变掌,自然垂于体侧;目视前方。

(九)背后七颠百病消

1. 接上式。吸气,立项竖脊、百会虚领,同时脚趾抓地、脚跟拔起,提肛收腹、沉肩坠肘、掌指下伸。动作略停,闭气2秒,停稳保持抻拉;目视前方(图6-9)。

2. 呼气,保持悬顶,脚跟徐缓下落,轻震地面;同时咬牙,沉肩舒臂,周身放松;目视前方。

本式一起一落为1遍,共做7遍。

(十)收势

1. 接上式。两臂内旋,向两侧摆起,与髋同高,掌心向后;目视前方。

2. 两臂外旋,屈肘,两掌弧形向前合抱,两掌相叠置于丹田处(男性左手在内,女性右手在内);目视前方。

3. 两臂自然下落,两掌轻贴于腿外侧;目视前方(图6-10)。

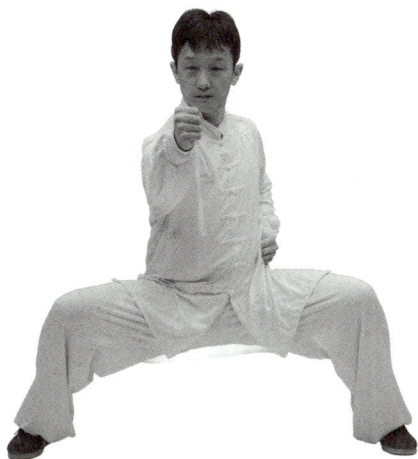

图6-8 攒拳怒目增气力   图6-9 背后七颠百病消   图6-10 收势

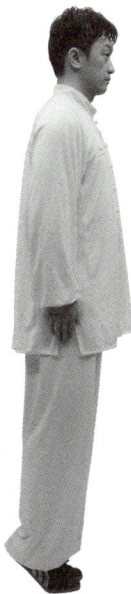

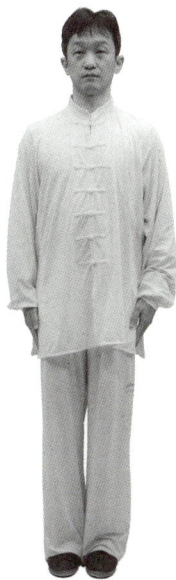

二、五禽戏

五禽戏是中国传统导引养生的一个重要功法，相传由东汉医学家华佗创编，其模仿虎、鹿、熊、猿、鸟五种动物的动作姿态而成。比如虎戏威猛，有虎之刚健；鹿戏轻盈，似鹿之灵动；熊戏沉稳，如熊之憨态；猿戏敏捷，展现猿的活泼；鸟戏舒展，仿若鸟之翱翔。这些特色动作能起到舒展筋骨、畅通经络、调和气血的效果，可增强身体各部位功能，达到强身健体、养生保健的目的。

（一）预备势

1. 两脚并拢，自然伸直；两手自然垂于体侧；胸腹放松，头项正直，下颌微收，舌抵上腭；目视前方。左脚向左平开一步，稍宽于肩，两膝微屈，松静站立（图6-11）。

2. 肘微屈，两臂在体前向上、向前平托，与胸同高。

3. 两肘下垂外展，两掌向内翻转，并缓慢下按于腹前，目视前方。

4. 动作2、动作3做2遍后，两手自然垂于体侧。

（二）虎戏

【虎举】

1. 接上式。两手置于髋关节前，掌心向下，十指撑开。

2. 再弯曲手指呈虎爪状；目视两掌。

3. 随后，两手外旋，小指先弯曲，其余四指依次弯曲握拳。

4. 两拳沿体前缓慢上提至胸前，两臂内旋，十指撑开，举至头上方再弯曲呈虎爪状，胸腹充分打开，眼睛随着手走，目视两掌（图6-12）。

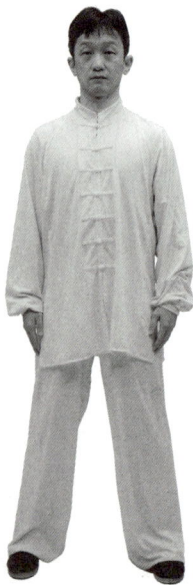

图6-11 预备势

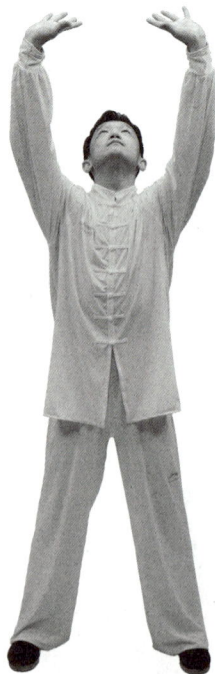

图6-12 虎举

5. 两掌外旋握拳，拳心相对；目视两拳。两拳下拉至胸前时，变掌下按。沿体前下落至腹前，十指撑开，掌心向下；目视两掌。

6. 将动作1～5重复3遍后，两手自然垂于体侧；目视前方。

【虎扑】

1. 接上式。两手握空拳，沿身体两侧上提至肩前上方，同时身体自然后仰。

2.两手向上、向前划弧,十指弯曲成"虎爪",掌心向下;同时上体前俯,挺胸塌腰;目视前方(图6-13)。

3.两腿屈膝下蹲,收腹含胸;同时,两手向下划弧至两膝侧,掌心向下;目视前下方。

4.随后,两腿伸膝,送髋,挺腹,后仰;同时,两掌握空拳,沿体侧向上提至胸侧;目视前上方。

5.左腿屈膝提起,两手上举。左脚向前迈出一步,脚跟着地,右腿屈膝下蹲,成左虚步;同时上体前倾,两拳变"虎爪"向前、向下扑至膝前两侧,掌心向下;目视前下方。

6.随后上体抬起,左脚收回,开步站立;两手自然下落于体侧;目视前方。

7.重复动作1~6,唯左右相反。本式一左一右为1遍,共做2遍。

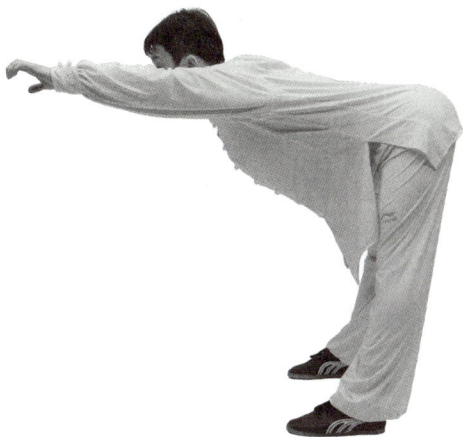

图6-13 虎扑

8.两掌向身体侧前方举起,与胸同高,掌心向上;目视前方。两臂屈肘,两掌内合下按,自然垂于体侧;目视前方,还原成预备势。

(三)鹿戏

【鹿抵】

1.接上式。两腿微屈,身体重心移至右腿,左脚经右脚内侧向左前方迈步,脚跟着地;同时,身体稍右转;两掌握空拳,向右侧摆起,拳心向下,高与肩平;目随手动,视右拳。

2.身体重心前移;左腿屈膝,脚尖外展踏实;右腿伸直蹬实;同时,身体左转,两掌成"鹿角",向上、向左、向后划弧,掌心向外,指尖朝后,左臂弯曲外展平伸,肘抵靠左腰侧;右臂举至头前,向左后方伸抵,掌心向外,指尖朝后;目视右脚跟(图6-14)。

3.身体右转,左脚收回,开步站立;同时两手向上、向右、向下划弧,两手变拳再变掌下落于体侧;目视前下方。

4.重复动作1~3,唯左右相反。本式一左一右为1遍,共做2遍。

【鹿奔】

1.接上式。左脚向前跨一步,屈膝,右腿伸直,成左弓步;同时,两手握空拳,向上、向前划弧至体前,屈腕,拳心向下;目视前方。

2.身体重心后移;左膝伸直,全脚掌着地;右腿屈膝;低头,弓背,收腹;同时,两臂内旋,两掌前伸,掌背相对,拳变"鹿角"(图6-15)。

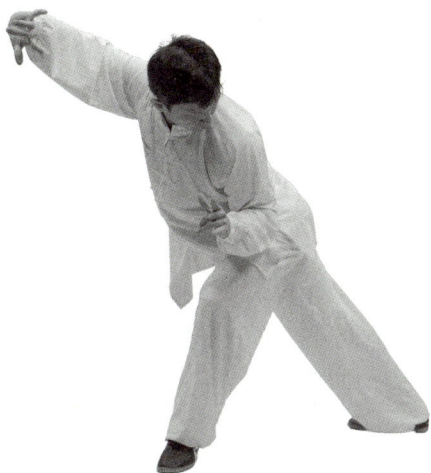

图6-14 鹿抵

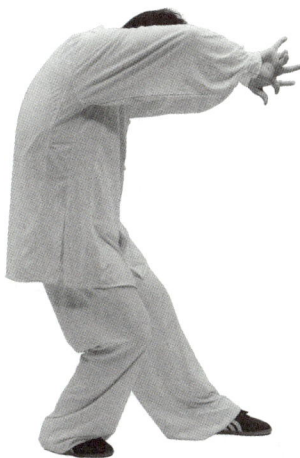

图6-15 鹿奔

3. 身体重心前移，上体抬起；右腿伸直，左腿屈膝，成左弓步；松肩沉肘，两臂外旋，"鹿角"变空拳，高与肩平，拳心向下；目视前方。

4. 左脚收回，开步直立；两拳变掌，回落于体侧；目视前方。

5. 重复动作1～4，唯左右相反。本式一左一右为1遍，共做2遍。

6. 连做2遍后，两掌向身体侧前方举起，与胸同高，掌心向上；目视前方。屈肘，两掌内合下按，自然垂于体侧；目视前方。

（四）熊戏

【熊运】

1. 接上式。两掌握空拳成"熊掌"，拳眼相对，垂于下腹部；目视两拳。

2. 以腰、腹为轴，上体做顺时针摇晃；同时，两拳随之沿右肋部、上腹部、左肋部、下腹部划圆；目随上体摇晃环视。重复一次（图6-16）。

3. 重复动作1～2，唯左右方向相反。本式一左一右为1遍，共做2遍。

4. 连做2遍后，两拳变掌下落，自然垂于体侧，目视前方。

【熊晃】

1. 接上式。身体重心右移；左髋上提，牵动左脚离地，再微屈左膝；两掌握空拳成"熊掌"；目视左前方。

2. 身体重心前移；左脚向左前方落地，全脚掌踏实，脚尖朝前，右腿伸直；身体右转，左臂内旋前靠，左拳摆至左膝前上方，拳心朝左；右拳摆至体后，拳心朝后；目视左前方（图6-17）。

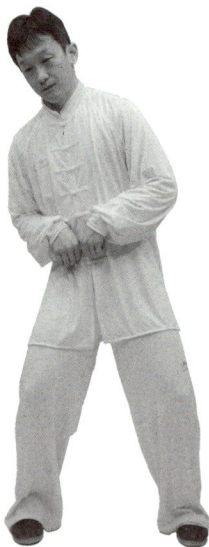

图6-16　熊运

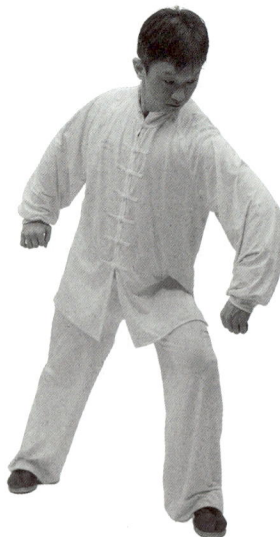

图6-17　熊晃

3. 身体左转，重心后坐；右腿屈膝，左腿伸直；拧腰晃肩，带动两臂前后弧形摆动；右拳摆至左膝前上方，拳心朝右；左拳摆至体后，拳心朝后；目视左前方。

4. 身体右转，重心前移；左腿屈膝，右腿伸直；同时，左臂内旋前靠，左拳摆至左膝前上方，拳心朝左；右拳摆至体后，拳心朝后；目视左前方。

5. 重复动作1～4，唯左右方向相反。本式一左一右为1遍，共做2遍。

6. 连做2遍后，左脚上步，开步站立；同时，两手自然垂于体侧。两掌向身体侧前方举起，与胸同高，掌心向上；目视前方。屈肘，两掌内合下按，自然垂于体侧；目视前方。

（五）猿戏

【猿提】

1. 接上式。开步站立，两掌在体前，手背相靠，手指朝下，双眼看掌，再屈腕撮拢捏紧成"猿钩"。

2．两掌上提至胸前，两肩上耸，收腹提肛。

3．同时，脚跟提起，头向左转；目随头动，视身体左侧（图6-18）。注意：本动作常见错误为耸肩不够充分，胸、背部和上肢不能充分团聚。

4．头转正，两肩下沉，松腹落肛，脚跟着地；"猿钩"变掌，掌心向下；目视前方。

5．两掌沿体前下按落于体侧；目视前方。

6．重复动作1～5，唯头向右转。本式一左一右为1遍，共做2遍。

【猿摘】

1．接上式。左脚向左后方退步，脚尖点地，右腿屈膝，重心落于右腿；同时，左臂屈肘，左掌成"猿钩"收至左腰侧；右掌向右前方自然摆起，掌心向下。

2．身体重心后移；左脚踏实，屈膝下蹲，右脚收至左脚内侧，脚尖点地，成右丁步；同时，右掌向下经腹前向左上方划弧至头左侧，掌心对太阳穴；目先随右掌动，再转头注视右前上方（图6-19）。

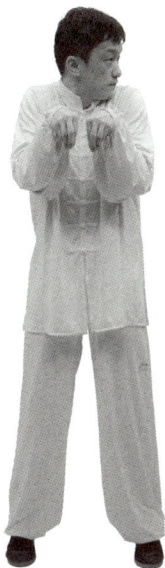

图6-18　猿提

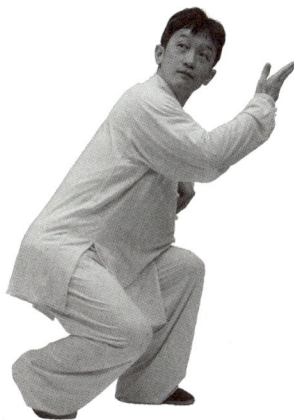

图6-19　猿摘

3．右掌内旋，掌心向下，沿体侧下按至左髋侧；目视右掌。

4．右脚向右前方迈出一大步，左腿蹬伸，身体重心前移；右腿伸直，左脚脚尖点地，同时，右掌经体前向右上方划弧，举至右上侧变"猿钩"，稍高于肩；左掌向前、向上伸举，屈腕撮钩，成采摘势；目视左掌。

5．身体重心右移，左掌由"猿钩"变成"握固"；右手变掌，自然回落于体前，虎口朝前。随后，左腿屈膝下蹲，右脚收至左脚内侧，脚尖点地，成右丁步；同时，左臂屈肘收至左耳旁，掌指分开，掌心向上，成托桃状；右掌经体前向左划弧至左肘下捧托；目视左掌，再还原站立，双脚与肩同宽，双手放于体侧，目视前方。

6．重复动作1～5，唯左右方向相反。本式一左一右为1遍，共做2遍。

7．连做2遍后，左脚向左横开一步，两腿直立；同时，两手自然垂于体侧。两掌向身体侧前方举起，与胸同高，掌心向上；目视前方。屈肘，掌内合下按，自然垂于体侧；目视前方。

（六）鸟戏

【鸟伸】

1．接上式。两腿微屈下蹲，两掌在腹前相叠。

2．两掌向上举至头前上方，掌心向下，指尖向前；身体微前倾，提肩，缩项，挺胸，塌腰；目视前下方。

3. 两腿微屈下蹲；同时，两掌相叠下按至腹前；目视前方。

4. 身体重心右移；右腿蹬直，左腿伸直向后抬起；同时，两手左右分开，掌成"鸟翅"，向体侧后方摆起，掌心向上；抬头，伸颈，挺胸，塌腰；目视前方（图6-20）。

5. 重复动作1～4，唯左右方向相反。本式一左一右为1遍，共做2遍。

6. 连做2遍后，左脚下落，两脚开步站立，两手自然垂于体侧；目视前方。

【鸟飞】

1. 接上式。两腿微屈，两掌成"鸟翅"合于腹前，掌心相对；目视前下方。

2. 右腿伸直独立，左腿屈膝提起，小腿自然下垂，脚尖朝下；同时，两掌成展翅状，在体侧平举向上，稍高于肩，掌心向下；目视前方（图6-21）。

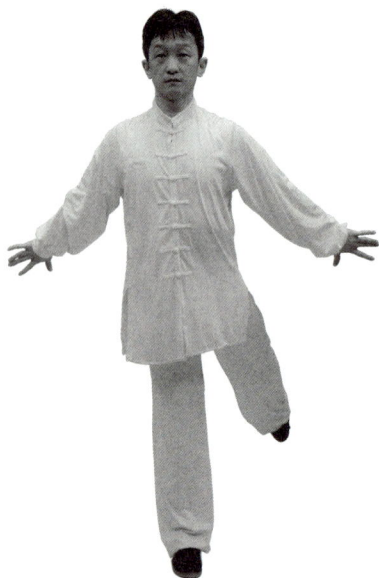

图6-20 鸟伸

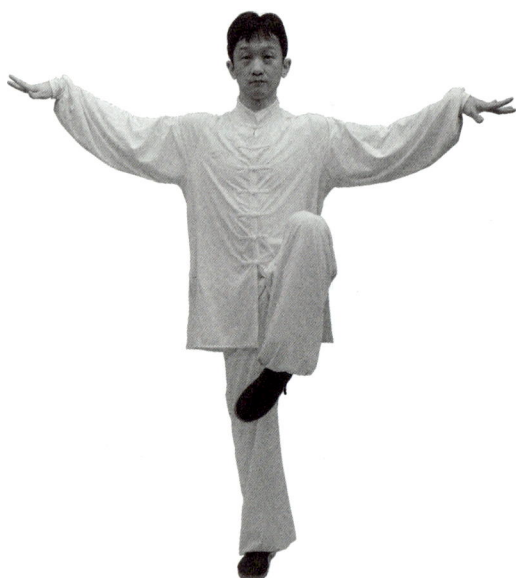

图6-21 鸟飞

3. 左脚下落在右脚旁，脚尖着地，两腿微屈；同时，两掌合于腹前，掌心相对，目视前下方。

4. 右腿伸直独立，左腿屈膝提起，小腿自然下垂，脚尖朝下；同时，两掌经体侧，向上举至头顶上方，掌背相对，指尖向上；目视前方。

5. 重复动作1～4，唯左右相反。本式一左一右为1遍，共做2遍。

6. 做2遍后，两掌向身体侧前方举起，与胸同高，掌心向上；目视前方。屈肘，两掌内合下按，自然垂于体侧；目视前方。

（七）引气归元

1. 两掌经体侧上举至头顶上方，掌心向下。

2. 两掌指尖相对，沿体前缓慢下按至腹前；目视前方。动作1、动作2做2遍。

3. 两手缓慢在体前划平弧，掌心相对，高与脐平；目视前方。

4. 两手在腹前合拢，虎口交叉，叠掌；眼微闭静养，调匀呼吸，意守丹田（图6-22）。

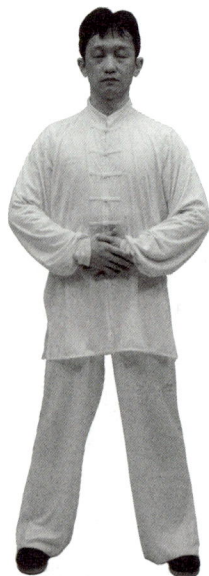

图6-22 引气归元

5. 数分钟后，两眼慢慢睁开，两手合掌，在胸前搓擦至热。

6. 掌贴面部，上、下擦摩，浴面3～5遍。

7. 两掌向后沿头顶、耳后、胸前下落，自然垂于体侧；目视前方。

8. 左脚提起向右脚并拢，前脚掌先着地，随之全脚踏实，恢复成预备势；目视前方。

📖 知识拓展

五禽戏的渊源

　　华佗是我国东汉时期的医学家和养生学家，他吸收百家之精华创编出导引养生术五禽戏。"禽"在这里代表的是禽与兽的总称。华佗五禽戏的创编是在前人的基础上形成的，早在华佗之前就已经出现了模仿动物的姿势和神态的导引养生术，如《庄子·刻意》中提到的"熊经鸟伸"，西汉时期的《淮南子·精神训》中提到的对兔、猿、鸱、虎的模仿等。华佗在这些基础上增添鹿戏，最终形成由模仿虎、鹿、熊、猿、鸟这五种动物动作所组成的导引术。华佗五禽戏的创编与中医学经络、藏象等相关理论有着紧密的联系，通过动作运动的轨迹及幅度来刺激人体的经络，从而行气活血、疏经通络、调和脏腑。

三、六字诀

　　六字诀是一种养生吐纳功法，以呼吸吐纳配合嘘、呵、呼、呬、吹、嘻六个字的发音进行锻炼。每个发音对应不同脏腑，嘘字诀养肝，呵字诀养心，呼字诀养脾，呬字诀养肺，吹字诀养肾，嘻字诀理三焦。六字诀通过特定口型呼出浊气，吸入清气，调节气息运行；动作舒缓，可使气血通畅，脏腑调和。长期坚持练习六字诀，能有效改善呼吸系统功能，缓解压力，增强机体免疫力，达到养生保健、祛病延年的功效。

（一）预备势

1. 两脚并步站立，头正颈直，齿唇轻闭，舌抵上腭，下颌微收；两臂自然垂于体侧，沉肩坠肘，松腕舒指，中指腹轻贴裤线；竖脊含胸，腹部放松；目视前方。

2. 随着松腰沉髋，身体重心移至右腿，左脚向左侧开步，两脚内侧距离约与肩宽，脚尖向前，继而身体重心移至两脚之间；目视前下方（图6-23）。

（二）起势

1. 接上式。屈肘抬手，掌心向上，两手在小腹前十指相对，间距10～20cm；紧接着，两手体前缓缓上托至胸前，约与两乳同高，掌心向上，掌指自然相对；目视前方。

2. 两手胸前转掌心向下，接着体前缓缓下按，至肚脐前；目视前下方。

3. 微屈膝下蹲，敛臀坐胯，身体后坐；同时，两掌内旋转掌心向外，缓缓向体前45°拨出，至两臂成圆，指尖斜相对，两掌约与肚脐平（图6-24）。

（三）嘘字诀

1. 接上式。两手松开，两掌向后收到腰间两侧，同时，转掌心向上，小指轻贴腰际；目视前下方。

2. 口吐"嘘"字音；同时，两脚不动，身体向左转90°，右掌由腰间缓缓向左前上方穿出，至约与肩同高，掌心斜向上，左掌保持不动；两目渐渐圆睁，目视右掌伸出方向（图6-25）。

3. 右掌沿原路收回腰间；同时身体转回正前方；目视前下方。

4. 口吐"嘘"字音；同时，两脚不动，身体向右转90°，左掌由腰间缓缓向右前上方穿出，至约与肩同高，掌心斜向上，右掌保持不动；两目渐渐圆睁，目视左掌伸出方向。

5. 左掌沿原路收回腰间，同时，身体转回正前方；目视前下方。

6. 如此左右穿掌各3遍。本式共吐"嘘"字音6次。

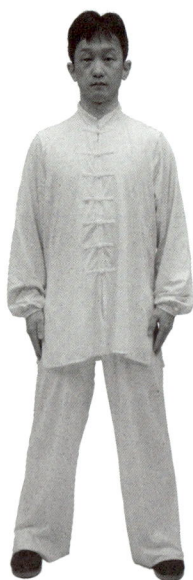

图 6-23　预备势

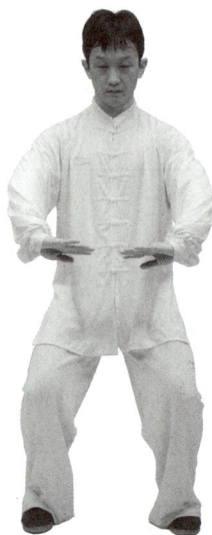

图 6-24　起势

（四）呵字诀

1. 接上式。两掌小指轻贴腰际微上提，指尖向斜下方；目视前下方。屈膝下蹲，同时，两掌缓缓向前下约 45°方向插出，至两臂微屈，掌心斜向上；目视两掌。

2. 双腿下蹲，微微屈肘收臂，两掌小指一侧相靠，掌心向上，成"捧掌"，约与肚脐相平；目视两掌心。两膝缓缓伸直；同时，屈肘，两掌捧至胸前，掌心向内，指尖不要高于下颏，目视前方。

3. 两肘外展，同时，两掌内翻，掌背相靠，掌指朝下。然后，两掌缓缓下插；目视前下方。从插掌开始，口吐"呵"字音（图 6-26）。

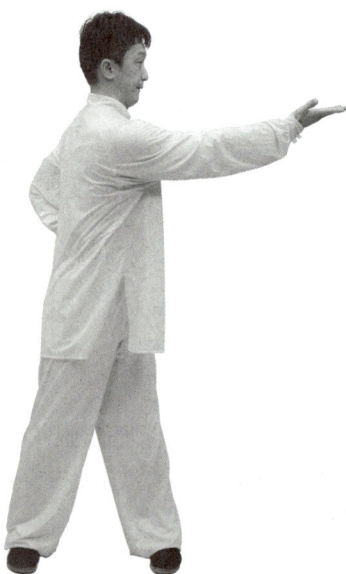

图 6-25　嘘字诀

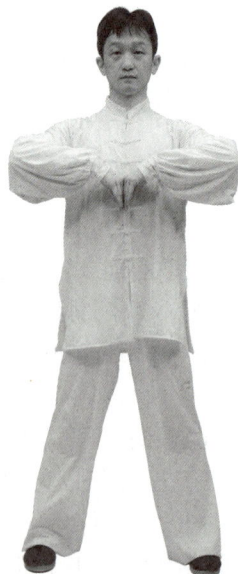

图 6-26　呵字诀

4. 两掌下插至肚脐前时，微屈膝下蹲，同时，两掌内旋外翻，掌心向外，缓缓向前拨出，至两臂成圆；目视前下方。

5. 重复动作 2～4，共计 5 遍。本式共吐"呵"字音 6 次。

（五）呼字诀

1. 接上式。前臂外旋，转掌心向内对肚脐，指尖斜相对，五指自然张开，两掌心间距与掌心至肚脐距离相等；目视前下方。

2. 两膝缓缓伸直；同时，两掌缓缓向肚脐方向内收合拢，至肚脐前约10cm。

3. 口吐"呼"字音；同时，微屈膝下蹲，两掌向外展开至两掌间距与掌心至肚脐距离相等，两臂成圆形；目视前下方（图6-27）。

4. 两膝缓缓伸直；同时，两掌缓缓向肚脐方向合拢。

5. 重复动作3～4，共计5遍。本式共吐"呼"字音6次。

（六）呬字诀

1. 接上式。两掌自然下落腹前，掌心向上，十指相对；目视前下方。

2. 两膝缓缓伸直；同时，两掌缓缓向上托至胸前，约与两乳同高，掌心向上；目视前下方。

3. 两肘下落，夹肋，两手顺势立掌于肩前，掌心相对，指尖向上。两肩胛骨向脊柱靠拢，展肩扩胸，藏头缩项；目视斜前上方（图6-28）。

4. 口吐"呬"字音；同时，微屈膝下蹲；松肩伸项，两掌缓缓向前平推，逐渐转至掌心向前，屈腕立掌，掌指向上；目视前方。

5. 两掌外旋90°，掌心向外，掌指分朝左右；接着，向内屈腕转掌至掌心向内，指尖相对；两腕间距约与肩宽。

6. 两膝缓缓伸直；同时屈肘，两掌缓缓收拢至胸前约10cm，指尖相对；目视前方。

7. 重复动作3～6，共计5遍。本式共吐"呬"字音6次。

（七）吹字诀

1. 接上式。两膝缓缓伸直；同时两掌前推，随后松腕伸掌，指尖向前，掌心向下，与肩同高。

2. 两臂向左右水平外展成侧平举，掌心斜向后，指尖向外。

3. 两掌向后划弧至腰部，屈肘，掌心轻贴腰眼，指尖斜向下；目视前下方。

4. 口吐"吹"字音；同时，微屈膝下蹲；两掌向下沿腰骶、两大腿外侧下滑，后屈肘提臂于腹前，掌心相对，指尖向前，约与脐平；目视前下方（图6-29）。

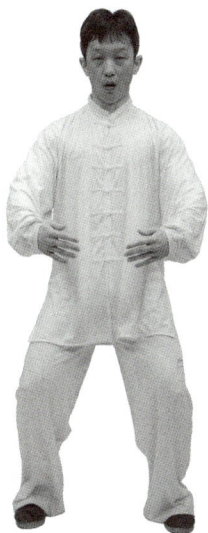 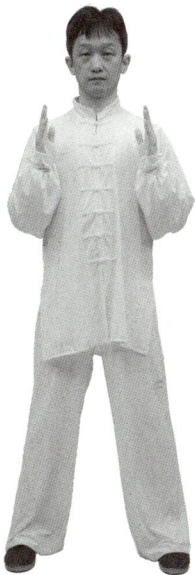 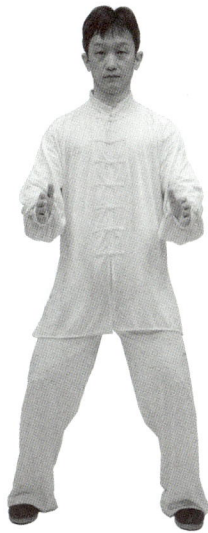

图6-27　呼字诀　　　　　　　图6-28　呬字诀　　　　　　　图6-29　吹字诀

5. 两膝缓缓伸直；同时，两掌缓缓收回，轻抚腹部，指尖斜向下，虎口相对；目视前下方。

6. 两掌沿带脉向后摩运至腰部。

7. 重复动作3～6,共计5遍。本式共吐"吹"字音6次。

(八)嘻字诀

1. 接上式。两掌环抱,自然下落于腹前,掌心向上,指尖相对;目视前下方。

2. 两掌内旋至掌背相对,掌心分向左右,指尖向下;目视两掌。

3. 两膝缓缓伸直;同时,提肘带手,经体前上提至胸,肘约与肩同高,掌背相靠。随后,两手继续上提至面前,分掌、外开、上举,两上臂成水平,两前臂分别斜向上、向外约45°掌心斜向上;目视前上方(图6-30)。

4. 屈肘,两手经面部前回收至胸前,指尖相对,掌心向下;目视前下方。然后,微屈膝下蹲;同时,两掌缓缓下按至肚脐前。

5. 两掌继续向下、向左右外分至左右髋旁约15cm处,掌心向外,指尖向下;目视前下方。从动作4两掌下按开始配合口吐"嘻"字音。

6. 重复动作2～5,共计5遍。本式共吐"嘻"字音6次。

(九)收势

1. 接上式。两手外旋内翻,转掌心向内,掌心与脐同高。两掌缓慢向前、向内合抱于腹前,虎口交叉相握,轻覆肚脐;同时,两膝慢慢伸直;目视前下方。

2. 两掌以肚脐为中心揉腹,顺时针6圈,逆时针6圈。

3. 两掌松开,两臂自然垂于体侧。身体重心右移,左脚提起向右脚并拢,前脚掌先着地,随之全脚踏实,恢复成并步站立。目视前下方(图6-31)。

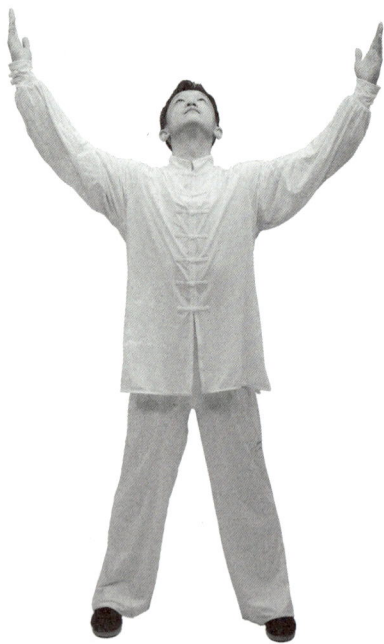

图6-30 嘻字诀

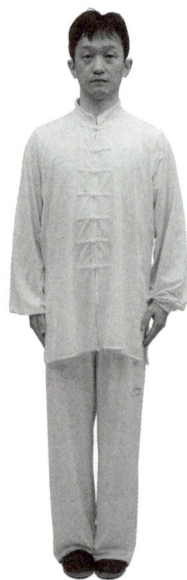

图6-31 收势

四、易筋经

易筋经是我国传统武术的经典功法,相传为达摩所创。它融合了武术、中医、禅学等理念,动作刚健迅猛又兼具柔韧舒展。整套功法包含多个姿势,如韦驮献杵势、摘星换斗势等。这些动作能有效拉伸、扭转身体各部位,起到疏通经络、调和气血、强筋壮骨的作用。练习易筋经不仅可提升身体素质,增强肢体力量与柔韧性,还能在一呼一吸、一举一动间培养专注力与内心的平和。

(一) 预备势

1. 站立，两腿并拢，两臂自然垂于体侧。身体摆正，百会虚领，下颌微收，唇齿合拢，舌尖自然平贴于上腭，目视前方。

2. 松腰沉髋，身体重心移至右腿；左腿向左侧开步，约与肩同宽，脚尖朝前，目视前方（图6-32）。

(二) 韦驮献杵第一势

1. 两臂抬起，体前平举，掌心相对，指尖向前，两臂平行，与肩同宽、同高。

2. 屈肘回收，两掌合于胸前，掌根与膻中穴同高，松肩虚腋，指合掌空，指尖向斜前上方约30°，目光看向前方，稍停片刻（图6-33）。

(三) 韦驮献杵第二势

1. 接上式。两肘侧抬，与肩相平，掌指相对，掌心向下，掌、臂与肩在同一水平。

2. 两掌向前平伸，掌心向下，指尖向前，与肩同宽同高。

3. 两臂分开至侧平举，掌心向下，指尖向外。

4. 五指并拢，坐腕立掌，撑掌，力达掌根，脚趾抓地，目视前方（图6-34）。

5. 松腕，两臂水平前摆内收至胸前平屈，掌心向下，掌与胸相距约一拳，目视前方。

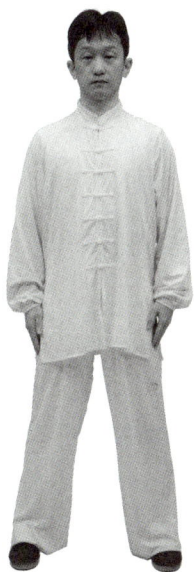

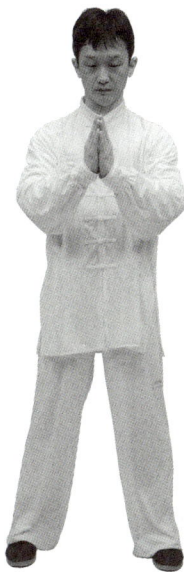

图6-32 预备势	图6-33 韦驮献杵第一势	图6-34 韦驮献杵第二势

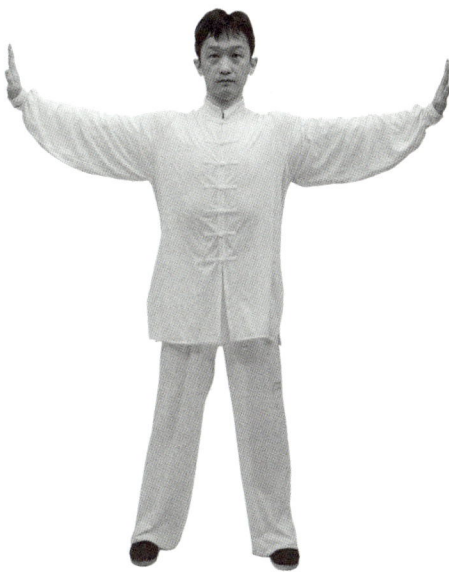

(四) 韦驮献杵第三势

1. 接上式。两肘侧屈，两掌内旋，翻掌至耳垂下，掌心向上，虎口相对。

2. 重心前移，两掌上托，掌心向上，提脚后跟，两掌继续上托至头顶，展肩伸肘，下颌微收，保持片刻（图6-35）。

3. 握拳侧展下按，拳心向外，脚跟落地。

4. 两拳变掌，掌心斜向下，目视前方。

(五) 摘星换斗势

1. 接上式。身体左转屈膝，左臂经体侧下摆至身后，手背轻贴命门穴，右臂经体前下摆至左髋外侧右掌自然张开，目视右掌。

2. 直膝，身体转正，右手经体前上摆至头顶右上方，松腕，肘微屈，掌心向下，手指向左，中指尖垂直于肩髃穴，左手背轻贴命门穴，眼随手走，目视掌心，静立片刻（图6-36）。

3. 两臂在体侧自然伸展。

4．重复动作1～3，唯左右相反。

（六）倒拽九牛尾势

1．接上式。左脚向左后45°撤步成右弓步；左手内旋，向前下划弧后伸，右手向前上方划弧至平肩时，两手由小指到拇指逐个相握成拳，拳心均向上，右拳稍高于肩，目视右拳。

2．重心后移，左腿屈膝，右膝微屈，腰稍右转；以腰带肩，右臂外旋，左臂内旋，屈肘内收，目视右拳。

3．重心前移，屈右膝成弓步，腰稍左转，带两臂放松前后伸展，右拳眼向上，左拳眼向下，目视右拳（图6-37）。

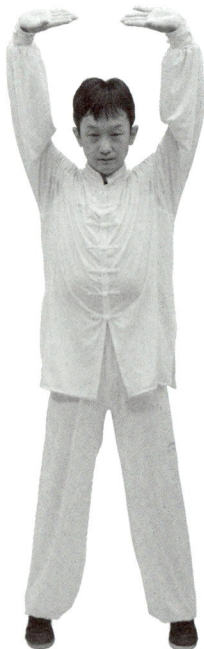

图6-35　韦驮献杵第三势　　　　　图6-36　摘星换斗势　　　　　图6-37　倒拽九牛尾势

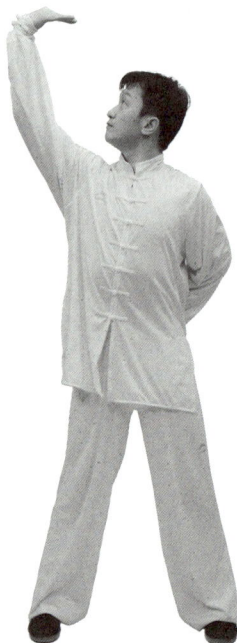

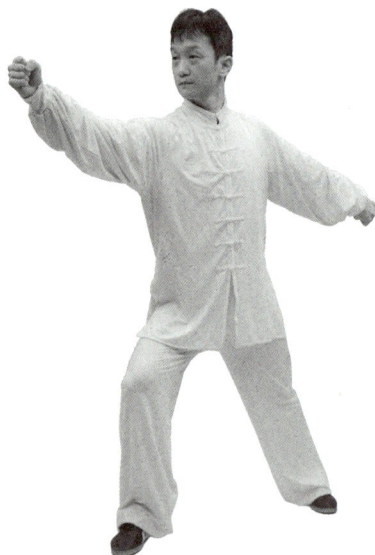

4．重心移到右脚，左脚收回，成开立姿势，两臂自然垂于体侧，目视前方。

5．重复动作1～4，唯左右相反。共做3遍。

（七）出爪亮翅势

1．接上式。重心移至左脚，右脚收回，两脚距离与肩同宽，两臂侧平举，掌心向前。

2．两臂前摆，至与肩同宽同高，指尖向前。

3．随之两臂内收，变柳叶掌立于云门穴前，掌心相对，目视前方。

4．展肩夹脊，扩胸吸气，保持掌心相对，然后松肩，两掌内旋前推，掌心向前，成荷叶掌，指尖向上，瞪目（图6-38）。

5．松腕舒指，掌心向下。收臂，立柳叶掌于云门穴，同动作3。

6．重复动作3～5，共计3遍。

（八）九鬼拔马刀势

1．接上式。身体右转90°，右手外旋掌心向上，左手内旋掌心向下。

2．右手经腋下后伸，掌心向后上，左手伸至前上方，掌心向前下。

3．身体左转，右手向前、向左摆至左前45°。

4．右手屈肘，由后向左绕头半周，掌心掩耳；同时左手经左侧摆至身后，屈肘手背贴于脊柱，指尖向上。身体右转，展臂扩胸，目视右上方（图6-39）。

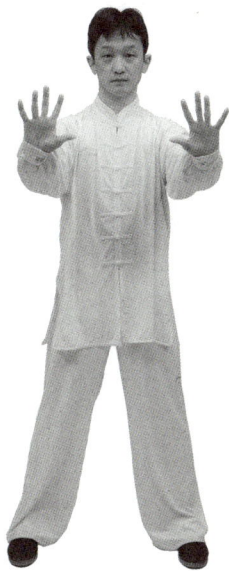

图 6-38　出爪亮翅势

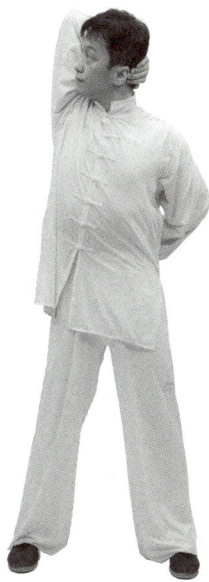

图 6-39　九鬼拔马刀势

5. 屈膝含胸收腹，上体左转，胯下不动，右臂内扣，左手沿脊柱尽量上推，目视右脚跟。再展肩扩胸，目视右上方。

6. 直膝，身体转正，右手向上、向右，左手向下、向左，摆至侧平举，掌心向下，目视前下方。

7. 重复动作1～6，唯左右相反，共做3遍。

（九）三盘落地势

1. 接上式。左脚向左侧开半步，宽于肩，两臂侧平举，掌心向下。

2. 屈膝微下蹲，沉肩坠肘，两掌水平侧按，与环跳穴同高，两肘微屈，掌心向下，指尖向外，目视前方，口吐"嗨"音（图6-40）。

3. 翻转掌心向上，肘微屈，缓缓起身直立，上托至侧平举，两掌内旋，掌心向下，目视前方。

4. 再屈膝下蹲，大腿与地面成45°，沉肩坠肘，两掌水平侧按，与环跳穴同高，两肘微屈，掌心向下，指尖向外，目视前方。口吐"嗨"音。再翻转掌心向上，肘微屈，缓缓起身直立，上托至侧平举，两掌内旋，掌心向下，目视前方。

5. 屈膝全蹲，大腿与地面平行，沉肩坠肘，两掌水平侧按，与环跳穴同高，两肘微屈，掌心向下，指尖向外，目视前方。口吐"嗨"音。

6. 翻转掌心向上，肘微屈，缓缓起身直立，上托至侧平举，目视前方。

（十）青龙探爪势

1. 接上式。左脚收回半步，与肩同宽，两手侧举。

2. 两手握固，屈肘内收，拳轮贴于章门穴，拳心向上，目视前下方。

3. 右拳变掌，右臂伸直，经下向右侧外伸展，掌心向上，目随手动。

4. 右臂屈肘、屈腕，右掌成"龙爪"，指尖向左，眼睛看向指尖。

5. 经下颌向身体左侧水平伸出，躯干左转约90°，目随手动，视掌指方向（图6-41）。

6. "龙爪"变掌，随身体右转45°，平收至左肩前。

7. 直膝屈身，指尖向后，右掌下按至左脚外侧。

8. 躯干右转，以腰带右手，脚前划弧至右脚外侧，手臂外旋，掌心向前，掌指向下，握固，目随手动视下方。

9. 起身直立，右拳沿右腿外侧上提收于章门穴，掌心向上，目视前下方。

10. 重复动作3～9，唯左右相反。

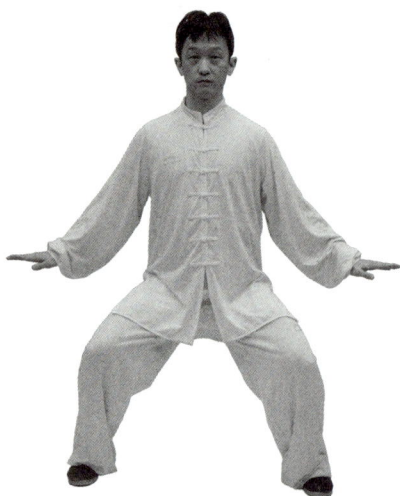

图 6-40　三盘落地势

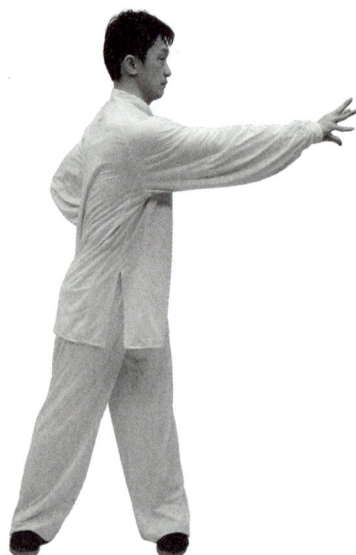

图 6-41　青龙探爪势

（十一）卧虎扑食势

1. 接上式。右脚尖内扣 45°，左脚收至右脚内侧成丁步；身体左转 90°，两手握固在章门穴，目视左前方。

2. 身体重心微下落，举拳至云门穴，拳心向内，拳眼向两侧。

3. 左脚向左前迈一大步成弓步，同时两拳内旋成"虎爪"，经头高，划弧向前扑按，如虎扑食，肘微屈，爪心向前下方，目视前方。

4. 躯干由腰到胸逐节屈伸，重心随之前后适度运动，两爪随躯干屈伸向下、向后、向上、向前绕环一周扑按。

5. 上身下俯，两"爪"下按，十指在左脚前两侧着地；后腿屈膝，脚趾着地，前脚跟稍抬起，随后塌腰、挺胸、抬头、瞪目；目视前上方（图 6-42）。

6. 直颈，起身，双手握固外旋收于章门穴，掌心向上。

7. 重心后移，左脚尖内扣 135°，转身 180°，收右脚成丁步。

8. 重复动作 2~7，唯左右相反。

（十二）打躬势

1. 接上式。起身，身体左转，右脚尖内扣，脚尖向前，左脚收回，成开立步；两手外旋，掌心向前，外展成侧平举。

2. 两臂屈肘，两掌掩耳，十指扶按枕部，指尖相对。以两手示指弹拨中指击打枕部 3 次（鸣天鼓）；目视前下方。

3. 身体前俯，头经颈椎、胸椎、腰椎、骶椎依次向前屈约 45°，两腿伸直；目视脚尖。

4. 骶椎、腰椎、胸椎、颈椎、头依次直起，目视前下方。

5. 身体前俯，头经颈椎、胸椎、腰椎、骶椎依次向前屈约 90°，两腿伸直；目视脚尖。

6. 骶椎、腰椎、胸椎、颈椎、头依次直起，目视前下方。

7. 身体前俯，头经颈椎、胸椎、腰椎、骶椎依次向前屈至身体最大幅度，两腿伸直；目视脚尖（图 6-43）。

8. 从骶椎、腰椎、胸椎、颈椎、头依次直起，目视前下方。

（十三）掉尾势

1. 接上式。起身，两肘侧开。

2. 两手猛然拔离双耳，坠肘立掌。

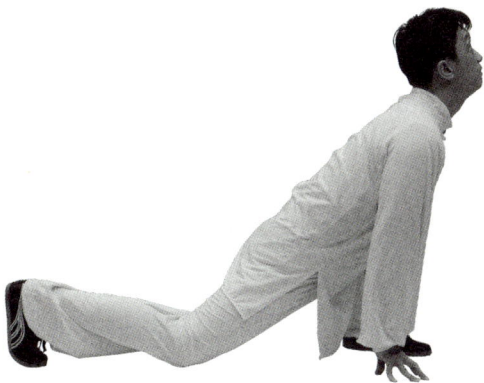

图 6-42 卧虎扑食势

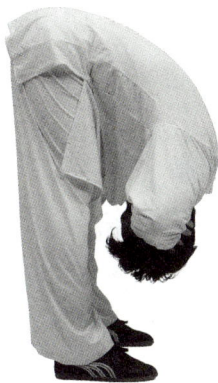

图 6-43 打躬势

3. 掌心向前推出。

4. 旋掌。

5. 十指交叉相握，掌心向内。

6. 收至胸前。

7. 旋掌，掌心向外。

8. 向前撑出。

9. 转掌心向下，屈肘收于胸前。

10. 向体前屈，塌腰抬头，直膝按掌，眼睛向上看。

11. 两手撑地不动，头向左后转，臀向左前扭，目视尾间（图 6-44）。

12. 抬头转正，身体还原。

13. 头向右后转，臀向右前扭，目视尾间。

14. 抬头转正，身体还原。

15. 重复动作 11～14，共做 3 遍。

（十四）收势

1. 接上式。两手松开，两臂外旋，两膝微屈，起身直立，两臂伸直外展成侧平举，掌心向上。

2. 随后两臂上举，吸气，肘微屈，转掌心相对，目视前下方。

3. 松肩屈肘，两掌经头、面、胸前缓缓下按至腹部，掌心向下，呼气，目视前下方（图 6-45）。

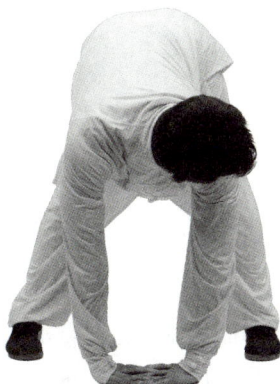

图 6-44 掉尾势

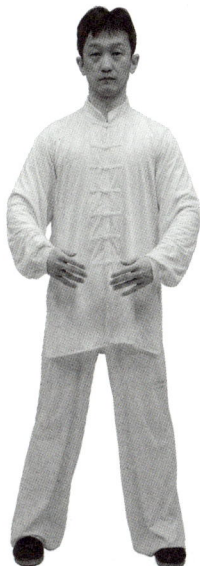

图 6-45 收势

4．第3遍手至胸高时，手臂内旋，掌心向内，继续下引至腹部后稍停片刻，再两臂放松，自然垂于体侧。左脚收回，并步站立，目视前方。

5．放松全身　调节放松全身肌肉、关节。引气回归丹田，让身体回到练功前的状态。

五、太极拳

太极拳是我国传统武术中的瑰宝，以掤、捋、挤、按、采、挒、肘、靠等基本技法构成独特的动作体系。其动作特点是缓慢、柔和、轻灵，如行云流水般连绵不断。练习太极拳讲究身心兼修，通过调身、调息、调心，达到内外合一。它能有效增强身体的平衡能力、柔韧性与协调性，促进气血循环，身心同调。

太极拳导引运动技术动作由简化24式太极拳中的6个动作构成：起势、野马分鬃、白鹤亮翅、搂膝拗步、云手、收势。

（一）起势

1．两臂慢慢平举向上，两掌与肩等宽，掌心向下，上抬至与肩相平。

2．两肘慢慢下沉，自然地带动两掌慢慢下按至胯前，掌心向下，坐腕，身体随掌下沉（图6-46）。

（二）野马分鬃

1．左脚尖外撇踏实，身微右转，重心渐移于右脚，左脚经右踝侧向前提起，同时，右掌随转体屈肘移于右胸前，移掌时随着臂内旋使掌心渐渐翻朝下；左掌向右弧形摆动至腹前，同时随着臂外旋使掌心翻向上，与右掌成抱球状；两臂呈弧形，眼随转体平视，注视右掌。

2．左脚向左迈开一步，身体渐向左转动，先以脚跟着地，重心渐移至左脚，成左弓步。同时，左掌随转体向左上方以大拇指一侧弧形推出，高与眉齐；右掌向右弧形下落于右胯旁。眼随左掌注视左前方（图6-47）。

3．重心向后移，左脚尖里扣踏实，身微向左转，重心渐移于左腿，右腿收回经左踝侧向前提起。同时，左掌屈肘弧形移于胸前；右掌自右下向左弧形摆动至腹前，同时随着臂外旋使掌心翻朝左上方，与左手成抱球状；眼视左掌。

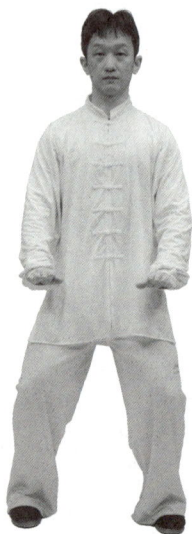

图6-46　起势

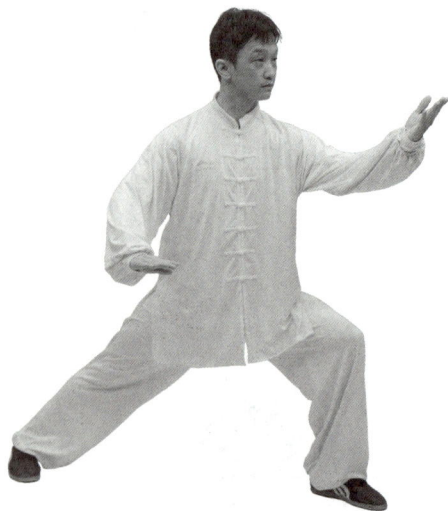

图6-47　野马分鬃

4．右脚向右迈出，身体渐渐右转，先以脚跟着地，随着重心渐移向右腿，成右弓步。同时右掌随转体向右上方弧形推出，高与眉齐；左掌向左弧形下落于左胯旁。眼随右掌注视右前方。

5．动作同1、2。

（三）白鹤亮翅

1. 接上势，右脚跟进半步，左手翻掌向下，左臂置于胸前，右手向左上划弧，掌心向上，与左手成抱球状，眼看左手。

2. 身体重心移至右腿，上身先向右转，面向右前方眼看右手。左脚稍向前移，脚尖点地、由左弓步变左虚步，同时上体微向左转，面向前方，两手随转体右掌慢慢向右前上提停于右额前，手心向左后方，左掌也同时弧形下落于左胯旁，手心向下，指尖向前，眼向前平视（图6-48）。

（四）搂膝拗步

1. 接上式，腰微右转，右髋关节微内收。重心渐渐完全转移到右腿，随转腰右肩下松，右肘下沉，自然带动右掌弧形下落经右髋关节侧，随下落右臂外旋使掌心渐翻朝上；同时左掌也随转腰自左下向前而弧形右移，眼注视右掌运行。

2. 右脚提起，上体继续右微转；随转体，右掌弧形向右斜角上移，左掌继续向右弧形落于腹前。

3. 左脚下落，脚跟先着地，重心渐移左腿，身体随之左转，成左弓步。同时左掌随转体向下经左膝前以半圆形搂至左髋关节旁；右掌经右耳旁随转体向前推出。眼神先视左掌搂膝，后顾右掌前推，最后向前平视（图6-49）。

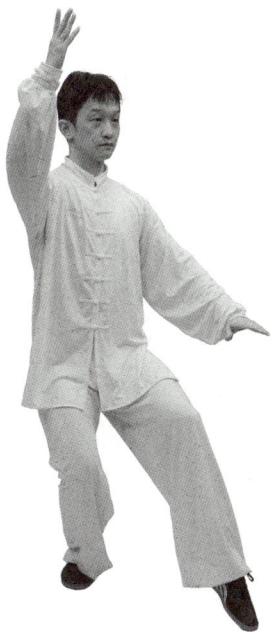

图6-48 白鹤亮翅

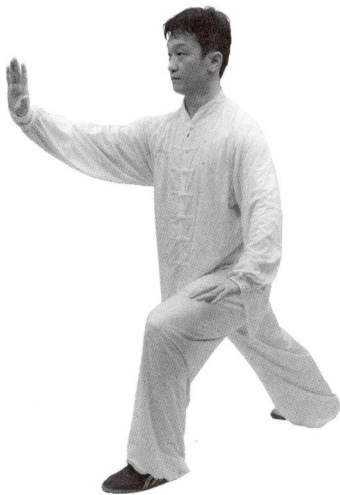

图6-49 搂膝拗步

4. 右搂膝拗步，动作同以上1、2、3，唯方向相反。

5. 左搂膝拗步，动作与1、2、3相同，方向亦相同。

6. 重心后坐，左脚内扣，右手向上划弧至体右侧与肩平齐，重心向左移动，右脚收半步与肩等宽，两脚尖朝前，两掌同时向上至头顶，吸气，两掌内扣，掌心向下，呼气，两手指尖相对同时向下至丹田时翻掌向内，十指相对，似抱球于下丹田。

（五）云手

1. 接上势，重心渐移至左腿，右腿向左提起；身微左转。左掌由体前向右上划弧线高与眉齐，掌心朝里，向身体左侧移动至身体左侧时，转掌至掌心向下，右掌随转体自右下向左弧形运转，掌心渐翻向上，和左掌在身体左侧成抱球势；眼神随转体注视左掌左运。

2. 右脚向左落下，重心渐右移至全脚踏实；身同右转。右掌随转体自左而上（高与眉齐）向右运转，掌心渐转朝里；左掌也同时自左而下右运，随运臂微外旋使掌心渐渐转朝里。眼神随转体注视右掌右运。

3. 重心渐渐全部移于右腿,左脚提起;身体继续微右转,右掌随转体向右弧形下运,右臂渐内旋使掌心翻下;左掌继续向右上运,眼神注视右掌右运。

4. 左脚向左横跨半步,先以脚尖着地,随着重心渐左移而全脚踏实;身体同时左转,左掌随转体继续自右而上经面前向左运;右掌继续自左而下弧形左运,右臂微外旋使掌心渐翻朝里。眼随转体关注左掌左运。

5. 重心渐全移于左脚,右脚向左提起;同时身微左转。右掌随转体继续自下向左弧形运至左侧;左掌继续自上而左弧形向下运,前臂渐内旋翻朝下,眼神注视左掌左运(图6-50)。

6. 重复动作2、3、4、5。

7. 重复动作2、3、4、5。

8. 重复动作2。

9. 左手保持不动,转掌掌心向外。右掌划弧线向右,右掌心向外,两臂相平。

(六)收势

1. 接上势,转动两掌内旋至两掌心向上,向内靠拢与肩等宽等高,吸气;然后,两臂内旋使掌心转朝下,呼气,两肘下沉带动两掌徐徐下按,掌心向下,手指朝前,两眼向前平视。

2. 两臂与两手自然下垂,气沉丹田。静站,呼吸自然(图6-51)。

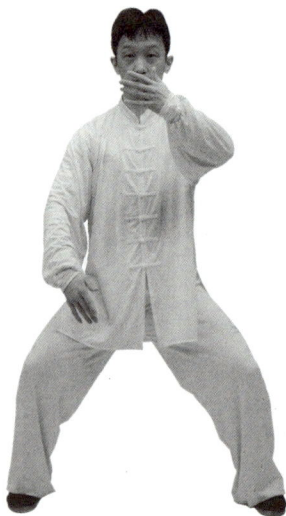

图6-50 云手

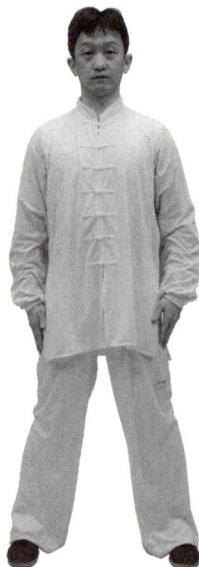

图6-51 收势

第三节 注意事项

一、导引运动前的注意事项

1. 服装应选择宽松合体的服装,穿平底鞋。

2. 运动环境应选择合适的场地,确保环境安静,避免干扰,从而集中精神。可以去空气清新、舒适、开阔、温度适宜、场地平整的地方,以公园、草地、练功房等场所最为适宜。另外,易过敏的人群要注意避开致敏环境。

3. 运动前应结合导引运动做一些适度的热身活动,拉伸活动关节、肌肉、韧带等,可以让身体变得柔软,经络气血运行变得通畅,有利于身体尽快进入运动状态。

4. 运动前不宜过饥、过饱、过劳、喝酒,这些情况会影响运动效果。

二、导引运动过程中的注意事项

1. 运动时要注意身体放松,呼吸自然,避免刻意呼吸、大呼大吸或憋气。

2. 初学者应从简单动作开始练习,在掌握基本要领后,逐渐增加动作难度和时间。

3. 运动时要保证正确的吐气发声、肢体动作和意念活动等,力求做到规范标准,并根据动作的难度、幅度等,循序渐进、量力而行。

4. 运动过程中,可能全身或身体局部出现温热、清凉、肌肉跳动、轻浮、重坠、松弛、紧缩、热气感、电流通过感等特殊感觉,为传统功法所讲的"动触"现象,属正常现象,应顺其自然,不必过多关注或怀有恐惧心理。

5. 运动时应注意自身的身体状况,若出现头晕、乏力、胸闷、心烦、肢体麻痹等不适感觉,应当立即停止运动,并咨询专业人员或立即就医。

三、导引运动后的注意事项

1. 导引运动后应认真做好收功,把意守集中到丹田,逐渐恢复自然呼吸。并且,可通过揉按肚脐、搓手、浴面、拍打、按摩等方法做一些必要的整理活动,以促使阻滞的气血疏通,并进一步巩固和加强导引运动效果。

2. 运动后不宜立即进食,运动后1小时左右方可进食,立即进食可能导致消化不良等情况。

3. 运动后不可立即喝冷水、吃冷饮,以免引起胃肠血管的突然收缩,导致胃肠功能紊乱,引起腹痛、腹泻。

4. 运动后不可立即冷水洗浴、洗手,如有汗出,宜毛巾擦干,或洗热水浴。

四、导引运动的其他注意事项

1. 女性在经、孕、产期不宜进行导引运动。

2. 习练者情绪波动过于剧烈或持久,暂不进行导引运动。

3. 习练者应培养良好的作息习惯,结合饮食调养及起居调摄,制订长期计划,坚持运动,以巩固导引运动效果。

4. 指出某些特殊人群应慎用的动作。如:高血压患者、老年人等不宜或少做过分用力的动作及幅度较大的弯腰、低头等动作。

(吴云川)

✑ 思考题

1. 请阐述你对"三调合一"的理解。

2. 请谈谈你对适宜病种应用"导引运动技术"作为运动处方进行干预的认识。

第七章

针 刺 技 术

07章

📖 **学习目标**

1. 掌握毫针技术、耳针技术的操作方法；掌握针刺异常情况的识别、处理和预防。
2. 熟悉头针技术、三棱针技术的操作方法；熟悉不同针刺技术的适用范围。
3. 了解不同针具的构造和规格。
4. 学会在不同情况下选择对应的针具，进行相应操作。
5. 具有尊重受术者、精诚仁爱的职业精神和耐心细致的职业素养。

针刺技术是在中医学理论的指导下，运用不同的针具，通过一定的手法，刺激人体特定部位，以防治疾病、养生保健的方法。针刺技术主要包括毫针技术、头针技术、耳针技术、三棱针技术和皮肤针技术等。这些针刺技术通过刺激人体特定的部位，达到疏通经络、调和阴阳、扶正祛邪、治疗疾病的目的，具有适用范围广、操作方便、疗效可靠、不良反应少等特点。本章主要介绍临床常用的针刺技术。

第一节　毫 针 技 术

导入情境

李奶奶今年70岁，一周前因情绪激动出现头痛，疼痛表现为钝痛，伴有束带感，以前额部疼痛为主，她来到中医医院就诊，被诊断为紧张性头痛，主治医师建议她除调整情绪外，还可以采用毫针针刺进行治疗。

请思考：

1. 针对李奶奶的头痛情况，现在准备采用毫针针刺进行治疗，在针刺前应该做哪些方面的准备？
2. 考虑到李奶奶头痛以前额部为主，准备选取印堂穴作为治疗用穴，印堂穴的进针方法是什么？

一、概述

毫针技术是指运用毫针，通过一定的手法刺激人体特定部位以防治疾病的方法，是应用最广泛的针灸治疗方法。

（一）毫针的材质及构造

毫针常用不锈钢制作而成，因其强度高、韧性好，具有耐高温、防锈、不易被腐蚀等优点，且所制针身挺直滑利。毫针由针尖、针身、针根、针柄、针尾5部分构成（图7-1）。

（二）毫针的规格

毫针根据针体的直径和长度予以区分（表7-1、表7-2）。临床上使用的毫

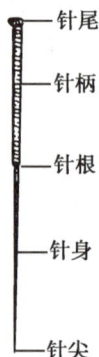

针尾
针柄
针根
针身
针尖

图 7-1　毫针的构造

针,以 28～30 号(直径 0.32～0.38mm)和 1～3 寸(长度 25～75mm)者最为常用。短毫针主要用于皮肉浅薄部位的腧穴或耳穴,作浅刺之用;长毫针多用于肌肉丰厚部位的针刺,作深刺、透刺之用。

表 7-1　毫针直径规格表

规格 / 号数	26	27	28	29	30	31	32	33
直径 /mm	0.45	0.42	0.38	0.34	0.32	0.3	0.28	0.26

表 7-2　毫针长度规格表

规格 / 寸	0.5	1	1.5	2	2.5	3	4	5
长度 /mm	13	25	40	50	60	75	100	125

二、操作方法

(一)操作前准备

1. 操作者准备

(1)针具选择及检查:针刺前,应根据受术者的性别、年龄、胖瘦、体质强弱、病情虚实、病变部位深浅,以及腧穴部位肌肉薄厚程度选择长短、粗细适宜的毫针。

(2)针具器械消毒:为了避免交叉感染,提倡使用一次性针灸器具,使用前检查保质期、密封包装是否有破损,若超过保质期或包装破损漏气则不能使用。打开包装后露出针尾和部分针柄,用消毒过的刺手拇、示指持捏针柄,取出针具,直接使用。用过的针具不能随意丢弃,应放在专用的容器内,等待回收处理。

(3)双手消毒:在针刺施术前,操作者应按七步洗手法洗手,待干后再用 75% 乙醇棉球擦拭后,方可持针操作。持针施术时,应尽量避免手指直接接触针身,如某些手法需要触及针身时,应以无菌干棉球作隔物,以确保针身无菌。

2. 受术者准备

(1)体位选择:应以既有利于腧穴的正确定位,又便于针刺操作和较长时间留针而不致受术者疲劳为原则。临床上针灸的常用体位主要有以下 6 种。

1)仰卧位:平躺于治疗床上,头、面、胸、腹朝上,四肢自然伸直。适宜于取前身部(头面、颈前部、胸腹、四肢前面)的腧穴。

2)侧卧位:侧卧于治疗床上,四肢自然屈曲。适宜于取身体侧面(侧头、胁肋、侧腰、臀部、四肢侧面)的腧穴。

3)俯卧位:俯卧于治疗床上,头、面、胸、腹朝下,上肢可做环抱状置于下颌或额头下,下肢自然伸直。适宜于取后身部(头项、脊背、腰骶部、臀、下肢后侧)的腧穴。

4)仰靠坐位:背靠坐在治疗椅上,头仰起靠于椅背。适宜于取前头、面、颈前部、胸部、四肢部位的腧穴。

5)俯伏坐位:俯坐于治疗椅上,头自然俯伏于椅背。适宜于取后头和项、背部的腧穴。

6)侧伏坐位:坐在治疗椅上,头侧伏于治疗床或椅背,同侧上肢放在头部下。适宜于取头部一侧、面颊及耳前后部位的腧穴。

(2)针刺部位消毒:用 75% 乙醇棉球或碘伏擦拭需要针刺部位的皮肤,擦拭时应从中心点向外绕圈消毒。

3. 环境准备　治疗室环境应卫生洁净,定期消毒净化,有良好的换气装置以保持空气流通。治疗台上的床垫、枕巾、毛毯、垫席等物品,要按时换洗晾晒,如采用一次性无菌垫布、垫纸、枕巾则更好。

（二）毫针基本操作方法

1. 进针法　进针法是指将毫针刺入腧穴的操作方法。在进行针刺操作时，一般需双手协同，相互配合。持针手（一般为右手）的拇、示、中三指夹持针柄，如握毛笔状，称为"刺手"，按压所刺部位或辅助进针的手称为"押手"。临床常用的进针方法有以下几种。

（1）单手进针法：用刺手将针刺入穴位的方法。刺手拇、示指持针，中指指端紧靠穴位，指腹抵住针身中部，当拇、示指向下用力时，中指也随之屈曲，将针刺入，直至所需的深度（图7-2）。此法多用于较短毫针的进针。

（2）双手进针法：刺手与押手相互配合，将针刺入穴位的方法。常用的双手进针法有以下几种：

1）指切进针法：又称爪切进针法。押手拇指或示指的指甲掐切腧穴皮肤，刺手持针，针尖紧靠押手指甲缘迅速刺入（图7-3）。此法适用于短针的进针。

2）夹持进针法：又称骈指进针法。押手拇、示二指持无菌干棉球，裹于针体下端，露出针尖，使针尖接触腧穴皮肤，刺手持针柄，双手同时向下用力将针刺入（图7-4）。此法适用于长针的进针。

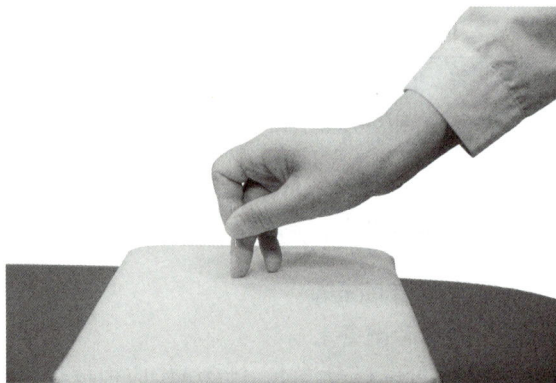

图7-2　单手进针法

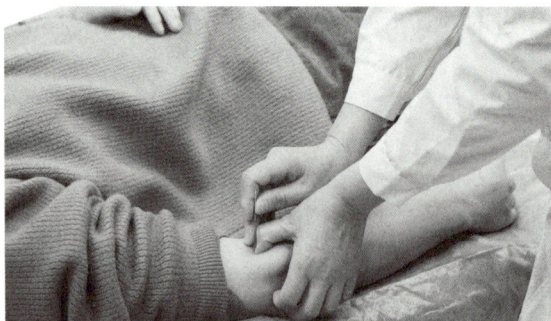

图7-3　指切进针法

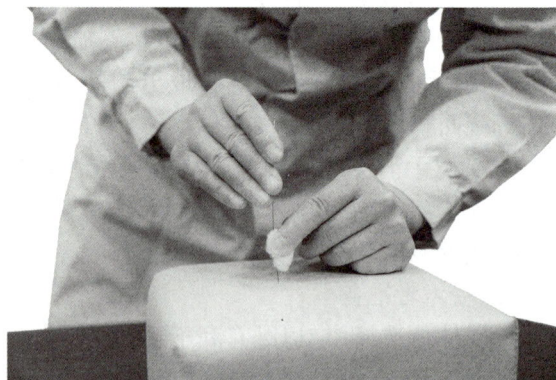

图7-4　夹持进针法

3）舒张进针法：用押手示、中指或拇、示指将拟刺腧穴处的皮肤撑开绷紧，刺手持针刺入（图7-5）。此法主要用于皮肤松弛部位的腧穴。

4）提捏进针法：用押手拇、示指将拟刺腧穴部位的皮肤捏起，刺手持针，从捏起皮肤的上端刺入（图7-6）。此法主要用于皮肉浅薄部位的腧穴。

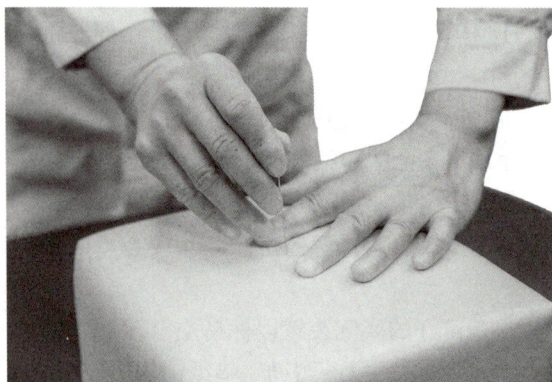

图7-5　舒张进针法

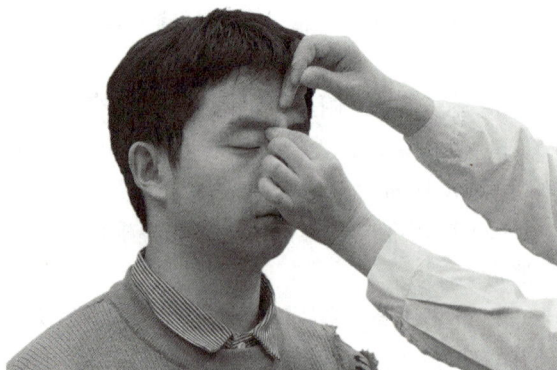

图7-6　提捏进针法

2. 针刺的方向、角度和深度　在针刺操作过程中,准确掌握针刺方向、角度和深度是增强针感、提高疗效、防止意外的关键。同一腧穴,因其针刺的方向、角度、深度的不同,所引发的针感强弱、感传方向和治疗效果会有显著差异。针刺的方向、角度和深度,应根据针刺腧穴所在位置、受术者体质、病位病性和针刺手法等实际情况,灵活运用。

（1）针刺的方向:指进针时针尖的朝向,一般依经脉循行的方向、腧穴部位的特点和治疗需要而确定。

1）依经脉循行定方向:根据经脉循行走向,或采用顺经而刺的补法,或逆经而刺的泻法。

2）依腧穴部位特点定方向:根据腧穴部位的特点,针刺某些腧穴时必须朝向某一特定方向,方能保证治疗效果和针刺安全。如针刺哑门穴时,针尖应朝向下颌方向。

3）依病性病位定方向:根据病性的虚实和病位的深浅,选择针尖的不同朝向。

（2）针刺的角度:指进针时针身与皮肤表面所形成的夹角。针刺的角度是根据腧穴所在的位置和治疗目的而确定,一般分为以下 3 种角度（图 7-7）:

1）直刺:指针身与皮肤表面成 90° 左右,垂直刺入。此法适用于人体大部分腧穴。

2）斜刺:指针身与皮肤表面成 45° 左右,倾斜刺入。此法适用于肌肉浅薄处或内有重要脏器,或不宜直刺、深刺的腧穴,如胸背部腧穴。

3）平刺:指针身与皮肤表面成 15° 左右或以更小的角度刺入。此法适用于皮薄肉少部位的腧穴,如头部、胸胁部腧穴。

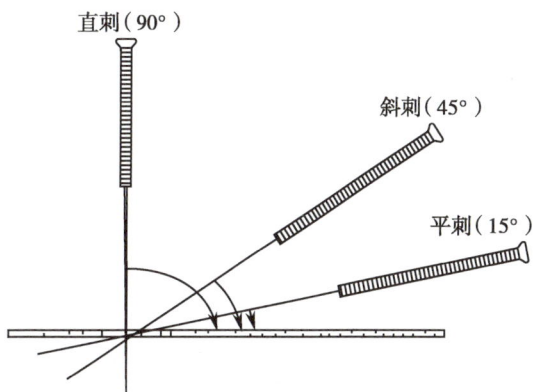

图 7-7　针刺的角度

（3）针刺的深度:指针体刺入腧穴的深浅度,需以安全且取得针感为原则。临床应用中,需结合受术者的体质、年龄、病情、部位等情况灵活运用。

1）体质:体弱形瘦者,宜浅刺;体强形肥者,宜深刺。

2）年龄:气血虚衰、年老体弱及小儿宜浅刺;中青年身强体壮者宜深刺。

3）病情:阳证、表证、虚证、新病者,宜浅刺;阴证、里证、实证、久病者,宜深刺。

4）部位:头面、胸背、手足等皮薄肉少处腧穴,宜浅刺;四肢、腰臀等肌肉丰厚处腧穴,宜深刺。

（三）行针手法

行针是指毫针刺入穴位后,为使受术者产生针刺感应,或进一步调整针感的强弱,以及使针感向某一方向扩散、传导而采取的操作方法。行针手法包括基本手法和辅助手法两类。

1. 基本手法　行针的基本手法包括提插法和捻转法,操作时可单独或配合使用。

（1）提插法:将毫针刺入腧穴一定深度后,施以上提下插的操作手法。将针从深层向浅层退为提,将针从浅层向深层刺为插。如此反复运针做上提下插的运动,即为提插法（图 7-8）。使用提插法时,应注意指力均匀一致,幅度以 3～5 分为宜;频率快慢一致,每分钟 60～90 次为宜;保持针身垂直,不改变针刺方向、角度。

（2）捻转法:将毫针刺入腧穴一定深度后,施以向前向后捻转动作,使毫针在腧穴内前后反复来回旋转的行针手法（图 7-9）。使用捻转法时,应注意指力均匀,勿时轻时重;角度适当,一般在 180°～360°;频率快慢一致,每分钟 90 次左右;不能单向捻转,以免肌纤维缠绕针体,引起局部疼痛或滞针。

2. 辅助手法　行针的辅助手法是行针基本手法的补充,是促进得气和加强针刺感应的操作手法。临床常用的行针辅助手法有以下几种:

（1）循法:在留针过程中,用手指顺着经脉的循行路径,在针刺腧穴的上下部位轻柔循按的方法（图 7-10）。此法能激发经气,促使针后得气。

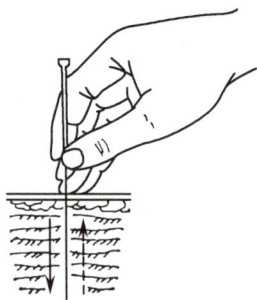

图 7-8　提插法

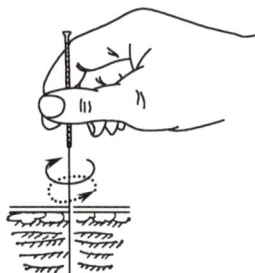

图 7-9　捻转法

（2）弹法：在留针过程中，以手指轻弹针尾或针柄，使针体微微振动的方法（图 7-11）。此法具有催气、行气的作用。

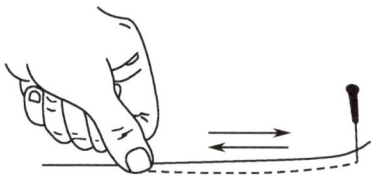

图 7-10　循法

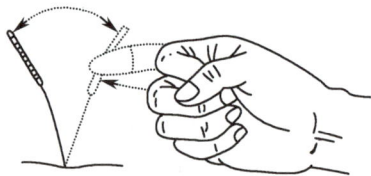

图 7-11　弹法

（3）刮法：毫针刺入一定深度后，以拇指或示指的指腹抵住针尾，用拇指、示指或中指指甲，由下而上或由上而下频频刮动针柄的方法（图 7-12）。此法具有催气、守气、行气的作用。

（4）摇法：毫针刺入一定深度后，施术者手持针柄，将针轻轻摇动的方法（图 7-13）。其法有二：一是直立针身而摇以加强针感；二是卧倒针身而摇，使针感向一定方向传导。

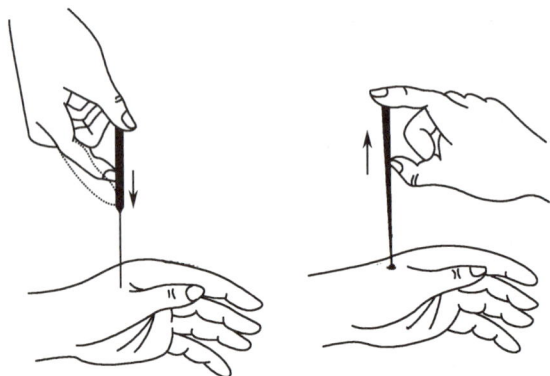

图 7-12　刮法

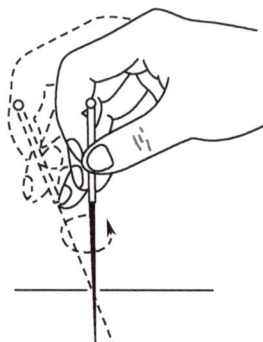

图 7-13　摇法

（5）飞法：毫针刺入一定深度后，以刺手拇、示指执持针柄，细细捻搓数次，然后张开两指，一搓一放，反复数次，状如飞鸟展翅的方法（图 7-14）。此法具有催气、行气、增强针感的作用。

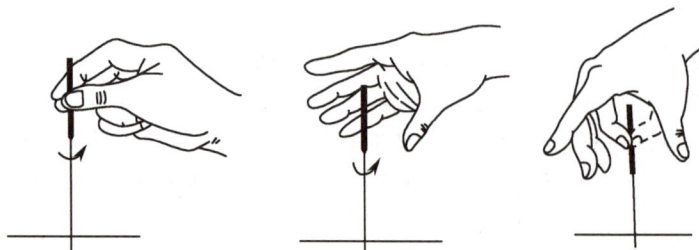

图 7-14　飞法

（6）震颤法：毫针刺入一定深度后，刺手持针柄，以小幅度、快频率的提插、捻转手法，使针身轻微震颤的方法。此法可促使针下得气，增强针感。

3. 毫针行针手法　以提插、捻转为基本操作方法，根据临证情况，选用相应的辅助手法。

（四）得气

得气，古称"气至"，近又称"针感"，是指毫针刺入腧穴一定深度后，施以一定的行针手法，使针刺部位获得经气感应。当得气时，受术者自觉针刺部位有酸、麻、胀、重等反应，有时会出现热、凉、痒、痛、抽搐、蚁行等反应，或沿着一定的方向和部位传导、扩散等现象。施术者的刺手则能体会到沉重、满实、紧而不涩，或针体颤动等反应。若针刺后未得气，受术者则无任何特殊感觉或反应，施术者刺手亦感觉到针下空松、虚滑。

得气与否以及得气迟速，是能否获得针刺疗效的关键。临床上一般是得气迅速时，起效较快，疗效较好；得气迟缓时，起效较慢，疗效较差；若不得气，则难以取效。此外，得气也是施行补泻手法的基础与前提，只有在得气的基础上施行补泻手法，才可能取得较好的治疗效果。

> **📖 知识拓展**
>
> **影响得气的因素**
>
> 影响得气的因素有很多，主要包括施术者、受术者和环境因素等方面。腧穴定位出现偏差，针刺角度有误、深浅失度，或手法运用不当等，均可影响得气。此时，施术者需要重新定位，并调整针刺的角度和深度。若受术者体质虚弱，以致经气不足，或因其他病因，感觉迟钝、丧失，则不易得气。此时可以采取候气法、催气法激发经气，促使得气。此外，环境对得气也有一定影响：在天气晴朗、温度适宜的环境下，针刺更容易得气；反之，在阴冷、潮湿的环境中，得气可能会受到影响。

（五）针刺补泻手法

针刺补泻是通过针刺腧穴，运用一定的手法激发经气以鼓舞正气、疏泄病邪而防治疾病的方法。针刺补法能鼓舞人体正气，使低下的功能恢复正常；针刺泻法能疏泄病邪，使亢进的功能恢复正常。针刺补泻手法可分为单式补泻手法和复式补泻手法。

1. 单式补泻手法

（1）捻转补泻：针刺得气后，以拇指左转时用力重、向右还原时用力轻，捻转的角度小、频率慢、力度小，操作时间短者为补法；以拇指右转时用力重、向左还原时用力轻，捻转的角度大、频率快、力度大，操作时间长者为泻法。

（2）提插补泻：针刺得气后，先浅后深，重插轻提，提插幅度小、频率慢，操作时间短为补；先深后浅，轻插重提，提插幅度大、频率快，操作时间长者为泻。

（3）徐疾补泻：进针时徐徐刺入，少捻转，疾速出针者为补法；进针时疾速刺入，多捻转，徐徐出针者为泻法。

（4）迎随补泻：针尖随着经脉循行方向刺入为补法；针尖迎着经脉循行方向刺入为泻法。

（5）呼吸补泻：受术者呼气时进针，吸气时出针为补法；受术者吸气时进针，呼气时出针为泻法。

（6）开阖补泻：出针后迅速揉按针孔为补法；出针时摇大针孔而不按为泻法。

（7）平补平泻：进针得气后均匀地提插、捻转。

2. 复式补泻手法

（1）烧山火：将穴位分为浅、中、深三层（天、人、地三部），先浅后深，每层得气后，按浅、中、深的顺序，依次行紧按慢提（或捻转补法）九数，然后退至浅层，称为一度。如此反复操作数度，使针下产生热感后，将针按至深层留针，出针按压针孔。此法多用于治疗顽麻冷痹、虚寒性疾病等。

（2）透天凉：针刺入后直插深层，每层得气后，按深、中、浅的顺序，在每一层中行紧提慢按（或捻转泻法)六数,然后插至深层,称为一度。如此反复操作数度,使针下产生凉感后,将针紧提至浅层留针,出针后不按压针孔。此法多用于治疗热痹、急性痈肿等实热性疾病。

(六)留针与出针

1. 留针　毫针刺入腧穴并施行手法后,将针留置于腧穴内一段时间,称为留针。留针的目的是候气、守气、催气,加强针刺的作用和便于继续行针施术。一般留针时间为 20～30 分钟。留针期间若不再施行任何手法,称为静留针;若施行一定的行气和补泻手法,称为动留针。在临床实践中,留针与否及留针时间长短应根据受术者病情而定。

2. 出针　出针又称起针、退针。即施行针刺手法或留针达到治疗要求后,将针拔出的方法。一般是以押手持无菌干棉球轻轻按压于针刺部位,刺手持针做小幅度捻转,并随势将针缓慢提至皮下,然后出针。

出针后,除特殊需要外,需以无菌干棉球轻压针孔片刻,以防出血或针孔不适。当针退出后,要仔细查看针孔是否出血,询问针刺部位有无不适感,核对针数有无遗漏,还应注意受术者有无晕针延迟现象。

三、注意事项

毫针刺法虽然比较安全,但如操作疏忽大意,或针刺手法不当,或对针刺部位解剖结构不熟悉以及针具质量等原因,有时也会出现一些异常情况。常见者有以下几种:

(一)晕针

晕针是指在针刺过程中受术者发生的晕厥现象。

1. 表现　受术者突然出现精神疲倦,头晕目眩,面色苍白,恶心欲吐,多汗,心慌,四肢发冷,脉象沉细。重者出现晕厥,四肢厥冷,唇甲青紫,呼吸微弱,二便失禁,血压下降,脉微细欲绝。

2. 原因　受术者体质虚弱,精神紧张;或疲劳、饥饿、大汗、大泻、大出血之后;或体位不当;或施术者在针刺时手法过重,均可能引起晕针。

3. 处理　立即停止针刺,将针全部起出。受术者平卧,头部放低,松开衣带,注意保暖。轻者仰卧片刻,给饮温开水或糖水;重者可选水沟、素髎、内关、合谷等穴针刺或指压,或灸百会、关元、气海、神阙等穴;若仍不省人事,需配合其他治疗或采用急救措施。

4. 预防　对初次接受针刺治疗,或精神过度紧张、身体虚弱者,应先做好解释,消除其对针刺的顾虑。同时选择舒适的体位,初次接受针刺者最好采用卧位,选穴宜少,手法宜轻。饥饿、疲劳、大渴的受术者,应令其进食、休息、饮水后再予针刺。施术者在针刺治疗过程中,应随时注意观察受术者的神色,询问受术者的感受,一旦受术者有身心不适等晕针先兆,应及时处理。

(二)滞针

滞针是指在行针时或留针过程中,施术者感觉针下涩滞,捻转、提插、出针均感困难,而受术者感觉疼痛的现象。

1. 表现　针在体内难以捻转,提插、出针均感困难,若勉强捻转、提插时,受术者出现疼痛。

2. 原因　受术者精神紧张或因病痛等因素,当针刺入腧穴后局部肌肉强烈收缩;或向单一方向捻针太过,捻转角度过大,以致肌纤维缠绕针体;或进针后受术者体位改变,局部肌肉挛缩,导致滞针。若留针时间过长,也可导致滞针。

3. 处理　若因受术者精神紧张导致局部肌肉过度收缩时,嘱其放松,以放松肌肉;或循按滞针腧穴附近,或叩弹针柄,或在附近再刺一针,缓解肌肉紧张;若行针不当,或单向捻针而致者,可向相反方向将针捻回,并用刮法、弹法,使缠绕的肌纤维回缩,即可消除滞针。若因受术者体位挪动造成者,需帮助其恢复原来体位。

4. 预防　对精神紧张者,应先做好解释工作,消除其顾虑。应选择合适的体位,确定合理的留针时间。行针时应避免单向捻转,以防肌纤维缠绕针身。

（三）弯针

弯针是指进针时或将针刺入腧穴后，针体在体内形成弯曲的现象。

1. 表现　针柄改变了进针或留针时的方向和角度，提插、捻转及出针均感困难，甚至无法出针，而受术者感到疼痛。

2. 原因　施术者进针手法不熟练，用力过猛、过速，以致针尖碰到坚硬的组织器官；或受术者在针刺或留针时移动体位；或因针柄受到外力压迫、碰击等，均可造成弯针。

3. 处理　出现弯针后，不得再行提插、捻转等手法。如针体轻微弯曲，应慢慢将针起出；若弯曲角度过大，应顺着弯曲方向将针起出；如弯曲不止一处，应视针柄扭转倾斜的方向，逐步分段退出。若由受术者移动体位所致，应使受术者慢慢恢复原来体位，局部肌肉放松后，再将针缓缓起出。切忌强行拔针，以免将针身折断，留在体内。

4. 预防　施术者进针手法要熟练，指力要均匀，需避免进针过速、过猛。体位选择要适当；在留针过程中，嘱受术者不要随意变动体位，注意保护针刺部位，针柄不得受外物硬压。

（四）血肿

血肿是指针刺部位皮下出血引起的肿痛。

1. 表现　出针后，针刺部位肿胀疼痛，继而皮肤呈现青紫色。

2. 原因　针尖弯曲带钩，使皮肉受损；或针刺手法过重过猛，损伤皮肉；或刺伤血管所致。个别受术者因凝血机制障碍所致。

3. 处理　若针刺部位皮下微量出血而呈现局部小块青紫时，一般不必处理，可自行消退。若局部肿胀疼痛较剧烈，青紫面积大且影响到活动时，可先冷敷，24小时后热敷或在局部轻轻揉按，促使瘀血消散吸收。

4. 预防　针刺前仔细检查针具；熟悉解剖，避开血管针刺；行针手法适宜，避免过重手法；出针后立即用无菌干棉球按压针孔。

（五）创伤性气胸

创伤性气胸是指毫针刺伤肺组织，导致空气进入胸膜腔所造成的气胸。

1. 表现　轻者出现胸闷、胸痛、心慌、呼吸不畅；严重者可见呼吸困难、唇甲发绀、出汗、血压下降等症状。体格检查时，可见患侧胸肋部间隙饱满，胸部叩诊呈鼓音，气管向健侧移位，听诊时呼吸音减弱或消失。X线检查，可见肺组织压缩。部分受术者可能会在针刺后一段时间内逐渐出现胸闷、呼吸困难等症状。

2. 原因　由于针刺胸背、腋、胁、缺盆等部位腧穴时，刺入过深，伤及肺脏，引起创伤性气胸。

3. 处理　一旦发生气胸，应立即起针，并让受术者采取半卧位休息，消除紧张恐惧心理，切勿翻转体位；要密切观察病情，随时对症处理，如给予镇咳、抗感染等治疗。严重者要及时抢救，如采用胸腔闭式引流排气、低流量吸氧等治疗。

4. 预防　施术者需熟悉解剖；针刺时选择合适体位；针刺过程中，施术者精神必须高度集中，严格掌握进针的角度、深度。

（六）刺伤脑脊髓

刺伤脑脊髓是指由于针刺过深造成脑及脊髓的损伤。

1. 表现　误伤延髓时，可出现头痛、恶心、呕吐、呼吸困难、休克和昏迷等。

2. 原因　针刺项部腧穴时，若针刺的方向及深度不当，容易伤及延髓，造成脑组织损伤，严重者出现脑疝等严重后果；针刺胸腰段以及棘突间腧穴时，若针刺过深，或手法太强，或角度不当，可误伤脊髓。

3. 处理　及时出针。轻者安静休息一段时间后，可自行恢复；重者请神经外科及时抢救。

4. 预防　针刺头项及背腰部腧穴时，注意掌握正确的针刺角度和方向，不宜大幅度提插，禁深刺。

第二节　耳针技术

导入情境

张爷爷今年72岁,近1年来入睡困难,多梦易醒,白天感到精神疲倦,严重影响他的日常生活。他来到中医医院就诊,经过综合评估,医生建议他除口服中药治疗外,还可以采用耳穴压丸治疗作为辅助手段。请你协助完成耳穴压丸治疗。

请思考:

1. 你需要准备哪些工具和材料?

2. 耳穴压丸治疗是怎样操作的?

一、概述

(一) 概念

耳针技术是指用特定方法刺激耳穴,以诊断、防治疾病的一类方法。耳针技术以耳穴为刺激部位,耳穴是指分布在耳郭上的一些特定区域。当人体脏腑或躯体有病变时,在耳郭的相应部位会出现压痛敏感、变形、变色等反应,临床中可参考这些现象来诊断疾病,并通过刺激这些部位来防治疾病。

(二) 耳郭表面解剖

耳郭可分为凹面的耳前和凸面的耳背,与耳穴相关的耳郭表面解剖如图7-15。

(三) 耳穴分布

耳穴在耳郭的分布犹如一个倒置在子宫内的胎儿(图7-16),其分布规律是:与头面相应的穴位在对耳屏和耳垂;与上肢相应的穴位在耳舟;与躯干和下肢相应的穴位在对耳轮体部和对耳轮上、下脚;与内脏相应的穴位集中在耳甲,其中与腹腔脏器相应的穴位在耳甲艇,与胸腔脏器相应的穴位在耳甲腔;与消化道相应的穴位在耳轮脚周围。

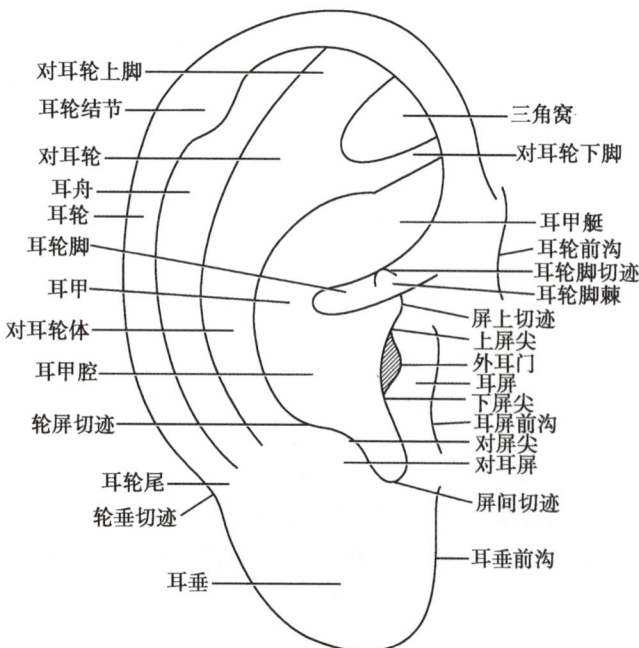

图7-15　耳郭表面解剖

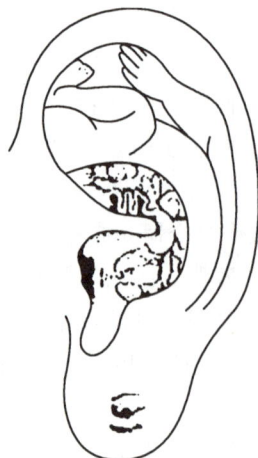

图7-16　耳穴分布规律

二、耳穴定位、主治及选穴原则

（一）耳穴定位与主治

耳穴共 93 个，耳郭分区及耳穴定位如图 7-17、图 7-18。

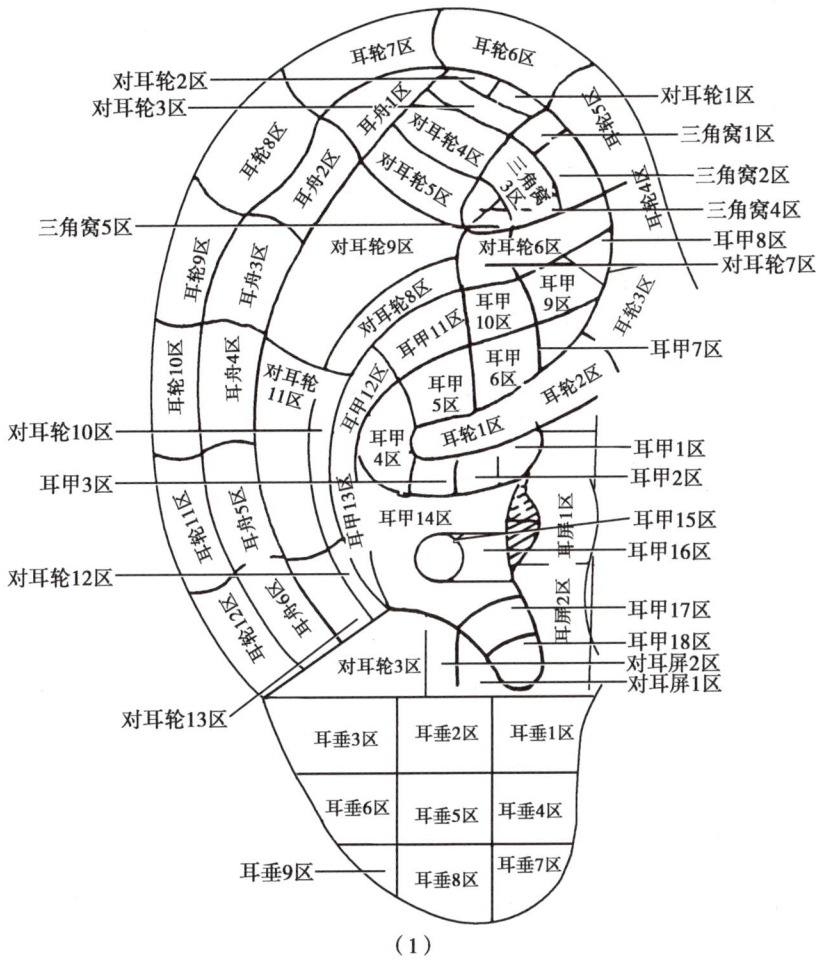

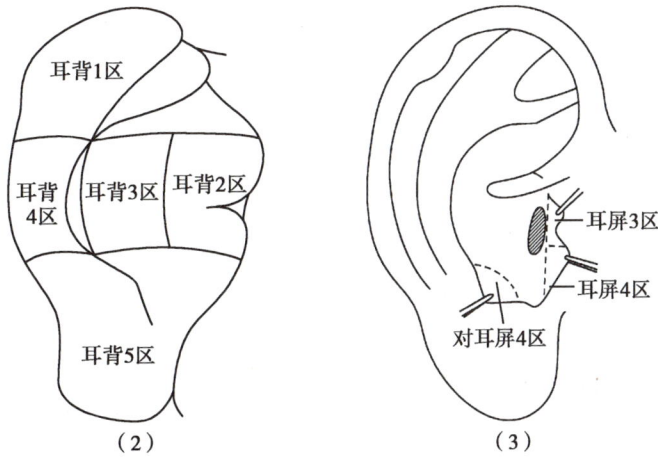

（1）

（2）   （3）

图 7-17　耳郭分区示意图

耳穴各区的穴名及主治见表 7-3、表 7-4、表 7-5、表 7-6、表 7-7、表 7-8、表 7-9、表 7-10、表 7-11、表 7-12。

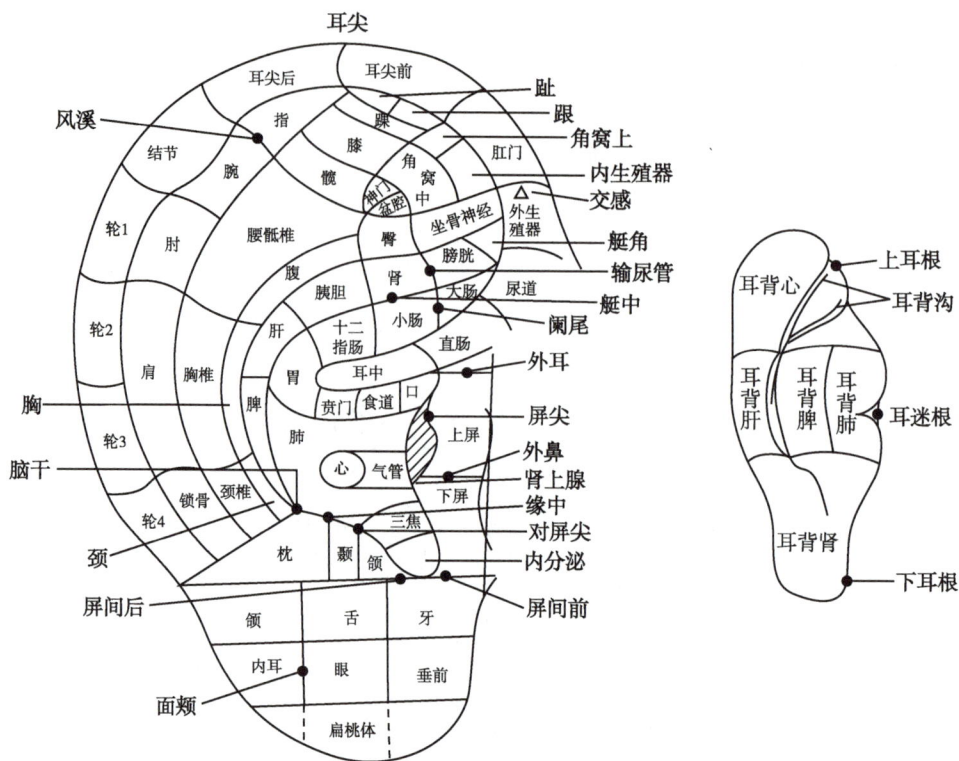

图 7-18　耳穴定位示意图

表 7-3　耳轮的穴名及主治

穴名	主治
耳中	呃逆、荨麻疹、皮肤瘙痒、小儿遗尿、咯血、出血性疾病
直肠	便秘、腹泻、脱肛、痔疮
尿道	尿频、尿急、尿痛、尿潴留
外生殖器	睾丸炎、附睾炎、外阴瘙痒
肛门	痔疮、肛裂
耳尖前	感冒、痔疮、肛裂
耳尖	发热、高血压、急性结膜炎、睑腺炎、牙痛、失眠
耳尖后	发热、扁桃体炎、上呼吸道感染
结节	头晕、头痛、高血压
轮1	发热、扁桃体炎、上呼吸道感染
轮2	发热、扁桃体炎、上呼吸道感染
轮3	发热、扁桃体炎、上呼吸道感染
轮4	发热、扁桃体炎、上呼吸道感染

表 7-4　耳舟的穴名及主治

穴名	主治
指	甲沟炎、手指麻木和疼痛
腕	腕部疼痛

续表

穴名	主治
风溪	荨麻疹、皮肤瘙痒、变应性鼻炎
肘	肱骨外上髁炎、肘部疼痛
肩	肩关节周围炎、肩部疼痛
锁骨	肩关节周围炎

表7-5　对耳轮的穴名及主治

穴名	主治
跟	足跟痛
趾	甲沟炎、趾部疼痛
踝	踝关节扭伤
膝	膝关节疼痛、坐骨神经痛
髋	髋关节疼痛、坐骨神经痛、腰骶部疼痛
坐骨神经	坐骨神经痛、下肢瘫痪
交感	胃肠痉挛、心绞痛、胆绞痛、输尿管结石、自主神经功能紊乱
臀	坐骨神经痛、臀筋膜炎
腹	腹痛、腹胀、腹泻、急性腰扭伤、痛经、产后宫缩痛
腰骶椎	腰骶部疼痛
胸	胸胁疼痛、肋间神经痛、胸闷、乳腺炎
胸椎	胸痛、经前乳房胀痛、乳腺炎、产后泌乳不足
颈	落枕、颈部疼痛
颈椎	落枕、颈椎病

表7-6　三角窝的穴名及主治

穴名	主治
角窝上	高血压
内生殖器	痛经、月经不调、白带过多、功能失调性子宫出血、阳痿、遗精、早泄
角窝中	哮喘
神门	失眠、多梦、戒断综合征、癫痫、高血压、神经衰弱
盆腔	盆腔炎、输卵管卵巢炎

表7-7　耳屏的穴名及主治

穴名	主治
上屏	咽炎、鼻炎
下屏	鼻炎、鼻塞
外耳	外耳道炎、中耳炎、耳鸣
屏尖	发热、牙痛、斜视
外鼻	鼻前庭炎、鼻炎
肾上腺	低血压、风湿性关节炎、腮腺炎、链霉素中毒、眩晕、休克

续表

穴名	主治
咽喉	声音嘶哑、咽炎、扁桃体炎、失语、哮喘
内鼻	鼻炎、上颌窦炎、鼻衄
屏间前	咽炎、口腔炎

表7-8　对耳屏的穴名及主治

穴名	主治
额	前额痛、头晕、失眠、多梦
屏间后	额窦炎
颞	偏头痛、头晕
枕	头晕、头痛、癫痫、哮喘、神经衰弱
皮质下	痛证、间日疟、神经衰弱、假性近视、失眠
对屏尖	哮喘、腮腺炎、睾丸炎、附睾炎、神经性皮炎
缘中	遗尿、梅尼埃病、尿崩症、功能失调性子宫出血
脑干	眩晕、后头痛、假性近视

表7-9　耳甲的穴名及主治

穴名	主治
口	面瘫、口腔炎、胆囊炎、胆石症、戒断综合征、牙周炎、舌炎
食管	食管炎、食管痉挛
贲门	贲门痉挛、神经性呕吐
胃	胃痉挛、胃炎、胃溃疡、消化不良、恶心呕吐、前额痛
十二指肠	十二指肠溃疡、胆囊炎、胆石症、幽门痉挛、腹胀、腹泻、腹痛
小肠	消化不良、腹痛、腹胀、心动过速
大肠	腹泻、便秘、咳嗽、牙痛、痤疮
阑尾	单纯性阑尾炎、腹泻
艇角	前列腺炎、尿道炎
膀胱	膀胱炎、遗尿、尿潴留、腰痛、坐骨神经痛、后头痛
肾	腰痛、耳鸣、神经衰弱、肾盂肾炎、遗尿、遗精、阳痿、早泄、哮喘、月经不调
输尿管	输尿管结石绞痛
胰胆	胆囊炎、胆石症、胆道蛔虫症、偏头痛、带状疱疹、中耳炎、耳鸣、急性胰腺炎
肝	胁痛、眩晕、经前期紧张症、月经不调、绝经前后诸症、高血压、假性近视、单纯性青光眼
艇中	腹痛、腹胀、胆道蛔虫症
脾	腹胀、腹泻、便秘、食欲缺乏、功能失调性子宫出血、白带过多、梅尼埃病
心	心动过速、心律不齐、心绞痛、多发大动脉炎、神经衰弱、癔症、口舌生疮
气管	哮喘、支气管炎
肺	咳嗽、胸闷、声音嘶哑、皮肤瘙痒、荨麻疹、便秘、戒断综合征
三焦	便秘、腹胀、上肢外侧疼痛
内分泌	痛经、月经不调、围绝经期综合征、痤疮、间日疟、甲状腺功能减退或亢进症

表7-10 耳垂的穴名及主治

穴名	主治
牙	牙痛、牙周炎、低血压
舌	舌炎、口腔炎
颌	牙痛、颞颌关节紊乱症
垂前	神经衰弱、牙痛
眼	急性结膜炎、电光性眼炎、睑腺炎、假性近视
内耳	梅尼埃病、耳鸣、听力减退、中耳炎
面颊	周围性面瘫、三叉神经痛、痤疮、扁平疣、面肌痉挛、腮腺炎
扁桃体	扁桃体炎、咽炎

表7-11 耳背的穴名及主治

穴名	主治
耳背心	心悸、失眠、多梦
耳背肺	哮喘、皮肤瘙痒
耳背脾	胃痛、消化不良、食欲缺乏
耳背肝	胆囊炎、胆石症、胁痛
耳背肾	头痛、头晕、神经衰弱
耳背沟	高血压、皮肤瘙痒

表7-12 耳根的穴名及主治

穴名	主治
上耳根	鼻衄
耳迷根	胆囊炎、胆石症、胆道蛔虫症、腹痛、腹泻、鼻塞、心动过速
下耳根	低血压、下肢瘫痪、小儿麻痹后遗症

（二）耳穴选穴原则

1. 按相应部位选穴 即选用与病变部位相对应的耳穴。如胃病取胃穴，痤疮取面颊穴。

2. 按中医理论选穴 根据脏腑理论，按各脏腑的生理功能和病理反应来辨证取穴，如脱发取肾穴，皮肤疾患取肺穴、大肠穴等；根据经络理论，按十二经循行及病候选穴，如牙痛取大肠穴，腰痛取膀胱穴等。

3. 按西医理论选穴 耳穴中一些穴名是根据西医理论来命名的，如交感、肾上腺、内分泌等。这些穴位的功能基本与西医理论一致，选穴时应予以考虑，如炎性疾病取肾上腺穴。

4. 按临床经验选穴 临床实践发现有些耳穴具有治疗本部位以外疾病的作用，如神门穴是止痛、镇静的要穴。

> **知识拓展**
>
> **耳穴的定位与神经分布**
>
> 耳穴的代表区与神经分布的性质密切相关。迷走神经、舌咽神经及面神经耳支分布区为胸腔、腹腔内脏耳穴区；耳大神经分布区为头颈、躯干及部分上肢耳穴区；枕小神经耳支分布区则

为下肢及部分上肢耳穴区；耳颞神经耳支分布区则以耳轮脚为界，之下为上呼吸道耳穴区，之上为会阴部耳穴区。因此内脏耳穴区由面神经、舌咽神经及迷走神经的耳支支配，而躯体耳穴区则由耳颞神经、耳大神经及枕小神经的耳支支配。

三、操作方法

耳穴刺激方法较多，目前临床常用的方法主要有以下几种：

（一）耳穴毫针法

1. 选穴和消毒　根据病情选择并定准耳穴，以 75% 乙醇或碘伏规范消毒耳穴。

2. 进针和行针　协助受术者选择舒适并便于施术者操作的体位。进针时，施术者押手固定耳郭，刺手拇、示指持针刺入耳穴，针刺深度一般为 0.1～0.3cm，以不穿透对侧皮肤为度。行针手法以小幅度捻转为主，强度视受术者病情、体质及耐受度而定。

3. 留针和出针　得气后留针 15～30 分钟，慢性病、疼痛性疾病适当延长留针时间。留针期间，可间隔行针 1～2 次。出针时，施术者一手固定耳郭，另一手将针拔出，再以无菌干棉球或棉签按压针孔，以防出血。

（二）耳穴埋针法

耳穴埋针法是将皮内针埋入耳穴以防治疾病的方法，主要用于慢性疾病和疼痛性疾病，起到持续刺激、巩固疗效和防止复发的作用。

操作时，耳穴规范消毒，施术者押手固定耳郭，刺手用镊子或止血钳夹住皮内针针柄，将其刺入耳穴，再用医用胶布固定并适度按压。一般选用患侧耳郭，必要时双耳同时埋针。一般留针 1～3 日，留针期间嘱受术者每日自行按压 3～5 次。起针时再次消毒埋针部位。

（三）耳穴压丸法

耳穴压丸是使用丸状物贴压耳穴以防治疾病的方法。此法不仅能持续刺激穴位，而且安全、无创、无痛，是目前最常用的方法。

压丸材料多为王不留行、油菜籽、磁珠、莱菔子等表面光滑、质地坚硬、适合贴压耳穴大小的丸状物。目前，临床上广泛使用的是王不留行和磁珠。应用时，将压丸贴附在 0.6cm×0.6cm 大小的医用胶布中央，施术者一手固定耳郭，另一手用镊子夹取贴片，贴压于耳穴并适度按揉。一般留置 2～4 日，根据病情嘱受术者每日按揉 3～5 次。

（四）耳穴刺血法

耳穴刺血是用特定针具点刺耳穴出血以防治疾病的方法，常用于实热、阳闭、瘀血、热毒等病症，有镇静开窍、清热解毒、消肿止痛、祛瘀生新等作用。

刺血前应按摩耳郭使针刺部位充血。规范消毒后，施术者押手固定耳郭，刺手持针点刺耳穴，挤压使之适量出血。施术后用无菌干棉球或棉签压迫止血并再次消毒刺血处。一般隔日 1 次，急性病可 1 日治疗 2 次。

四、注意事项

1. 严格消毒，防止感染。
2. 湿疹、溃疡、脓肿、破溃、冻疮等局部耳穴禁用耳针。
3. 妊娠期间慎用耳针；若有习惯性流产史的孕妇则禁用耳针。
4. 凝血机制障碍受术者禁用耳穴刺血法。
5. 耳穴刺血施术时，施术者应戴医用手套避免接触受术者血液。

第三节 皮肤针技术

一、概述

皮肤针技术,又称皮肤针法,是运用皮肤针叩刺人体腧穴或一定部位,激发经络功能,调理脏腑气血,以防治疾病的方法。

皮肤针一般由针柄和针盘两部分构成。针柄分为硬柄和软柄两种类型,长约15~20cm不等;针盘形似莲蓬状,上缀数枚不锈钢短针。根据针盘所附针的数目不同,又可分为梅花针(5支针)、七星针(7支针)、罗汉针(18支针)等。

二、操作方法

(一)持针姿势

1. 软柄皮肤针 将针柄末端置于掌心,拇指置于上方,示指置于下方,余指呈握拳状固定针柄末端(图7-19)。

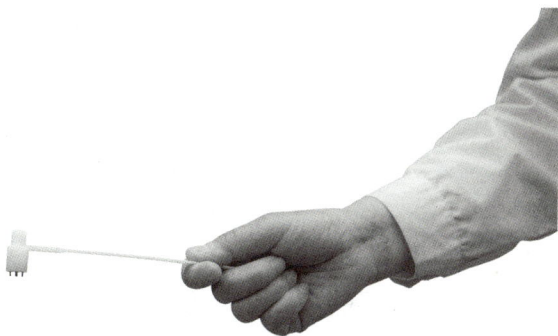

图7-19 软柄皮肤针持针姿势

2. 硬柄皮肤针 以刺手拇、中指夹持针柄,示指置于针柄中段上方部位,环指、小指将针柄末端固定在大小鱼际处并握牢。

(二)操作前准备

针具使用前进行消毒,按上述方法持针后,再进行操作。

(三)叩刺方法

施术部位常规消毒后,按上述方法持针,将针尖平对叩刺部位,借用腕力将针尖垂直叩击在皮肤上,随即迅速弹起,反复进行,以皮肤充血红晕为度。

1. 刺激强度 刺激强度分弱、中、强三种,可根据受术者体质、病情、年龄、叩打部位等灵活选用。

(1)弱刺激:针刺力度轻微;皮肤呈现轻微潮红,未见明显出血点或渗液;受术者痛感轻微;适用于老年人、久病体弱者、孕妇、儿童,以及头面五官等肌肉浅薄部位。

(2)强刺激:针刺力度较大;皮肤出现显著潮红、湿润现象,伴有明显的出血点或渗液;受术者痛感明显;适用于年壮体强者,以及斑秃局部或肩、背、腰、臀、四肢等肌肉丰厚部位。

(3)中等刺激:力度介于轻柔与强烈之间;皮肤呈现潮红状态,伴随少量出血点或渗液;受术者痛感轻微;适用于大多数受术者和身体各部位。

2. 叩刺部位

(1)循经叩刺法:指沿经络循行路径施以叩刺的方法,多用于项、背、腰骶部的督脉和足太阳膀胱经。

（2）穴位叩刺法：指选取与疾病相关的特定穴位进行叩刺的方法，主要用于背俞穴、夹脊穴、某些特定穴或阳性反应点。

（3）局部叩刺法：指针对病变局部施以叩刺的方法，主要用于病变局部。

三、适用范围

皮肤针疗法广泛应用于临床，以治疗功能失调性疾病疗效为佳。尤其对疼痛、麻木、皮肤病、目疾等有较好疗效，如头痛、眩晕、失眠、痹证、肌肤麻木不仁、痛经、皮神经炎、斑秃、近视等。

四、注意事项

1. 操作前检查针具，注意针尖有无毛钩、缺损，针面是否整齐。

2. 叩刺后皮肤如有出血点或渗液，需用无菌干棉球擦拭干净，并嘱受术者保持针刺部位清洁，以防感染。

3. 叩刺时针尖应与皮肤应垂直，用力均匀，避免斜刺或钩挑，以减轻疼痛。

4. 受术者精神紧张、大汗后、劳累后或饥饿时，不宜使用本法。

5. 皮肤局部有感染、溃疡、创伤、瘢痕、不明肿物时，不宜使用本法。

6. 凝血功能障碍、急危重症、传染性疾病等，不宜使用本法。

第四节　三棱针技术

一、概述

三棱针技术也称三棱针法，是用三棱针刺破血络或腧穴，放出适量血液，或挤出少量液体，或挑断皮下纤维组织，以治疗疾病的方法。三棱针古称"锋针"，是"泻热出血"的常用工具。现用的三棱针多由不锈钢材料制成，针柄略显粗壮，呈圆柱形，针身为三棱状设计，尖端三面均设有刃口，针尖异常锋利。

二、操作方法

（一）操作前准备
针具使用前进行消毒，施针前对局部皮肤进行规范消毒。

（二）持针姿势
通常施术者刺手持针，拇、示指轻捏针柄中段，中指指腹紧靠针身下端，针尖露出3～5mm。

（三）针刺方法
施术部规范消毒后，按上述方法持针进行操作。一般分为点刺法、散刺法、刺络法、挑刺法。

1. 点刺法　是用三棱针快速刺入人体特定浅表部位后快速出针的方法。在进行点刺操作前，应对预刺部位或其邻近区域施以推拿、揉捏、挤压、捋顺等手法，以促进局部充血，随后进行消毒处理。点刺过程中，押手固定目标区域，刺手持针迅速刺入并迅速退出，后轻轻对针孔周围施加压力，促使少量血液或黏液流出，以无菌干棉球按压针孔。此法多用于四肢末端及肌肉浅薄处，如十宣、十二井穴、印堂、攒竹、耳尖等穴。

2. 散刺法　是用三棱针在人体特定部位施行多点点刺的方法。常规消毒后，根据病变部位大小的不同，由病变外缘呈环形向中心点刺10～20针，点刺后可配合挤压或拔罐等方法，使瘀血或水肿排出，达到通经活络的目的。此法多用于局部瘀血、血肿或水肿、顽癣等。

3. 刺络法　是用三棱针刺破人体特定部位的血络，放出适量血液的方法。操作时，先在针刺部位上端（近心端）用松紧带或橡皮带结扎，然后常规消毒。针刺时，押手拇指压在被针刺部位下端，刺手持三棱针对准针刺部位的静脉，斜向上刺入静脉中 2～3mm，立即出针，流出一定量血液后以无菌干棉球按压针孔。出血时，也可轻轻按压静脉上端，以助瘀血排出。此法多用于曲泽、委中等肘膝关节附近等有较明显浅表血络或静脉的部位，多用于治疗急性吐泻、发热等。

4. 挑刺法 用三棱针刺入人体特定部位，挑破皮肤或挑断皮下组织的方法。严格消毒后，施术者押手按压施术部位两侧，或捏起皮肤，使皮肤固定，刺手持针以 15°～30° 角迅速刺入皮肤 1～2mm，随即将针身倾斜挑破表皮，再刺入，将针身倾斜并使针尖轻轻挑断皮下白色纤维样组织，挑尽后出针，覆盖无菌敷料。由于治疗会出现疼痛，可根据情况配合局部表浅麻醉。此法常用于比较平坦的部位，多用于治疗肩周炎、胃病、颈椎病、失眠、支气管哮喘、血管神经性头痛等较顽固的反复发作性疾病。

三、适用范围

三棱针法具有通经活络、开窍泻热、调和气血、消肿止痛等作用。临床上适用范围较为广泛，多用于实证、热证、瘀血、疼痛等，如高热、中暑、中风闭证、咽喉肿痛、目赤肿痛、扭挫伤、顽痹、头痛、丹毒等。

四、注意事项

1. 施术时应严格消毒，防止感染。施术者要注意避免接触受术者血液。
2. 手法宜轻、稳、准、快，不可用力过猛，防止刺入过深，创伤过大。切勿伤及动脉。
3. 血管瘤部位、不明原因的肿块部位禁刺；凝血功能障碍者禁用；体弱者、低血压者、孕产妇慎用。
4. 治疗过程中须注意协助受术者取舒适体位，防止晕针。

第五节 头 针 技 术

一、概述

头针技术又称头皮针法，是指在头皮特定部位针刺以防治疾病的方法。头面部是经气汇集的重要部位，与人体脏腑器官的功能有密切联系。

二、标准头针穴线定位与主治

标准头针穴线均位于头皮，按颅骨的解剖分为额区、顶区、颞区、枕区 4 个区（图 7-20、图 7-21、图 7-22、图 7-23、图 7-24）；共 14 条标准穴线（表 7-13、表 7-14、表 7-15、表 7-16）。

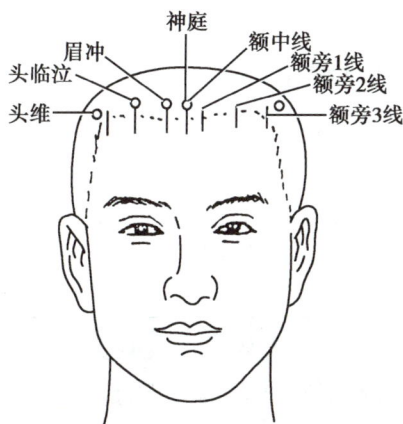

图 7-20 额区

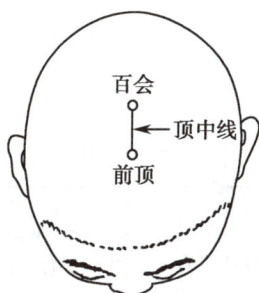

图 7-21 顶区（1）

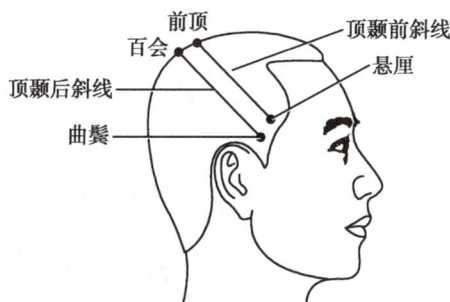

图 7-22 顶区（2）

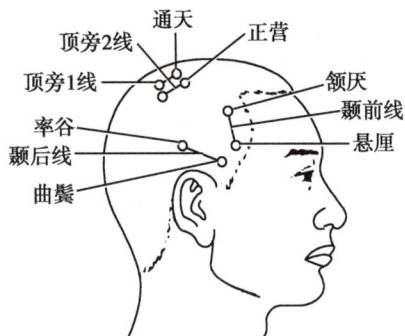

图 7-23　顶区与颞区

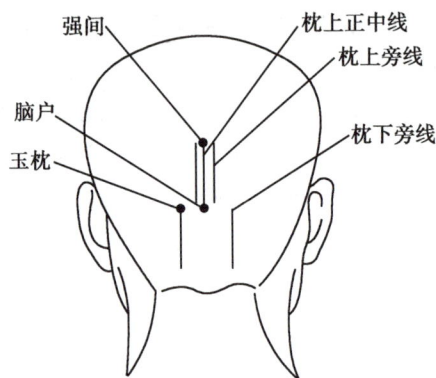

图 7-24　枕区

表 7-13　额区定位与主治

穴名	定位	主治
额中线	在额部正中，前发际上下各 0.5 寸，即自督脉神庭穴向前下 1 寸	头痛、强笑、自哭、失眠、健忘、多梦、癫狂痫、鼻病等
额旁 1 线	在额部，额中线外侧直对目内眦角，发际上下各 0.5 寸，即自膀胱经眉冲穴向前下 1 寸	冠心病、心绞痛、支气管哮喘、支气管炎、失眠等
额旁 2 线	在额部，直对瞳孔，发际上下各 0.5 寸，即自胆经头临泣穴向前下 1 寸	急慢性胃炎、胃十二指肠溃疡、肝胆疾病等
额旁 3 线	在额部，自胃经头维穴内侧 0.75 寸向前下 1 寸	功能失调性子宫出血、阳痿、遗精、子宫脱垂、尿频、尿急等

表 7-14　顶区定位与主治

穴名	定位	主治
顶中线	在头顶正中线上，督脉百会穴至前顶穴之间的连线	腰腿足病证、皮层性多尿、小儿夜尿、脱肛、胃下垂、子宫脱垂、高血压、头顶痛等
顶颞前斜线	在头侧面，从督脉前顶穴至胆经悬厘穴的连线	对侧肢体中枢性运动功能障碍。将全线五等分，上 1/5 治疗对侧下肢中枢性瘫痪，中 2/5 治疗对侧上肢中枢性瘫痪，下 2/5 治疗对侧中枢性面瘫、运动性失语、流涎、脑动脉硬化症等
顶颞后斜线	在头侧面，从督脉百会穴至胆经曲鬓穴的连线	对侧肢体中枢性感觉障碍。将全线五等分，上 1/5 治疗对侧下肢感觉异常，中 2/5 治疗对侧上肢感觉异常，下 2/5 治疗对侧头面部感觉异常
顶旁 1 线	在头顶部，顶中线左右各旁开 1.5 寸，从膀胱经通天穴沿经线向后 1.5 寸	腰腿足病证，如瘫痪、麻木、疼痛等
顶旁 2 线	在头顶部，顶中线左右旁开 2.25 寸，从胆经正营穴沿经线向后 1.5 寸	肩、臂、手病证，如瘫痪、麻木、疼痛等

表 7-15　颞区定位与主治

穴名	定位	主治
颞前线	在头侧面，颞部两鬓内，胆经颔厌穴与悬厘穴的连线	偏头痛、运动性失语、周围性面瘫及口腔疾病等
颞后线	在头侧面，颞部耳上方，胆经率谷穴与曲鬓穴的连线	偏头痛、眩晕、耳聋、耳鸣等

表 7-16　枕区定位与主治

穴名	定位	主治
枕上正中线	在枕部，枕外隆凸上方正中的垂线，自督脉强间穴至脑户穴的连线	眼病
枕上旁线	在枕部，枕上正中线平行向外 0.5 寸的线	皮质性视力障碍、白内障、近视眼、目赤肿痛等眼病
枕下旁线	在枕部，自膀胱经玉枕穴向下引一条长 2 寸的线	小脑疾病引起的平衡障碍、后头痛、腰背两侧痛

三、操作方法

（一）操作前准备

根据受术者病情选定头针穴线，并取得受术者合作。一般取坐位或卧位，局部常规消毒。

（二）针刺方法

1. 进针　一般根据操作部位选择不同型号的毫针，可采用平刺法或斜刺法进针，使针体与头皮成 15°～30° 夹角，将针迅速刺入头皮下。当针尖到达帽状腱膜下层时，针下阻力减小，再将针体与头皮平行。根据不同穴线长度及受术者病情，刺入不同深度。

2. 行针

（1）捻转：操作时，施术者押手按压进针点以固定头皮，刺手肩、肘、腕和拇指固定不动，以保持毫针的相对稳定，用拇指掌侧面和示指桡侧面夹持针柄，以示指的掌指关节快速连续屈伸，带动针体左右旋转，捻转频率每分钟 120～180 次，持续时间 1～2 分钟。

（2）提插：施术者押手按压进针点固定头皮，刺手拇、示指紧捏针柄，针身平卧进行提插，注意指力应均匀一致，幅度不宜过大，可持续提插 2～3 分钟，提插的幅度与频率视受术者的病情、体质与针感而定。

3. 留针　得气后留针 15～30 分钟。留针期间宜间歇行针 2～3 次，每次 2 分钟左右。按病情需要可适当延长留针时间，增加行针次数。偏瘫受术者行针或留针期间可活动肢体，有助于提高疗效。

4. 出针　押手固定穴线周围头皮，刺手夹持针柄轻轻捻转使针身松动，如针下无紧涩感，即可出针。出针后使用无菌干棉球按压针孔，以防出血。

四、注意事项

1. 严格消毒，以防感染。

2. 由于头皮血管丰富，容易出血，故出针时必须用无菌干棉球按压针孔 1～2 分钟。头发较密部位易遗忘所刺的毫针，故起针时需反复检查。

3. 精神紧张、过饥、过饱者应慎用，同时对此类受术者不宜采取强刺激手法。

4. 中风受术者，如因急性脑血管病引起昏迷、血压过高时，暂不宜用头针治疗，须待血压和病情稳定后方可选用头针。

5. 囟门和骨缝未骨化的婴儿，患有严重心脏病、重度糖尿病、重度贫血、急性炎症或心力衰竭者，不宜使用头针。

6. 头部颅骨有缺损处、开放性脑损伤部位、头部严重感染、溃疡、瘢痕部位，不宜使用头针。

（郑　爽）

思考题

1. 请简述耳穴压丸法的操作步骤及贴压后受术者自我护理的注意事项。
2. 毫针技术操作的基本流程和关键点有哪些？
3. 受术者在接受毫针治疗的过程中，突然出现心慌、胸闷、血压下降，可能的原因有哪些？
4. 为失眠老人选择耳穴技术治疗，宜选择哪种方式更为合适？为什么？

第八章
其他技术

学习目标

1. 掌握刮痧、穴位贴敷、中药熏洗、中药热熨敷技术的概念及操作方法。
2. 熟悉刮痧、穴位贴敷、中药熏洗、中药热熨敷技术的适应证、禁忌证及注意事项。
3. 了解刮痧、穴位贴敷、中药熏洗、中药热熨敷技术意外情况的预防及处理。
4. 熟练掌握刮痧、穴位贴敷、中药熏洗、中药热熨敷技术的操作方法，并能够根据老年人常见问题选择和使用相应技术进行干预。
5. 具有较高的职业素养，尊老爱老，在施术过程中体现人文关怀。

第一节 刮痧技术

导入情境

王奶奶，70岁，长期受肩颈疼痛困扰，影响日常活动和睡眠质量。养老院决定为王奶奶实施个性化的肩颈刮痧治疗方案。现在你被安排为王奶奶实施一次中医刮痧技术，以缓解她的肩颈疼痛。

请思考：
1. 操作前你将如何与王奶奶进行沟通？
2. 请说明老年人刮痧的适宜性及注意事项。

一、概述

刮痧技术是指应用边缘钝滑的器具蘸取一定的介质，依据中医经络腧穴理论，在体表进行相应的手法刮拭，使局部皮肤出现瘀斑或痧痕，使脏腑秽浊之气经腠理通达于外，从而促使气血通畅，达到防治疾病和保健强身目的的一种中医外治法。

（一）适应证

1. 内科 头痛、头晕、失眠、发热、胃痛、腹痛、便秘、腹泻、中暑、痹证、痿证、面瘫、哮喘、中风后遗症、胁痛、呃逆、疲劳、肥胖等。

2. 外科 落枕、颈痛、肩痛、背痛、腰痛、腿痛、膝关节痛、足跟痛、静脉曲张等。

3. 妇科 痛经、月经不调、带下病、闭经等。

4. 儿科 小儿发热、小儿咳嗽、小儿惊风、小儿腹痛、小儿遗尿等。

5. 其他 耳鸣、耳聋、黄褐斑、痤疮、荨麻疹等。

（二）禁忌证

1. 严重疾病 严重心脑血管疾病、肝肾功能不全等疾病且出现浮肿。

2. 出血性疾病 严重贫血、血小板减少性紫癜、白血病、血友病等。

3. 感染性疾病 结核性关节炎、传染性皮肤病、皮肤疖肿包块等。

4. 皮肤禁忌 皮肤肿瘤处、皮肤溃烂部位等。

5. 特殊部位 眼、耳、口、鼻等五官孔窍部、乳头、肚脐、前后二阴、大血管显现处等。

6. 特殊人群 孕妇,特别对于孕妇的腹部及腰骶部应避免刮痧。

7. 特殊生理状态 过度饥饿、饱食、醉酒、高热、高度紧张、极度疲劳状态等。

8. 其他情形 刮痧不配合者,如醉酒者、精神分裂症者、抽搐者等。

(三)刮痧工具

1. 刮痧板 由牛角、砭石、陶瓷、玉石等质地坚硬的材质制成的板状器具。

2. 硬币、铜钱 可选用边缘较厚,光滑没有缺损的硬币或铜钱。

3. 其他 边缘光滑没有破损的汤匙、蚌壳、瓷碗、玻璃杯等。

4. 刮痧板形状

(1)椭圆形:呈椭圆形或月圆形,边缘光滑,宜用于人体脊柱双侧、腹部和四肢肌肉较丰满部位刮痧。

(2)方形:一侧薄而外凸为弧形,对侧厚为直线形,宜用于人体躯干、四肢部位刮痧。

(3)缺口形:边缘设置有缺口,以扩大接触面积,减轻疼痛,宜用于手指、足趾、脊柱部位刮痧。

(4)三角形:棱角处便于点穴,宜用于胸背部肋间隙、四肢末端部位刮痧。

(5)梳形:呈梳子状,可以保护头发,宜用于头部刮痧(图8-1)。

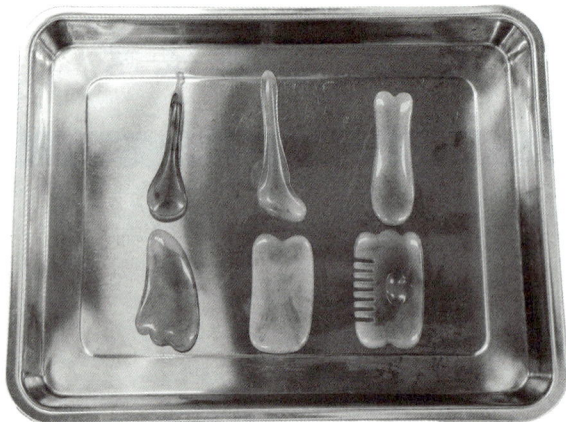

图8-1 不同形状的刮痧板

(四)刮痧介质

刮痧介质就是刮痧时涂抹在刮拭部位的润滑护肤增效制剂,如刮痧油、刮痧乳等。

1. 刮痧油 中草药与医用油精炼而成的油剂,具有清热解毒、活血化瘀、解肌发表、缓解疼痛、帮助透痧以及润滑护肤增效等作用。宜用于成人刮痧,或刮痧面积大者,或皮肤干燥者。临床上较常使用刮痧油,也可使用凡士林、液体石蜡、红花油、麻油、精油等。

2. 刮痧乳 天然植物合成的乳剂,具有改善血液循环、促进新陈代谢、润滑护肤增效的作用。宜用于儿童刮痧,或面部刮痧。

二、操作技术

(一)操作准备

1. 用物准备 准备治疗盘、弯盘、刮痧工具、治疗碗(内盛少量润滑剂)、纱布、棉签,必要时准备纸巾、大毛巾及屏风。

2. 受术者准备

（1）刮痧前排空二便，全身放松。受术者了解刮痧操作的目的、主要步骤、配合要点及相关注意事项，同意操作，愿意配合。

（2）根据病情确定刮痧部位，一般以经脉循行和病变部位为主，常刮部位有头、颈、肩、背、腰及四肢等。受术者衣着宽松，尽量暴露施术部位。施术部位皮肤无破损、溃疡等影响刮痧操作的情况。

（3）根据刮痧的不同部位，选择相应的安全舒适体位。以受术者舒适、施术者方便，有利于操作为原则。常用体位如下：

1）坐位：受术者侧身坐于椅上，一只手扶于椅背上；或双腿分开，面向椅背坐于椅上，双手扶于椅背上；或坐于方凳、圆凳上，双手扶于桌边或床边，暴露头、颈、肩、上肢和背部。宜用于头面部、颈项部、肩部、背部和上肢部位的刮痧。头痛、感冒、颈痛、肩痛等病症刮痧治疗时多选择此种体位。

2）仰靠坐位：受术者坐于椅上，背部靠于椅背，暴露颈项前部及胸前部位。宜用于面部、颈前、胸部、肩部和上肢部位的刮痧。咽部不适、慢性支气管炎、气管炎、肩痛等病症刮痧、全身刮痧以及面部美容时多选择此种体位。

3）扶持站位：受术者前倾稍弯腰站于床、桌或椅前，双手扶床边、桌边或椅背，使背部、下肢部暴露。宜用于背部、腰部、臀部和下肢部位的刮痧。背痛、腰痛、腿痛及下肢不适等病症刮痧治疗时多选择此种体位。

4）仰卧位：受术者面朝上仰卧于床上，暴露面、胸、腹及上肢内侧。宜用于面部、胸部、腹部和上肢内侧部位的刮痧，尤其适用于老年人、妇女和全身刮痧者。腹泻、腹痛、肥胖等病症刮痧、全身刮痧、面部美容以及心肺不适者的胸部刮痧时多选择此种体位。

5）俯卧位：受术者面部朝下，俯卧于床上，暴露头、颈、背、臀及下肢后侧。宜用于头后部、颈部、肩上、背腰、臀部和下肢内、外、后侧的刮痧。颈痛、肩痛、背痛、腰痛、疲劳、腿痛、失眠等病症刮痧、全身刮痧以及背部刮痧配合拔罐、走罐时多选择此种体位。

6）侧卧位：受术者侧身卧于床上，暴露侧半身及身体前后侧。宜用于肩部、臀部和下肢外侧的刮痧。肩周疼痛、髋部疼痛以及下肢一侧骨关节疼痛刮痧治疗时多选择此种体位。

3. 环境准备 保持室内安静，环境清洁卫生，温、湿度适中，以受术者感觉舒适为宜，光线明亮，注意保护隐私，防风、防寒。

4. 施术者准备 仪表端庄，着装整洁，洗手，戴口罩，了解病情，态度和蔼，解释明确，取得受术者同意及配合。

（二）持板方法

根据所选刮痧板的形状和大小，使用便于操作的握板方法。一般为单手握板，将刮痧板放置掌心，由拇指和示指、中指夹住刮痧板，环指和小指紧贴刮痧板边角，从刮痧板的两侧和底部三个角度固定刮痧板（图 8-2）。刮痧时利用指力和腕力调整刮痧板角度，使刮痧板与皮肤之间夹角约 45°，以肘关节为轴心，前臂做有规律的移动。

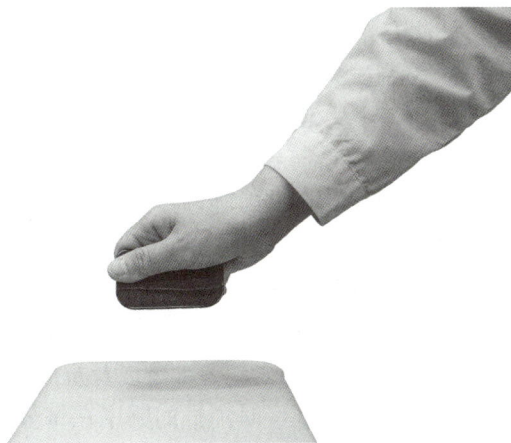

图 8-2 持板方法

（三）刮痧次序与方向

1. 刮痧部位顺序总原则 先头面后手足，先背腰后胸腹，先上肢后下肢，按顺序逐步刮痧。

（1）全身刮痧：顺序为头、颈、肩、背腰、上肢、胸腹及下肢。

（2）局部刮痧：颈部刮痧顺序为头、颈、肩、上肢；肩部刮痧顺序为头、颈、肩上、肩前、肩后、上肢；背腰部刮痧顺序为背腰部正中、脊柱两侧、双下肢。

2. 刮痧方向总原则 由上向下、由内向外，单方向刮拭，尽可能拉长距离。

（1）头部：一般采用梳头法，刮拭方向由前向后，或采用散射法，由头顶中心向四周。

（2）面部：刮拭方向一般由正中向两侧，下颌向外上刮拭。

（3）颈肩背腰部正中、两侧刮拭方向由上往下；肩上由内向外；肩前、肩外、肩后由上向下。

（4）胸部：胸部正中应由上向下，肋间则应由内向外。

（5）腹部：刮拭方向由上向下，逐步由内向外扩展。

（6）四肢：刮拭方向宜向末梢方向刮拭。

（四）刮痧刺激量

刮痧刺激量与刮痧的时间和刮痧的程度有着密切的关系。

1. 刮痧时间　包括每次治疗时间、刮痧间隔和疗程。

（1）治疗时间：每个部位一般刮拭 20～30 次，通常一名受术者选 3～5 个部位。局部刮痧一般 10～20 分钟，全身刮痧时间宜 20～30 分钟。

（2）间隔时间：两次刮痧之间时间宜间隔 3～6 天，或以皮肤上痧退、手压皮肤无痛感为宜，若刮痧部位的痧斑未退，不宜在原部位进行刮拭。

（3）治疗疗程：急性病到痊愈为止，一般慢性病以 7～10 次为一疗程。

2. 刮痧程度　包括刮痧的力量强度和出痧程度。

（1）刮痧力量：刮痧时用力要均匀，由轻到重，先轻刮 6～10 次，然后力量逐渐加重，尤其是经过穴位部位，以受术者能够耐受为度，刮拭 6～10 次后，再逐渐减力，轻刮 6～10 次。每个部位刮拭约 20～30 次，以受术者局部放松，有舒适的感觉为宜。

（2）出痧程度：刮痧时一般刮至皮肤出现潮红、紫红色等颜色变化，或出现粟粒状、丘疹样斑点，或点片状、条索状斑块等形态变化，并伴有局部热感或轻微疼痛。对于一些不易出痧或出痧较少者，不可强求出痧。

（五）刮痧手法

1. 按是否接触皮肤分类

（1）直接刮痧法：指用刮痧工具直接接触皮肤，在体表的特定部位反复进行刮拭，是刮痧法中最常用的一种方法。

（2）间接刮痧法：刮痧时先在刮痧部位上放置一层薄布类物品，然后再用刮痧工具在布上进行刮拭。此法有保护皮肤的作用，主要用于儿童、年老体弱者、高热抽搐者及某些皮肤病者。

2. 按刮拭力度分类

（1）轻刮法：刮痧时刮痧板接触皮肤下压刮拭的力量小，被刮者无疼痛及其他不适感觉。轻刮后皮肤仅出现微红，无瘀斑。此法宜用于老年体弱者以及辨证属于虚证者。

（2）重刮法：刮痧时刮痧板接触皮肤下压刮拭的力量较大，以受术者能承受为度。此法宜用于腰背部脊柱双侧、下肢软组织较丰富处、青壮年体质较强者以及辨证属于实证、热证者。

3. 按刮痧频率分类

（1）慢刮法：刮痧时刮痧频率在每分钟 30 次以下。此法宜用于体质虚弱者，主要用于刮拭头面部、胸部、腹部、下肢内侧等部位以及辨证属于慢性、体虚内伤病证者。

（2）快刮法：刮痧时刮拭的频率在每分钟 30 次以上。此法宜用于体质强壮者，主要用于刮拭背部、四肢以及辨证属于急性、外感病证者。

4. 按刮痧方向分类

（1）直线刮法：又称直板刮法，指用刮痧板在人体体表进行有一定长度的直线刮拭。此法宜用于身体比较平坦的部位，如背部、胸腹部、四肢部位。

（2）弧线刮法：指刮痧时刮拭方向呈弧线形，刮拭后体表出现弧线形的痧痕，操作时刮拭方向多循肌肉走行或骨骼结构特点而定。此法宜用于胸背部肋间隙、肩关节和膝关节周围等部位。

（3）逆刮法：指刮痧时与常规的刮拭方向相反，从远心端开始向近心端方向刮拭。此法宜用于下肢静脉曲张、下肢浮肿者或按常规方向刮痧效果不理想的部位。

（4）旋转法：刮痧时做有规律的顺时针、逆时针方向旋转刮拭，力量适中，不快不慢，有节奏感。此法宜用于腹部肚脐周围、女性乳房周围和膝关节髌骨周围。

（5）推刮法：刮痧时刮拭的方向与施术者站立位置的方向相反。如施术者在受术者的右侧前方，刮拭受术者左侧颈肩部时，宜采用此法。

5. 按刮痧板接触体表部位分类

（1）边刮法：是最常用的一种刮痧方法。操作时将刮痧板的长条棱边与体表接触成45°角进行刮拭。此法宜用于对大面积部位的刮拭，如腹部、背部和下肢等。

（2）角刮法：使用角形刮痧板或使刮痧板的棱角接触皮肤，与体表成45°角，自上而下或由里向外刮拭。操作时手法要灵活，不宜生硬，避免用力过猛而损伤皮肤。此法宜用于四肢关节、脊柱双侧经筋部位、骨突周围、肩部穴位，如风池、内关、合谷、中府等。

（3）按揉法：刮痧板在体表经络穴位处作点压按揉，点下后做往返或顺逆旋转。操作时刮痧板应紧贴皮肤而不移动，每分钟按揉50～100次。此法宜用于太阳、曲池、足三里、内关、太冲、涌泉、三阴交等穴位。

（4）点压法：又称点穴手法，指用刮痧板的边角直接点压穴位，力量逐渐加重，以受术者能承受为度，保持数秒后快速抬起，重复操作5～10次。此法宜用于肌肉丰满处的穴位，或刮痧力量不能深达，或不宜直接刮拭的骨骼关节凹陷部位，如环跳、委中、犊鼻、水沟和背部脊柱棘突之间等。此法是一种较强刺激手法，具有镇静止痛，解除痉挛等作用，因此多用于实证。

（5）梳刮法：使用刮痧板或刮痧梳从前额发际处及双侧太阳穴处向后发际处做有规律的单方向刮拭，刮痧板或刮痧梳与头皮呈45°角，动作宜轻柔和缓，如梳头状，故名梳刮法。此法宜用于头痛、头晕、疲劳、失眠和精神紧张等病症。

（6）摩擦法：将刮痧板与皮肤直接紧贴，或隔衣布进行有规律的旋转移动，或直线式往返移动，使皮肤产生热感。此法宜用于麻木、发凉或绵绵隐痛的部位，如肩胛内侧、腰部和腹部；也可用于刮痧前，使受术者放松。

（7）平抹法：刮痧时刮痧板平面接触皮肤，使用腕力作单方向刮拭，也可以双手持板向两侧刮拭。操作时注意手法平稳、力量均匀、移动平滑、接触面积大。此法宜用于面部的额部、颧部以及颈部等。

（8）平推法：刮痧时刮痧板与体表形成5°～15°角，单方向推动皮肤。可单手持板，推动过程中用另一只手固定被推皮肤，或双手持板，用另一板压住皮肤，防止牵拉皮肤。操作时注意手法柔和、力量一致。此法宜用于面部的额部以及颈部等，如推鱼纹尾。

（9）平压法：刮痧时用刮痧板的端面或平面接触皮肤，压一下松一下，宜连续压4～6次。此法特点是着力即起、压而不实、力到即止，与点压法不同。此法宜用于区域较小、不适合刮拭的穴区，如迎香、四白等穴周围。

6. 刮痧特殊手法

（1）弹拨法：刮痧时用刮痧板的边角在人体肌腱、经筋附着处或特定的穴位处，利用腕力进行有规律的点压、按揉，并迅速向外弹拨，状如弹拨琴弦，故名弹拨法。操作时手法轻柔，力量适中，速度较快，每个部位宜弹拨3～5次。此法宜用于治疗骨关节、韧带等处的疼痛。

（2）拍打法：又称击打法、叩击法。刮痧时握住刮痧板一端，利用腕力或肘部关节之活动，使刮痧板另一端平面在体表上进行有规律的击打，速度均匀，力度和缓。此法宜用于腰背部、前臂、腘窝及其以下部位。

（3）双刮法：又称双板刮痧法。操作时双手各握一板，在同一部位双手交替刮拭，或同时刮拭两个部位。双手均匀用力，平稳操作。此法宜用于脊柱双侧和双下肢。

（4）揪痧法：又称扯痧法、挤痧法。揪痧时五指屈曲，用示指、中指的第二指节或示指、大拇指夹持施术部位，把皮肤与肌肉揪起，或撕扯特定部位，迅速用力向外滑动再松开，一揪一放，直到皮肤出现紫红色或瘀点（图8-3）。此法宜用于头面部的印堂、颈部天突和背部夹脊穴等部位。

（5）挑痧法：又称放痧法。刮痧后，皮肤上出现明显凸起的瘀斑、痧疱或青紫肿块，用酒精棉球消毒后，用三棱针或一次性采血针头，紧贴皮肤平刺，放出瘀血少许，使瘀血、邪毒得泻。术后用碘伏消毒，并用胶布或创可贴加压固定。此法宜用于腘窝、太阳穴等处的浅表静脉扩张之瘀血，也可用于中暑、急性腰扭伤、下肢静脉曲张等病症。

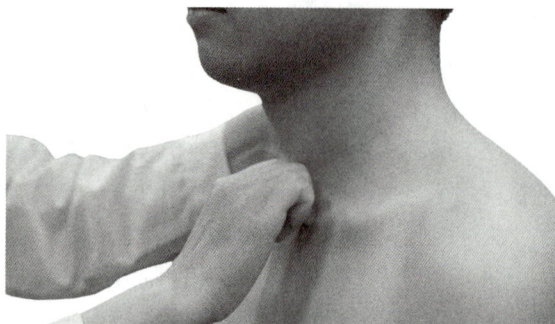

图8-3　揪痧法

7. 与刮痧配合的方法

（1）刮痧拔罐法：刮痧与拔罐配合使用，先刮痧，然后在刮痧的部位留罐或走罐。此法宜用于背部和下肢部位的病症，如颈肩痛、腰背痛以及失眠、痤疮、疲劳等。

（2）刮痧按摩法：刮痧疗法与按摩疗法配合使用，可先按摩后刮痧，也可先刮痧后按摩。此法宜用于颈部、背腰部及四肢部位。按摩后刮痧，可以增强按摩的效果；刮痧后按摩，可以促进血液循环和痧斑吸收，提高刮痧效果。

（六）常用部位的刮痧方法

1. 头部

（1）头部两侧刮痧：刮痧从头前侧太阳穴附近向风池穴方向刮拭（胆经）。选用坐位，施术者一手扶持受术者头部右侧，保持头部相对稳定；另一手握持刮痧板刮拭头部左侧，从太阳穴附近开始，绕耳上，向头侧后部乳突和风池穴方向刮拭，先轻刮，然后力量逐渐加重，以受术者能够耐受为度，最后再逐渐减力轻刮。每一侧刮拭以10～20次为宜，以使受术者头部放松、有舒适的感觉为宜。

（2）头顶部向前刮痧：从头顶部的百会穴向前额方向刮拭（督脉及两侧膀胱经）。选用坐位，施术者一手呈八字扶持受术者前额，保持头部相对稳定；另一手握刮痧板，首先刮拭头顶部正中，从百会穴向前额方向刮拭，刮拭以10～20次为宜，然后刮拭头顶部双侧，刮拭的力量和次数同正中部位刮拭。

（3）头顶部向后刮痧：从头顶部的百会穴向头后部至颈项方向刮拭（督脉及两侧膀胱经）。选用坐位，施术者一手扶持受术者头顶前部，保持头部相对稳定；另一手握持刮痧板，首先刮拭头后部正中，从百会穴向头后部至颈项过风府穴方向刮拭，以刮拭10～20次为宜，然后刮拭头后部双侧，从头顶部向头后部至颈项过风池穴方向刮拭，其刮拭力量和次数同头后部正中部位刮拭。

2. 颈部

（1）颈部正中刮痧：从颈上的风府穴向大椎穴、陶道穴方向刮拭（督脉）。宜选用坐位，受术者低头向前倾，施术者一手扶持受术者头顶部，保持头部相对稳定；另一手握持刮痧板从风府穴向下刮至大椎穴下的陶道穴，以轻刮10～20次为宜，身体消瘦、颈椎棘突明显突出者，宜用刮痧板的边角，由上向下依次点压按揉每一个椎间隙3～5次，以局部有酸胀感为宜。

（2）颈部脊柱两侧刮痧：颈部脊柱两侧分别从天柱穴向下刮至风门穴（膀胱经）。宜用直线刮法、重刮法刮拭，每一部位刮拭20～30次为宜。风门穴可采用点压法、按揉法。

（3）颈部外侧刮痧：颈部左右两侧分别从风池穴、完骨穴刮至肩井穴（胆经），从肩上过肩井穴并延伸至肩头。颈部外侧宜采用轻刮法、直线刮法和弧线刮法刮拭，每一部位刮拭以20～30次为宜。肩井穴可采用点压法、按揉法。

3. 肩部

（1）肩上部刮痧：从后发际两侧凹陷处的风池穴向肩井穴、肩髃穴方向刮拭，每侧刮拭以20～30次为宜。风池穴、肩井穴可采用点压法、按揉法。

（2）肩胛内侧刮痧：从后发际天柱穴向大杼穴、膈俞穴方向刮拭（膀胱经）。每侧从颈上一直刮至肩胛内侧膈俞穴以下，宜用直线刮法、重手法刮拭，每侧刮拭以20～30次为宜。

（3）肩后部刮痧：先用直线轻刮法由内向外刮拭肩胛冈上下，然后用弧线刮法刮拭肩关节后缘的腋后线，每一部位刮拭以20～30次为宜。

（4）肩前部刮痧：采用弧线刮法刮拭腋前线，每侧从上向下刮拭以20～30次为宜。

（5）肩外侧刮痧：施术者一手握住受术者前臂手腕处，使上肢外展45°，刮拭肩关节外侧的三角肌正中及两侧缘，用重刮法、直线刮法刮拭，每侧刮拭以10～20次为宜。

4. 腰背部

（1）背腰部正中刮痧：从上向下刮拭背腰部正中（督脉）。采用轻刮法，以刮拭10～20次为宜。身体消瘦、椎体棘突明显突出者，宜用刮痧板的边角，由上向下依次点压按揉每一个椎间隙3～5次，以局部有酸胀感为宜。

（2）背腰部脊柱两侧刮痧：从上向下刮拭背腰部膀胱经第一、第二侧线之间的区域。从上向下采用直线重刮法刮拭，每侧刮拭以20～30次为宜。

5. 胸部

（1）胸部正中刮痧：从天突穴向下刮至剑突处（任脉）。采用轻刮法，以刮拭10～20次为宜。

（2）胸部两侧刮痧：用刮痧板薄面边缘，采用轻刮法、角刮法由内向外刮拭，每一肋间隙刮拭以10～20次为宜，从上向下依次刮至乳根，乳头部位跳过。

6. 腹部

（1）腹部正中刮痧：分别从上脘穴向下刮至中脘穴、下脘穴，从气海穴向下刮至关元穴、中极穴（任脉）。选用仰卧位，从上向下刮拭，中间绕开肚脐。用边刮法、重刮法刮拭20～30次为宜。

（2）腹部两侧刮痧：从肋缘向下刮至小腹部，由内向外依次刮拭肾经、胃经和脾经循行区域，每个部位用边刮法刮拭20～30次为宜。

7. 上肢

（1）上肢外侧刮痧：由上向下依次刮拭大肠经、三焦经和小肠经循行区域。每一部位刮拭以10～20次为宜。合谷穴、外关穴可采用点压法、按揉法。

（2）上肢内侧刮痧：由上向下依次刮拭肺经、心包经和心经循行区域。每一部位刮拭以20～30次为宜。内关穴、神门穴可采用点压法、按揉法。

8. 下肢

（1）下肢外、后侧刮痧：以膝关节为界分上下两段分别刮拭，由上向下依次刮拭胃经、胆经和膀胱经循行区域。每一部位刮拭以10～20次为宜。环跳穴、承山穴可采用点压法、按揉法、弹拨法，委中穴可采用击打法、挑痧法。

（2）下肢内侧刮痧：以膝关节为界分上下两段分别刮拭，由上向下依次刮拭脾经、肝经和肾经循行区域。每一部位刮拭以10～20次为宜。三阴交、血海穴可采用点压法、按揉法。

（七）刮痧后处理

1. 刮痧后正常情况的处理　刮痧后应用干净纸巾、毛巾或消毒棉球将刮拭部位的刮痧介质擦拭干净。刮痧过程中产生的酸、麻、胀、痛、沉重等感觉，均属正常反应。刮痧后皮肤出现潮红、紫红色等颜色变化，或出现粟粒状、丘疹样斑点，或片状、条索状斑块等形态变化，并伴有局部热感或轻微疼痛，都是刮痧的正常反应，数天后即可自行消退，一般不需进行特殊处理。刮痧结束后，最好饮一杯温开水，休息15～20分钟即可。

2. 刮痧后异常情况的处理　若出现头晕、目眩、心慌、出冷汗、面色苍白、恶心欲吐，甚至神昏仆倒等晕刮现象，应立即停止刮痧，使受术者呈头低脚高平卧位，饮用一杯温开水或温糖水，并注意保温，或用刮痧板点按受术者百会穴、水沟穴、内关穴、足三里穴、涌泉穴。必要时按晕厥处理。

三、注意事项

1. 刮痧治疗时应注意室内保暖，尤其是在冬季应避免感受风寒；夏季刮痧时，应避免风扇、空调直吹刮拭部位。

2．刮痧工具要严格消毒，以防交叉感染。使用前仔细检查刮具是否完整无损，以免刮伤皮肤。

3．刮痧时要随时观察病情变化，经常询问受术者感受。被刮拭部位要保持皮肤润滑，应一边刮拭一边蘸取适量的介质，切忌干刮，以免刮伤皮肤。

4．刮痧后不宜即刻食用生冷食物，出痧后30分钟内不宜洗澡。

5．年迈体弱者、儿童、对疼痛较敏感的受术者宜用轻刮法刮拭。

6．凡肌肉丰满处（如背部、臀部、胸部、腹部、四肢）宜用刮痧板的横面（薄面、厚面均可）刮拭。对一些关节处、四肢末端、头面部等肌肉较少、凹凸较多的部位宜用刮痧板的棱角刮拭。

7．下肢静脉曲张或下肢肿胀者，宜采用逆刮法，由下向上刮拭。

📖 知识拓展

刮痧的补泻手法

刮痧作为一种传统中医疗法，其补泻方法是临床常用的综合手法。刮痧的补泻手法主要分为三类：补法、泻法和平补平泻法。

一、刮痧补法

特点：刮拭时按压力度小，刮拭速度慢，刮拭时间相对较长。

作用：能激发人体正气，使低下的功能恢复正常。多用于体弱多病、久病虚弱的虚证患者，或对疼痛敏感者等。

二、刮痧泻法

特点：刮拭时按压力度大，刮拭速度快，刮拭时间相对较短。刮痧后加拔罐的通常都是泻法。

作用：能疏泄病邪，使亢进的功能恢复正常。多用于身体强壮、疾病初期的实证患者以及骨关节疼痛患者。

三、刮痧平补平泻法

特点：介于刮痧补法和刮痧泻法之间，刮痧时，刮痧板按压的力度和移动速度适中，时间因人而异。

作用：常用于虚实夹杂体质的患者，尤其适宜于亚健康人群或健康人群的保健刮痧。

第二节　穴位贴敷技术

导入情境

75岁的张爷爷，长期患有慢性支气管炎，近期咳嗽症状加剧，夜间尤为严重，影响睡眠质量和日常生活。为缓解其咳嗽症状，养老院决定采用中医穴位贴敷疗法进行辅助治疗。现在你被安排为张爷爷实施穴位贴敷治疗。

请思考：

1．实施穴位贴敷操作前，如何与张爷爷进行沟通？

2．如何确保穴位贴敷过程中的安全与舒适？

一、概述

穴位贴敷技术是指在特定的穴位上贴敷药物，通过药物和穴位的共同作用来防治疾病的一种治疗方法。其中，将药物贴于脐部的治疗方法称为"敷脐疗法"。

（一）作用原理

穴位贴敷技术利用药物对穴位的刺激，激发经络之气，从而调节人体的阴阳平衡和脏腑功能。药物通过皮肤的渗透和吸收，进入经络系统，然后随着气血的运行输送到全身各处，起到治疗作用。

1. 穴位的刺激与调节作用　经络"内属脏腑，外络肢节，沟通表里，贯穿上下"，是人体运行气血的通道，而腧穴是人体脏腑经络之气输注于体表的特殊部位。通过在一定穴位上施以贴敷疗法，可以刺激体表的腧穴，激发经络的功能，从而发挥调节人体脏腑气血的作用，使阴阳平复，达到治疗疾病的目的。

2. 药物吸收后的药效作用　贴敷药物直接作用于体表穴位，药物成分经皮肤组织渗透、吸收，使局部血管扩张，血液循环加速，起到活血化瘀、通经活络、消肿止痛排脓、调和阴阳等功效。药物透过皮毛腠理由表入里，通过经络的贯通运行，联络脏腑，沟通表里，发挥较强的药效作用。

3. 透皮吸收　现代医学已证明，中药完全可以从皮肤吸收。贴敷药物经透皮吸收进入体循环产生治疗作用，调节皮肤上的神经 - 内分泌 - 免疫调节网络，发挥疗效。

（二）适应证

1. 内科　感冒、咳嗽、哮喘、头痛、眩晕、失眠、呕吐、泄泻、便秘、消渴等。

2. 外科　疮疡肿毒、跌打损伤、关节肿痛等。

3. 妇科　痛经、闭经、月经不调、盆腔炎、子宫脱垂、乳痈等。

4. 儿科　小儿感冒、哮喘、咳嗽、腹泻、厌食、遗尿等。

5. 其他　喉痹、牙痛、口疮、类风湿性关节炎等。

（三）禁忌证

1. 对药物或敷料成分过敏者禁用。

2. 贴敷部位有创伤、溃疡者禁用。

（四）穴位贴敷的主要用药

1. 通经走窜、开窍活络类药　常见的药物有冰片、麝香、丁香、白芥子、细辛等。

2. 刺激发泡类药　例如白芥子、蒜泥、生姜、甘遂、威灵仙、旱莲草等。

3. 气味俱厚、生猛有毒类药　例如生天南星、生半夏、生川乌、生草乌、巴豆、巴戟天等。

4. 赋形剂　赋形剂是指赋予药物以适当的形态和体积的物质。选择适当的赋形剂调和可促进药物吸收，提高疗效。常用赋形剂有蜂蜜、饴糖、植物油、凡士林、酒、醋、姜汁、蒜汁、葱汁等。蜂蜜、饴糖与皮肤有良好的亲和性，能保持敷药的湿润度和黏性，作用较持久。植物油、凡士林等油剂具有润滑肌肤之效。酒能温经散寒，活血化瘀，助行药力。醋能散瘀解毒，收敛止痛。葱汁、姜汁、蒜汁辛香散邪。

（五）穴位贴敷的常用剂型

1. 膏剂　分为软膏剂和硬膏剂。软膏剂是指将药物加入适宜基质中，制作成容易涂布于皮肤、黏膜或创面的外用制剂。硬膏剂有多种分类，其中，以水溶性高分子化合物或亲水性物质为基质，与中药提取物制成的中药贴敷剂称为中药巴布剂。

2. 丸剂　是指药物细粉或药物提取物加适宜的黏合剂或辅料制成的球形制剂。

3. 散剂　又称粉剂，是指一种或数种药物经粉碎、混匀而制成的粉状药剂。使用时可直接把粉末敷于穴位或和水、白酒、醋、油等调拌成黏稠状再进行贴敷。本法制作简便，剂量可随意增减，药性稳定。

4. 糊剂　将药物粉碎成细粉，或将药物按所含有效成分以渗漉法或其他方法制得浸膏，再粉碎成细粉，加入适量黏合剂或湿润剂，搅拌均匀，调成糊状。本法可增强贴敷的黏着力，并能使药物缓慢释放药效。

5. 泥剂　将中药捣碎或碾成泥状物，可添加蜂蜜、面粉、乙醇等物增加其黏湿度。

6. 膜剂　将中药成分分散于成膜材料中制成膜剂或涂膜剂，用时将膜剂固定于穴位上或直接涂于穴位上成膜即可。

7. 饼剂　是指将药粉制成圆饼形进行贴敷的一种剂型。其制作方法有两种：一种是将配好的各种药物粉碎、过筛混合，加入适量面粉和水搅拌后，捏成小饼形状，置于蒸笼上蒸熟，然后趁热贴敷穴位；另一种是加入适量蛋清或蜂蜜等有黏腻性的赋形剂，捏成饼状进行贴敷。前者可用于贴敷时间较长者，并能起到药物和温热的双重刺激作用；后者制作较为简单。药饼与皮肤接触面积较大，故多用于脐部及阿是穴（多为病灶或其反应区域）。

8. 锭剂　将药物研极细末，并经细筛筛后，加水或面糊适量，制成锭形，烘干或晾干备用。用时加冷开水磨成糊状，以此涂布穴位。锭剂多用于需长期应用同一方药的慢性病症，可以减少配药制作的麻烦，便于随时应用。锭剂药量较少，故常用对皮肤有一定刺激作用的药物制成锭剂。

9. 熨贴剂　将中药研细末装入布袋中贴敷穴位，或直接将药粉或湿药饼敷于穴位上，再用艾火或其他热源在所敷药物上温熨。

10. 浸膏剂　将中药粉碎后用水煎熬浓缩成膏状，用时可直接将浸膏剂敷于穴位上。

11. 鲜药剂　采用新鲜中草药捣碎或揉搓成团块状，或将其切成片状，再将其敷于穴位上。

12. 水（酒）渍剂　用水、酒或乙醇等溶剂浸泡中药，使用时用棉垫或纱布浸蘸。

（六）穴位贴敷的部位

穴位贴敷疗法的穴位选择以脏腑经络学说为基础，以辨证选穴为主，辅以局部取穴、经验用穴，穴位选择宜少而精。

二、操作技术

（一）操作准备

1. 用物准备　准备治疗盘、穴位贴、配置好的药物、弯盘、棉签或棉球、75% 乙醇或 0.5%～1% 碘伏、油膏刀或压舌板、剪刀、医用胶布、治疗巾、皮肤消毒液等，必要时准备纱布、棉垫、屏风。

2. 受术者准备

（1）受术者应了解穴位贴敷的目的、方法、预期效果以及可能的风险或不适感。

（2）告知施术者完整的病史，包括既往病史、药物过敏史、皮肤状况等。

（3）受术者应保持放松的心态，减少紧张和焦虑，以便更好地配合治疗。

（4）受术者应穿着宽松舒适的衣物，在治疗过程中方便穿脱。

（5）受术者体位适宜合理，能充分暴露贴药部位，保暖。

3. 环境准备　保持室内整洁卫生，温、湿度适宜，光线明亮，必要时屏风遮挡，保护隐私，注意防风保暖。

4. 施术者准备　仪表端庄，着装整洁，洗手，戴口罩，了解病情，态度和蔼，向受术者解释操作步骤及目的等，取得受术者的同意和配合。

（二）施术方法

根据受术者病证，选择适宜的腧穴、体位、中药、贴敷剂型。贴敷前先用 75% 乙醇或 0.5%～1% 碘伏棉球或棉签在施术部位消毒，贴敷药物，然后用消毒纱布或医用胶布覆在药上，最后固定。若贴敷部位在头面部，为了防止有毒性、刺激性的发泡中药进入眼、鼻、口中，可加绷带将其固定，换药时将用药局部清洗，擦干，再敷药。

1. 贴法　将已制备好的药物直接贴压于穴位上，然后外覆医用胶布固定；或先将药物置于医用胶布粘面正中，再对准穴位粘贴。硬膏剂可直接或温化后将硬膏剂中心对准穴位贴牢。

2. 敷法　将已制备好的药物直接涂搽于穴位上，外覆医用防渗水敷料贴，再以医用胶布固定。使用膜剂者可将膜剂固定于穴位上或直接涂于穴位上成膜。使用水（酒）渍剂时，可用棉垫或纱布浸蘸，然后敷于穴位上，外覆医用防渗水敷料贴，再以医用胶布固定。

3. 填法　将药膏或药粉填于脐中，外覆纱布，再以医用胶布固定。

4. 熨贴法 将熨贴剂加热,趁热外敷于穴位。或先将熨贴剂贴敷穴位上,再用艾火或其他热源在药物上温熨。

(三)贴敷时间

1. 刺激性小的药物,可每隔1～3天换药1次;不需溶剂调和的药物,还可适当延长至5～7天换药1次。

2. 刺激性大的药物,应视受术者的反应和发泡程度确定贴敷时间,数分钟至数小时不等;如需再贴敷,应待局部皮肤愈后再贴敷,或改用其他有效穴位交替贴敷。

3. 敷脐疗法每次贴敷3～24小时,隔日1次,所选药物不应为刺激性大及发泡之品。

4. 冬病夏治穴位贴敷从每年入伏到末伏,每7～10天贴1次,每次贴3～6小时,连续3年为一疗程。

(四)皮肤反应及施术后处理

1. 皮肤反应 色素沉着、潮红、微痒、烧灼感、疼痛、轻微红肿、轻度出水疱属于穴位贴敷的正常皮肤反应。

2. 换药 贴敷部位无水疱、破溃者,可用消毒干棉球或棉签蘸温水、植物油或液状石蜡清洁皮肤上的药物,擦干并消毒后再贴敷。贴敷部位起水疱或破溃者,应待皮肤愈后再贴敷。

3. 水疱处理 小的水疱一般不必特殊处理,让其自然吸收。大的水疱应以消毒针具挑破其底部,排尽液体,消毒以防感染。破溃的水疱应做消毒处理后,外用无菌纱布包扎,以防感染。

三、注意事项

1. 久病体弱者、消瘦者、孕妇、婴幼儿以及有严重心肝肾功能障碍者、糖尿病患者慎用。

2. 颜面部慎用。

3. 用药前要详细询问病史,对于过敏体质者或对中药、敷料成分过敏者应慎用。

4. 对于所贴敷之药,应将其固定牢稳,以免移位或脱落。贴敷期间避免剧烈运动。

5. 凡用溶剂调敷药物时,需随调配随敷用,以防挥发。若用膏剂贴敷,膏剂温度不应超过45℃,以免烫伤。

6. 对胶布过敏者,可选用低过敏胶布或用绷带固定贴敷药物。贴敷药物后注意局部防水。

7. 对于残留在皮肤上的药膏,不宜用刺激性物质擦洗。

8. 贴敷后若出现范围较大、程度较重的皮肤红斑、水疱、瘙痒现象,应立即停药,进行对症处理。出现全身性皮肤过敏症状者,应及时到医院就诊。

9. 冬季注意贴敷部位的保暖,或增加热熨;夏季贴敷时间不宜过长,以免引起局部皮肤异常反应,避免风扇或空调直吹贴敷部位,避免在阳光下暴晒。

📖 **知识拓展**

冬病夏治

冬病夏治,就是利用夏季气温高,机体阳气充沛的有利时机,调整人体的阴阳平衡,使一些陈年宿疾得以恢复。"冬病",是指某些好发于冬季,或在冬季加重的病变。"夏治",是说夏季这些病情有所缓解,趁其发作缓解季节辨证施治,可以预防冬季旧病复发,或减轻其症状。冬病夏治效果最为理想的是呼吸系统疾病,如慢性支气管炎、支气管哮喘、慢性阻塞性肺疾病等。

冬病夏治的方法很多,如针灸推拿、穴位贴敷以及内服温养阳气的中药和食物等。研究证明,冬病夏治穴位贴敷疗效显著,一般在夏季三伏天贴敷最好。从每年入伏到末伏,每7～10天贴1次,每次贴3～6小时,连续3年为一疗程。

第三节　中药熏洗技术

一、概述

中药熏洗技术是指将中药煎汤煮沸后,先利用药液所蒸发的药气对病变部位进行熏蒸,待药液稍温后,再淋洗浸浴患部,以达到治疗疾病或养生保健目的的一种中医外治法,包括熏法和洗法,一般先熏后洗。

(一)适应证

1. 内科　感冒、咳嗽、哮喘、头痛、眩晕、失眠、消渴、腹胀、便秘等。

2. 外科　疖、痈、丹毒、软组织损伤、痔、肛瘘、脱肛、乳痈等。

3. 妇科　痛经、闭经、带下病、盆腔炎、阴部瘙痒等。

4. 儿科　湿疹、麻疹、痄腮、小儿腹泻、遗尿等。

5. 其他　湿疹、斑秃、手足癣、瘙痒症、肩周炎、跌打损伤、睑腺炎、睑缘炎、泪囊炎、鼻窦炎等。

(二)禁忌证

1. 严重疾病　严重心血管疾病、心功能不全、重症高血压、恶性肿瘤等。

2. 出血性疾病　血小板减少性紫癜、白血病、血友病、新鲜出血等。

3. 药物禁忌　相关药物过敏史。

4. 特殊生理状态　妊娠、妇女月经期、过度饥饿、饱食、醉酒、高热、极度疲劳状态等。

5. 其他情形　患有急性传染病、有开放性创口、感染性病灶及不能配合操作者。

二、操作技术

(一)操作准备

1. 药物准备　根据病情选择合适的中药,将药材加水煎煮,去渣取汁。

2. 用物准备

(1)全身熏洗:准备治疗盘、浴缸或大浴盆、活动支架或小木凳、药液、热水、水温计、罩单、浴巾、毛巾、一次性浴具套、一次性中单、拖鞋、衣裤等。

(2)眼部熏洗:准备治疗盘、治疗碗(内盛煎好的中药滤液)、有孔治疗巾、无菌纱布、镊子、水温计、胶布、眼罩等。

(3)四肢熏洗:准备熏洗盆(桶)、药液、治疗盘、浴巾、橡胶单、水温计,必要时准备屏风、垫枕等。

(4)坐浴法:准备治疗盘、药液、水温计、坐浴架、坐浴盆、毛巾、一次性浴具套、必要时准备屏风等。

3. 受术者准备

(1)受术者排空二便,衣着宽松,根据熏洗部位,取合理舒适体位。

(2)了解熏洗技术的目的、操作方法、注意事项及配合要点,同意操作,愿意配合。

(3)坐浴操作前清洁肛门局部。

4. 环境准备　保持室内整洁卫生,温、湿度适宜,以受术者舒适为宜,注意避风防寒,防止受术者受凉,必要时准备屏风遮挡,保护隐私。

5. 施术者准备　仪表端庄,着装整洁,洗手,戴口罩,了解病情,态度和蔼,解释明确,取得受术者的同意和配合。

(二)全身熏洗

1. 备药液　保持室温约25℃,相对湿度60%~70%,浴盆内水温约50℃,把煎好的中药趁热倒入浴盆,放好坐架(高出水面10cm),测试水温。

2. 熏蒸 协助受术者脱掉衣裤并坐在浴盆坐架上,用罩单将浴盆和受术者身体围住,勿使热气外泄,仅露出头面部,使药液蒸气熏蒸全身。

3. 浸泡 待药液温度不烫时,撤去坐架,将全身浸泡于药液中,并随时添加热水,使药液温度保持在37~42℃,全身药浴1次15~20分钟,每日1~2次。

4. 整理 熏洗毕,起身动作不应过快过急,无需清水冲洗,擦干皮肤即可,协助穿衣。熏洗总时间控制在40分钟内,以免受术者疲劳。

(三)眼部熏洗

1. 备药液 将药液趁热倒入治疗碗中,药液温度控制在50℃左右,盖上带孔透气的治疗巾。

2. 熏蒸 协助受术者端坐位,头部及躯干向前倾,眼部贴至孔巾上熏蒸。

3. 淋洗 待药液降至适宜温度(37~42℃)时,用镊子夹取无菌纱布,蘸取药液淋洗眼部,稍凉即换,每次15~30分钟。(洗眼杯法:受术者先低头,用盛有温热药汤的洗眼杯紧扣在患眼上,紧持洗眼杯缓慢抬头,不断开阖眼睑,转动眼球,使眼部与药液充分接触。若患眼分泌物较多,可换新鲜药液多熏洗几次。)

4. 整理 洗毕,用无菌纱布轻轻擦干眼部,闭目休息5~10分钟,根据需要敷盖纱布或戴上眼罩。

(四)四肢熏洗

1. 备药液 将煎好的药液趁热倒入盆中,加热水至所需量,放好支架,测试水温(约50℃)。

2. 熏蒸 受术者取舒适体位,暴露熏洗部位,床上铺橡胶单,肢体放置于支架上,接触部位垫置软枕,用浴巾围盖熏洗部位及盆,使药液蒸气熏蒸施术部。

3. 浸洗 待药液温度适宜时,将肢体浸泡在药液中,时间15~20分钟。

4. 整理 洗毕,用毛巾擦干肢体,整理衣裤,注意避风、防寒。

(五)坐浴法

1. 备药液 将煎好的药液趁热倒入盆中,上置坐浴架,测试水温。

2. 熏蒸 协助受术者脱去内裤,坐在坐浴架上,浴巾覆盖,开始熏蒸,注意遮挡。

3. 浸洗 待药液温度降至适宜时,撤去坐浴架,协助受术者将臀部坐入盆中泡洗或用纱布淋洗。药液偏凉时,更换药液,每次熏洗20~30分钟,每日1~2次。

4. 整理 洗毕,擦干臀部。如有伤口,应先用无菌敷料包扎后再更换清洁内裤,休息观察。

三、注意事项

1. 熏洗时注意室温,冬季注意保暖,夏季注意避风,暴露部位尽可能加盖衣被。熏洗后应及时擦干药液和汗液。

2. 注意药液温度适宜,熏蒸时药液温度为50℃左右,洗浴时以37~42℃为宜。老年人、儿童及感觉功能障碍者不宜超过50℃。

3. 受术者不宜空腹熏洗,熏洗应在饭后约1小时后进行。熏洗之前,避免剧烈运动,尤其是老年人,避免活动过后熏洗时突发心脑血管意外。

4. 注意观察受术者的情况,询问受术者是否有异常感觉,如受术者感到不适应立即中止熏洗,预防意外发生。

5. 熏洗部位有伤口时,应严格无菌操作。包扎部位进行熏洗时,应揭去敷料,熏洗完毕后,更换消毒敷料,重新包扎。

6. 注意保护受术者隐私,必要时进行遮挡。熏洗所用物品需清洁消毒,用具一人一份,避免交叉感染。

第四节　中药热熨敷技术

一、概述

中药热熨敷技术是指将药物或其他物品加热后，在患病部位或特定穴位来回运转，借助温热之力，使药性通过皮毛腠理，循经运行，内达脏腑，从而疏通经络、温中散寒、行气活血，达到调整脏腑阴阳而防治疾病目的的一种方法。

（一）适应证

1. 内科　胃脘疼痛、腹冷泄泻、呕吐、风寒湿痹等。

2. 外科　跌打损伤、腰背痛等。

3. 妇科　痛经、闭经、月经不调、盆腔炎等。

4. 儿科　小儿支气管肺炎、咳嗽、感冒、腹泻等。

5. 其他　小便癃闭、瘫痪等。

（二）禁忌证

1. 各种实热证、恶性肿瘤、急性软组织损伤、腹部包块不明及麻醉未清醒者禁用。

2. 出血性疾病、传染性疾病等患者禁用。

3. 皮肤禁忌　皮肤肿瘤部位、皮肤破损处等禁用。

4. 特殊部位　孕妇腹部、身体大血管处等禁用。

5. 其他情形　病变部位有金属移植物、感觉障碍者等禁用。

二、操作技术

（一）操作准备

1. 用物准备　准备热熨包、治疗盘、治疗碗、竹筷、白酒或食醋、双层纱布袋、炒锅、电炉（或加热装置）、凡士林、纱布、棉签、测温计、皮肤消毒液、大毛巾、屏风等。

2. 受术者准备

（1）受术者衣着宽松，排空二便，根据热熨敷的部位不同，取合理体位，充分暴露操作部位。

（2）了解中药热熨敷技术的操作目的、方法、注意事项及配合要点，同意操作，愿意配合。

3. 环境准备　保持室内整洁卫生，温、湿度适宜，光线明亮，防风避寒。

4. 施术者准备　仪表端庄，着装整洁，洗手，戴口罩，了解病情，态度和蔼，解释明确，取得受术者同意及配合。

（二）分类

1. 按加热介质分类

（1）药熨敷：指将中药加热后，放入布袋中进行熨敷。常选用辛温性热、芳香透窍的药物，例如吴茱萸、莱菔子、生姜、艾叶、小茴香、透骨草、川芎、红花等，这些药物具有温里散寒、祛风除湿、活血化瘀、通络止痛的作用。

（2）盐熨敷：指使用炒热的食盐放入布袋中进行热熨敷。此法简单方便，且盐具有一定的渗透性和保温性，有利于药性的透入。

（3）其他介质熨敷：除了药熨敷和盐熨敷，还可以使用坎离砂、麦麸、葱、生姜、大豆等介质进行加热后熨敷。这些介质各具特色，如坎离砂可反复使用，每次用时加入陈醋，直至不能发热时再更换；麦麸具有温和的热效应，适用于寒邪所致的脘腹痞满疼痛；葱和大豆则能散发芳香气味，促进药物的吸收。

2. 按加热方式分类

（1）干热熨敷法：将中药或介质通过炒或微波炉等方式加热后放入布袋进行熨敷。这种方法的特点是温度较高，热效应明显，适用于需要快速温热刺激的治疗场景。

1）准备60～70℃的热水袋（热水灌满热水袋容量的2/3，排出气体，旋紧袋口以免漏水）或药熨包。

2）局部涂少量凡士林，将热水袋（或药熨包）装入布套或用毛巾包好敷于患部，来回推熨，注意用力均匀，力度适中。

3）一般每次热敷15～30分钟，每日2～3次。

4）如无热水袋，亦可用炒热的药包、食盐、米、沙子等装入布袋来代替。

（2）湿热熨敷法：将中药置于布袋内，放入锅中进行煮或蒸加热后，温度合适时熨敷于患部或穴位。这种方法的特点是药物成分能够更充分地溶解于水中，通过热力和药液蒸气的作用，促进药物的透皮吸收。

1）将中草药置于布袋内，放入锅中加热煮沸或蒸20分钟左右。

2）在需要进行热熨敷的部位上涂上凡士林。

3）将药袋从锅中取出，滤水片刻，待温度适宜后将药袋放在治疗部位上来回推熨，以受术者能耐受为宜。

4）药袋温度过低时，及时更换药袋或加温，大约每5分钟更换一次，总计20～30分钟。每日可敷2～3次。

三、注意事项

1. 热熨温度不宜超过70℃，应以受术者能忍受为度。年老者、婴幼儿及感觉障碍者的热熨包温度不宜超过50℃，以免烫伤皮肤。

2. 布袋用后清洗消毒备用，中药可连续使用1周。

3. 热熨敷过程中应随时观察局部皮肤的颜色变化和受术者对温度的感受，一旦出现水疱、疼痛或烫伤应立即停止热熨敷，并给予适当处理。

4. 开始操作时，热熨包温度高，用力宜轻，速度要快，随着温度降低，力度可逐渐增大，同时减慢速度，以受术者能耐受为度。操作过程中注意保持热熨包温度，当热熨包温度过低时应及时更换或加热。

5. 热熨敷治疗后要注意避风保暖，不宜过度疲劳，饮食宜清淡。

（孙绮彧）

思考题

1. 刮痧技术操作中，针对不同部位的肌肉厚度（如背部、四肢）和病症特点（如局部疼痛、疲劳乏力），应如何调整刮痧板的角度、力度及刮拭方向？

2. 穴位贴敷后若出现局部皮肤轻微水疱，可能的原因有哪些？从操作规范和受术者个体差异两方面提出预防措施。

下篇
中医医养照护适宜技术应用

第九章

体 质 调 理

学习目标

1. 掌握体质的分类及体质的特征。
2. 熟悉体质辨识的方法。
3. 了解体质调理，建立中医体质相关思维。
4. 学会体质辨识的分类，帮助受术者从不同体质角度防治疾病。
5. 具有尊重、爱护受术者和保护受术者隐私的职业精神。

导入情境

张爷爷今年76岁，经常感觉四肢冰凉，周身怕冷，稍微进食生冷食物就容易腹泻。他来到中医医院就诊，诊察后发现张爷爷舌质淡胖、边有齿痕，苔白，脉沉弱。

请思考：

1. 张爷爷的体质是哪种类型？你判断的依据是什么？
2. 为张爷爷进行体质调养的原则是什么？

体，指形体、生理；质，指特质、性质。体质是指在人体生命演进中，基于先天禀赋与后天多种因素影响，因脏腑、经络、气血、阴阳等的盛衰偏颇而逐步形成的一种结构和功能相对稳定的特殊状态。其形成、发展与变化受先天因素（如遗传等）和后天因素（如饮食营养、生活起居、精神情绪及环境等）共同影响。

体质在疾病的发生、发展及中医辨证论治和养生指导中占据重要地位。良好的体质状态意味着机体脏腑、经络、气血等相互协调，功能正常，能够抵御外界邪气的侵袭。

第一节　体 质 辨 识

一、中医体质分类

中医体质分类是根据个体的生理特征、病理倾向及心理特点等综合因素划分的，旨在指导疾病预防、个性化养生、慢性病调理及亚健康干预。中华中医药学会于2009年发布的《中医体质分类与判定》中提出了中医体质的九种体质分型。

二、九种体质的辨识

九种体质的类型、特征及易患疾病见表9-1。

表 9-1　九种体质的辨识

体质类型	体质特征	易患疾病
平和质（健康型）	气血调和，精力充沛，适应力强，舌淡红、苔薄白	较少患病
气虚质（气不足型）	肌肉松软，气短懒言，易出汗，易感冒	反复呼吸道感染、内脏下垂
阳虚质（阳气不足型）	畏寒肢冷，喜热饮，舌淡胖、边有齿痕	慢性腹泻、关节冷痛、甲状腺功能减退
阴虚质（阴液亏虚型）	手足心热，口燥咽干，舌红少津，易失眠	围绝经期综合征、干燥综合征
痰湿质（痰湿内蕴型）	体型肥胖，腹部肥满，口黏苔腻，易困倦	糖尿病、高脂血症、代谢综合征
湿热质（湿热内蕴型）	面垢油光，口苦口臭，痤疮频发，小便黄赤	痤疮、湿疹、肝胆疾病
血瘀质（血行不畅型）	面色晦暗，皮肤瘀斑，舌质紫暗或有瘀点	心脑血管疾病、痛经、黄褐斑
气郁质（气机郁滞型）	情绪低落，敏感多疑，胸胁胀满，善太息	抑郁症、乳腺增生、甲状腺结节
特禀质（先天禀赋异常型）	过敏体质，或有遗传缺陷	过敏性疾病、自身免疫病

此外，人体还存在兼夹体质，这是指机体同时具有两种或两种以上体质特征的体质状态。九种体质中只有一种体质的人数并不多，而同时具备两种或两种以上的体质特征，即兼夹体质者为多，老年人尤其居多。如阳虚质多兼夹气虚质、气郁质；血瘀质多兼夹气虚质、阳虚质等。

目前，针对体质辨识的工具和方法较多，可以使用量表如《国家基本公共卫生服务规范（第三版）》中的老年人中医药健康管理服务记录表和体质判定标准表进行判定，也可以使用不同类型的设备进行体质辨识。

第二节　体质调养

体质具有一定的稳定性，同时又具备动态可变性。合理的饮食、舒畅的情志及适度的运动可增强体质，促进身心健康；反之，则可使体质衰弱，导致各种疾患。运用中医学天人合一的整体观念，对不良体质进行调养，可达到"五脏元真通畅，人即安和"的健康状态。本节着重介绍气虚质、阳虚质、阴虚质、痰湿质、湿热质、血瘀质、气郁质、特禀质的体质调养方法。

一、气虚质

（一）调养原则
补益脾肺，升阳举陷。

（二）中医适宜技术干预
1. 推拿技术干预　摩腹、摩关元、按揉膻中、按揉肺俞、脾俞、胃俞，横擦背部督脉，按揉足三里。

2. 导引运动技术干预　可以选择练习八段锦、太极拳、五禽戏、易筋经、六字诀等功法，也可以重点练习下列功法动作：韦驮献杵第一势、出爪亮翅、调理脾胃须单举、鸟飞。

3. 艾灸技术干预　取穴足三里、气海、关元、膈俞、神阙等隔盐灸，每日或隔日 1 次。

4. 拔罐技术干预　取肺俞、心俞、脾俞、胃俞、肝俞、胆俞，隔日 1 次，每穴留罐 5 分钟。

5. 中医熏洗技术干预　每日用补气类中药如党参、黄芪、白术、山药、枸杞、龙眼肉等足浴熏洗，水温一般在 40℃ 左右，不可过热，每次时间 20 分钟左右。

6. 针刺技术干预　取穴足三里、三阴交、气海、关元、百会、内关、神门，毫针补法，每日针 1 次，留针 30 分钟。

7. 饮食调养干预　宜选用性平偏温、健脾益气的食物，如粳米、糯米、小米、南瓜、山药、大枣、莲子、豆腐、鸡肉、鸡蛋、鹌鹑（蛋）、牛肉等，可食用"山药粥""人参莲肉汤"等具有补中益气的食疗方。尽量少吃或不吃槟榔、生萝卜等耗气的食物，不宜多食生冷苦寒、辛辣燥热、油腻不消化的食物。

二、阳虚质

（一）调养原则

温补脾肾，温阳化湿。

（二）中医适宜技术干预

1. 推拿技术干预　擦法操作于督脉及两侧膀胱经；按揉肾俞、命门、志室；掌振法操作于命门穴，横擦腰骶部，擦膀胱经，以透热为度。

2. 导引运动技术干预　可以选择练习八段锦、太极拳、五禽戏、易筋经、六字诀等功法，也可以重点练习下列功法动作：鹿奔、打躬势、两手攀足固肾腰。

3. 艾灸技术干预　取穴肾俞、命门、气海、关元、志室进行艾灸，每日 1 次。

4. 拔罐技术干预　在背部涂上一层凡士林、油等润滑介质，选取督脉及两侧膀胱经进行走罐，隔日 1 次，以皮肤潮红透热为度。

5. 中医熏洗技术干预　每日用补阳温通类中药如附子、当归、桂枝、淫羊藿、仙茅等足浴，水温不可过热，每次时间 30～40 分钟。

6. 针刺技术干预　取穴肾俞、命门、气海、关元、大椎、三焦俞、足三里，毫针补法，每日针 1 次，留针 30 分钟。

7. 饮食调养干预　以温补脾肾阳气为主，如羊肉、猪肚、鸡肉、带鱼、鹿肉、黄鳝、虾、刀豆、核桃、栗子、韭菜、茴香、河虾、海虾、海参、橘子等，五香牛肉、五香羊肉、鸡汤、韭菜、炒虾仁尤为适宜。可食用"当归生姜羊肉汤""韭菜炒胡桃仁"等食疗方。

三、阴虚质

（一）调养原则

滋阴降火，镇静安神。

（二）中医适宜技术干预

1. 推拿技术干预　擦法作用于足三阴经；掌推足三阴经；按揉三阴交、太溪、复溜、照海、水泉；擦足三阴经，以透热为度。

2. 导引运动技术干预　可以选择练习八段锦、太极拳、五禽戏、易筋经、六字诀等功法，也可以重点练习下列功法动作：摇头摆尾去心火、两手攀足固肾腰、呵字诀、吹字诀。

3. 艾灸技术干预　取穴三阴交、太溪、水泉、照海，艾条悬起灸，每日或隔日 1 次，每穴 10 分钟。

4. 拔罐技术干预　取大椎、心俞、肾俞拔罐，隔日 1 次，每穴留罐 5 分钟。

5. 中医熏洗技术干预　每日用降虚火类中药如艾叶、金银花、连翘等足浴，水温不可过热，每次时间 30～40 分钟。

6. 针刺技术干预　取穴三阴交、太溪、照海、复溜、涌泉、曲泉，毫针补法，每日针 1 次，留针 30 分钟。

7. 饮食调养干预　以滋阴潜阳为法。如芝麻、糯米、绿豆、乌贼、甲鱼、龟、鳖、海参、鲍鱼、雪蛤、螃蟹、牛奶、牡蛎、蛤蜊、海参、鸭肉、猪皮、山药、枸杞、豆腐、甘蔗、桃子、银耳、藕、大白菜、黑木耳、李子、西瓜、黄瓜、百合等。可食用"蜂蜜银耳蒸百合""莲子百合煲瘦肉"等食疗方。少食温燥、辛辣的食物，如羊肉、韭菜、茴香、辣椒、葱、蒜、酒、咖啡、浓茶、荔枝、龙眼等。

四、痰湿质

（一）调养原则

健脾利湿，化痰降浊。

（二）中医适宜技术干预

1. 推拿技术干预　一指禅推法或㨰法操作于脾俞、胃俞、三焦俞；按揉中脘、天枢、阴陵泉、丰隆；摩腹、掌振腹部。

2. 导引运动技术干预　可以选择练习八段锦、太极拳、五禽戏、易筋经、六字诀等功法，也可以重点练习下列功法动作：两手托天理三焦、调理脾胃须单举、熊运、三盘落地势、鸟飞。

3. 艾灸技术干预　取穴中脘、天枢、神阙、气海、脾俞、胃俞，艾条悬起灸，每日或隔日1次，每穴10分钟。

4. 拔罐技术干预　取脾俞、胃俞、三焦俞，每日1次，每穴留罐10分钟。

5. 中医熏洗技术干预　在相对密闭的空间，选用清宣发散类中药如薄荷、香薷、藿香、艾叶、透骨草，煎煮后，先熏蒸，然后身体浸入药液中洗浴。

6. 针刺技术干预　取穴足三里、丰隆、三阴交、阴陵泉、内庭、公孙、太白、脾俞、胃俞，每日针1次，留针30分钟。

7. 饮食调养干预　宜选用健脾助运、祛湿化痰的食物，如冬瓜、白萝卜、薏苡仁、赤小豆、荷叶、山楂、生姜、荠菜、紫菜、海带、鲫鱼、鲤鱼、鲈鱼、文蛤等，可食用"荷叶粥""冬瓜海带薏米排骨汤"等食疗方。少食肥、甜、油、黏（腻）的食物。

五、湿热质

（一）调养原则

清热化湿，分消走泄。

（二）中医适宜技术干预

1. 推拿技术干预　㨰法操作于两侧膀胱经；一指禅手法操作于脾俞、胃俞、肝俞、肾俞、三焦俞、膀胱俞；按揉曲池、合谷、行间、期门。

2. 导引运动技术干预　可以选择练习八段锦、太极拳、五禽戏、易筋经、六字诀等功法，也可以重点练习下列功法动作：韦驮献杵第一势、嘻字诀、调理脾胃须单举、两手攀足固肾腰。

3. 艾灸技术干预　取穴三阴交、阴陵泉、丰隆、足三里，艾条悬起灸，每日或隔日1次，每穴10分钟。

4. 拔罐技术干预　取肝俞、肾俞、三焦俞、膀胱俞，每日1次，每穴留罐10分钟。

5. 中医熏洗技术干预　每日用中药足浴，用清热燥湿类中药如：金钱草、郁金、蒲公英、野菊花等，煎煮后熏洗足部，每次时间30～40分钟。

6. 针刺技术干预　取穴曲池、合谷、三阴交、肝俞、肾俞、三焦俞、膀胱俞、太溪、行间、内庭，每日针1次，留针30分钟。

7. 饮食调养干预　以清淡为主，可选择赤小豆、绿豆、黄瓜、芹菜、马齿苋、西葫芦、西瓜、冬瓜、苦瓜、番茄、赤豆、乌梅、荷叶、茄子、鲜藕、百合、丝瓜、薏苡仁、莲子、鸭肉、鲫鱼、田螺等。可食用"绿豆薏米粥""赤小豆煲猪肉汤"等食疗方。不宜食羊肉、动物内脏等肥厚油腻之品，以及韭菜、生姜、辣椒、胡椒、花椒、火锅、炸物、烧烤等辛温助热的食物。

六、血瘀质

（一）调养原则

活血化瘀，通经止痛。

（二）中医适宜技术干预

1. 推拿技术干预　一指禅推法操作于心俞、膈俞、脾俞、胃俞；按揉膈俞、血海、气海；掌擦督脉与足太阳膀胱经第一侧线，以透热为度。

2. 导引运动技术干预　可以选择练习八段锦、太极拳、五禽戏、易筋经、六字诀等功法，也可以重点练习下列功法动作：左右开弓似射雕、五劳七伤往后瞧、倒拽九牛尾、虎扑。

3. 艾灸技术干预　取穴三阴交、血海、足三里，艾条悬起灸，每日或隔日 1 次，每穴 10 分钟。

4. 拔罐技术干预　取心俞、膈俞、脾俞、肝俞、血海，每日 1 次，每穴留罐 10 分钟。

5. 中医熏洗技术干预　每日用温水泡脚或中药足疗，水温不可过热，足疗的中药材主要选择温经通络、活血化瘀类药，如桂枝、降香、苏木、松节、艾叶、莪术、乳香、没药等，每次 30～40 分钟。

6. 针刺技术干预　取穴三阴交、血海、膈俞。气郁者加太冲、行间；气虚者加气海、足三里。每日针 1 次，留针 30 分钟。

7. 饮食调养干预　适宜的食物有莲藕、洋葱、香菇、猴头菇、金针菇、木耳、海带、海藻、紫菜、茄子、萝卜、胡萝卜、油菜、黑豆、黄豆、葛根、魔芋、猪心、菠萝、菱角、刺梨、芒果、番木瓜、金橘、橙、柚子、桃、李子、山楂、玫瑰花、红糖、黄酒、葡萄酒等。可以食用红花三七蒸老母鸡、山楂粥、花生粥、肉类煲汤等食疗方。

七、气郁质

（一）调养原则

疏肝理气，调畅气机。

（二）中医适宜技术干预

1. 推拿技术干预　一指禅推法或滚法操作于肝俞、胆俞、膈俞；按揉肝俞、胆俞、期门、太冲；搓摩胁肋，从腋下开始至季肋止。

2. 导引运动技术干预　可以选择练习八段锦、太极拳、五禽戏、易筋经、六字诀等功法，也可以重点练习下列功法动作：猿摘、青龙探爪、攒拳怒目增气力、嘘字诀。

3. 艾灸技术干预　取穴足三里、阳陵泉、肝俞、太冲等穴，每日或隔日 1 次。

4. 拔罐技术干预　取大椎、至阳、筋缩、中枢、肝俞、胆俞，每日 1 次，每穴留罐 10 分钟。

5. 中医熏洗技术干预　在相对密闭的空间，用疏肝理气类中药如柴胡、薄荷、陈皮、木香、玫瑰花、香附等煎煮，利用药液蒸气熏蒸，然后身体浸入药液水中洗浴。

6. 针刺技术干预　取穴人迎、膻中、期门、内关、太冲、足三里，每日针 1 次，留针 30 分钟，诸穴均用泻法。

7. 饮食调养干预　小麦、荞麦、燕麦、高粱，大蒜、刀豆、蘑菇、豆豉、海带、海藻、萝卜、佛手、香橼、洋葱、韭菜、茴香、黄花菜、茼蒿、香菜、芥菜、丝瓜、包心菜、深海鱼类、火腿、醪糟、蛋黄、柑橘、橙子、柚子、金橘、山楂、红枣、龙眼、葡萄干、开心果、槟榔、茉莉花、玫瑰花等。可食用"三花茶""黄花菜瘦肉汤"等。

八、特禀质

（一）调养原则

益气固表，养血消风。

（二）中医适宜技术干预

1. 推拿技术干预　滚法操作于督脉及两侧膀胱经；按揉膻中、肺俞、脾俞、肾俞、膈俞、血海、足三里、太溪、关元；以脐为中心顺时针方向摩腹，重点揉摩脐中；捏脊。

2. 导引运动技术干预　可以选择练习八段锦、太极拳、五禽戏、易筋经、六字诀等功法，也可以重点练习下列功法动作：左右弯弓似射雕、调理脾胃须单举、两手攀足固肾腰、熊晃、鸟伸。

3. 艾灸技术干预 取穴足三里、神阙、关元、肺俞、脾俞、肾俞，艾炷灸，每穴灸 3～7 壮。

4. 拔罐技术干预 在背部涂上一层凡士林等润滑介质，选取督脉及两侧膀胱经进行走罐，之后可于肺俞、脾俞、肾俞、膈俞留罐 5 分钟，隔日 1 次，以皮肤潮红透热为度。

5. 中医熏洗技术干预 每日用中药足浴，水温不可过热，一般不超过 45℃，中药可选用乌梅、制何首乌、荆芥、蝉蜕等煎煮，每次时间 20～30 分钟。

6. 针刺技术干预 取穴曲池、列缺、足三里、丰隆、太溪、肺俞、尺泽、血海，每日针 1 次，留针 30 分钟。三棱针刺大椎拔罐放血。

7. 饮食调养干预 宜选择具有补益肺脾肾功能的食品。坚果类的如核桃、杏仁、松子等，水果类如鸭梨、石榴、桑葚、葡萄、番茄等。茶叶、黄豆、黑豆、玉米油有缓解过敏和水土不服的作用。宜多食益气固表的食物，可食用"固表粥"等食疗方。尽量少食辛辣、腥发食物，不食含致敏物质的食品，如蚕豆、羊肉、鹅肉、鲤鱼、虾、蟹、茄子、辣椒、浓茶、咖啡等。

📖 **知识拓展**

肤 - 体相关论

皮肤是人体重要的组成部分。脏腑、气血、经络功能的正常是保证皮肤良好状态的基础，同时皮肤也是内在环境的反映，机体的状态可通过皮肤得以呈现"肤 - 体相关论"是以"辨体论治"为主体的"辨体 - 辨病 - 辨证"诊疗模式运用于皮肤疾病的理论总结与升华，认为体质因素是皮肤类型和特征的重要物质基础，皮肤的变化与内脏生理功能、病理变化关系密切，因此皮肤的状况可以作为体质的一个反映，通过观察皮肤问题，可以间接地了解身体的健康状况。

（郑　爽）

✏️ **思考题**

1. 气虚质与阳虚质的鉴别要点有哪些？
2. 气郁质和血瘀质在调养原则与适宜技术干预方面有哪些异同？

第十章

临床常见老年病症

学习目标

1. 掌握常见老年病症的概念、临床表现。
2. 熟练掌握常见老年病症的中医适宜技术操作方法。
3. 了解常见老年病症的调护。
4. 具有较高的职业素养,尊老爱老,具备同理心和人文关怀。

第一节　内科、妇科疾病

一、中风后遗症

中风后遗症是指脑卒中患者经过急性期和恢复期后遗留的各种脑功能障碍,也称为脑卒中后遗症。患者表现为运动功能障碍、脑区功能障碍、自主神经症状、精神障碍、失语、肢体瘫痪,根据病情程度不同,可能出现轻瘫、不完全瘫痪或全瘫。本病属中医"偏瘫"范畴。本病病位在脑,与心、肝、脾、肾等脏腑有关,病理性质属于本虚标实,即肝肾阴虚,气血衰少为本,风、火、痰、气、瘀为标。

其病机可以概括为①正气亏虚:年老体衰或久病导致气血亏损,脑脉失养,气虚导致运血无力,血流不畅,形成脑脉瘀滞;②肝阳上亢:情志内伤,如怒火伤肝,肝阳暴张,心火暴盛,风火相煽,气血上逆,上冲犯脑;③痰湿内阻:饮食不节,脾失健运,导致痰湿内生,痰热互结,壅滞经脉,上蒙清窍;④气血逆乱:气血运行失常,瘀血阻滞,痰热内蕴,或阳化风动,血随气逆,导致脑脉痹阻或血溢脉外;⑤阴阳失调:肝肾阴虚,阳亢化火生风,五志过极亦可化火动风,导致气血逆乱。

(一)临床表现

本病主症为偏瘫、一侧肢体活动不利,轻瘫、不完全瘫痪或全瘫,可能出现肌肉萎缩、脂肪减少等。脑区功能障碍可包括麻木、感觉异常、疼痛、偏盲、言语不清、认知障碍等。自主神经症状可见失眠、精神异常、大小便失禁、性格和脾气改变、心理和情感变得更加脆弱等。中风影响语言交流能力,可能表现为运动性失语、感觉性失语、混合性失语或命名性失语。

1. 气虚血瘀证　偏身麻木,四肢无力,渐觉口舌歪斜,语言不利,口角流涎,甚至半身不遂。舌质暗淡,苔薄白或白腻,脉沉细。

2. 阴虚风动证　平素头晕头痛,耳鸣目眩,少眠多梦,腰酸腿软,突然一侧手足麻木,或半身不遂,口舌歪斜,舌强言謇或不语,舌嫩红或绛红,少苔或无苔,脉弦细或细数。

3. 肝肾亏虚证　手足瘫软不收,酸麻不仁,腰膝软弱,足废不能用,或患肢僵硬、畸形、肌肉萎缩。舌质淡红,脉细。

(二)中医适宜技术临床应用

中风后遗症为本虚标实、上盛下虚之证。急性期虽有本虚,但标实更为突出,应以急则治其标为原则。中经络者,宜平肝息风,化痰祛瘀通络;中脏腑者,宜醒神开窍;闭证宜清热开窍或化痰开窍;脱证宜益气回阳,扶正固脱;内闭外脱者,宜醒神开窍、扶正固本兼施。恢复期与后遗症期多为虚实夹杂,邪实未除,正虚已现,治宜扶正祛邪,标本兼顾,常用育阴息风、益气活血等治法。

1. 推拿治疗

(1)基本操作

1)腰背下肢后侧:患者俯卧,医者站其体侧,用㨰法在腰背下肢后侧施术,可配合腰椎、髋、膝关节后伸被动运动,时间约3分钟。

2)下肢侧面:患者健侧卧位,医者站其体侧,肘揉法在下肢侧面施术,时间约3分钟。

3)下肢前部:患者仰卧,医者站其体侧,用㨰法在下肢前侧施术,然后搓抖下肢,时间约5分钟。

4)上肢部:患者仰卧,医者用㨰法在上肢部施术,时间约3分钟;然后按揉上肢部手三阳经的外行线3~5遍;最后摇肩、肘、腕、掌指、指间关节,各操作3~5遍。

5)头面部:若有口眼喝斜者,患者仰卧,医者按揉印堂、睛明、阳白、迎香、地仓、颊车、下关等穴,每穴1分钟。

(2)随证加减

1)风痰瘀阻证:取穴有膈俞、天突、合谷、丰隆。患者俯卧,医者站其体侧,按揉膈俞穴2分钟,按揉天突、合谷、丰隆穴,每穴1分钟。

2)气虚血瘀证:取穴有脾俞、膈俞、气海、关元、血海、足三里。患者俯卧,医者站其体侧,按揉脾俞、膈俞穴,每穴1分钟。患者仰卧,医者立于其体侧,按揉气海、关元、血海、足三里穴,每穴1分钟。

3)肝肾阴虚证:取穴有肝俞、肾俞、气海俞、命门、八髎、督脉。患者俯卧,医者立于其体侧,按揉肝俞、肾俞、气海俞,每穴1分钟;然后用小鱼际直擦督脉,横擦肾俞、命门,斜擦八髎,均以透热为度。

2. 艾灸疗法 患者中风脱证时,在神阙、关元等穴位施隔姜灸或隔盐灸。

3. 中药熏洗治疗 具有温经活血、通络逐瘀的作用,直接作用于局部,可以明显减轻中风后肩关节疼痛、手部发胀等症状。药物选用红花、川草乌、当归、川芎、桑枝等,煎汤取1 000~2 000mL,趁热以其药液蒸气熏蒸病侧手部,待药水略温后,洗、敷病侧肢体。每日1~2次,20日1疗程。

4. 导引运动治疗 指导患者进行适当的肢体运动和功能训练,促进肌肉力量的恢复和身体协调性的提高。可以选择八段锦、太极拳的云手等功法进行锻炼。

5. 针刺治疗

(1)毫针:半身不遂者,应调和经脉,疏通气血,以大肠经、胃经腧穴为主,辅以膀胱经、胆经穴位。初病时仅刺患侧,病程日久后,可先刺健侧再刺患侧。上肢取肩髃、曲池、外关、合谷等穴,下肢取环跳、阳陵泉、足三里、昆仑等穴。中风不语者,应祛风豁痰,宣窍通络,取金津、玉液放血,针刺内关、通里、廉泉、三阴交等。

(2)耳穴:取神门、心、肾、皮质下、脑干等穴,用胶布将王不留行贴于穴位上,每日自行按压3~4次,每次3分钟,睡前可再按压1次。

(3)头皮针:取顶颞前斜线、顶颞后斜线、顶旁1线及顶旁2线,快速捻转3分钟,留针30分钟。

(4)电针法:在患侧上下肢各选一组穴位,取断续波或疏密波。以肌肉微微跳动为度,留针30分钟。

(三)预防调护

1. 未病之时,应根据本病的危险因素采取干预措施,如饮食清淡易消化之物,忌肥甘厚腻、辛辣刺激之品,禁烟酒;保持心情舒畅;做到起居有常,避免疲劳。预防应当注意积极防治高血压等。

2. 既病之后,应加强护理,如中脏腑昏迷者,须密切观察病情变化,防止并发症。

3. 恢复期应加强偏瘫肢体的功能锻炼;语言不利者,宜加强语言训练;长期卧床者,要防止压疮。

4. 卒中后抑郁是常见的功能障碍,可发生于卒中后各时期。积极引导患者认识疾病,以积极的心态对待疾病,减少孤独感,缓解抑郁、焦虑状态,指导患者树立战胜疾病的信心,必要时可用抗抑郁的药物治疗。

二、帕金森病

帕金森病是锥体外系功能紊乱引起的神经系统退行性疾病，多发于中老年人。临床表现以静止性震颤、动作迟缓、肌强直及姿势步态异常等运动性症状为主，可伴有嗅觉丧失、精神障碍、睡眠障碍、认知障碍、便秘、尿频、流涎等非运动症状。随着人口老龄化的发展，本病发病率逐年攀升，已经成为引起功能障碍、致残误工、增加社会经济负担和影响人类生活质量的重要原因。本病属中医"颤证"范畴。

本病病位在筋脉，与肝、肾、脾三脏密切相关，多与年老体虚有关，病情逐渐加重，发病缓慢。病因以内因为主，包括年老体衰、情志失调、饮食不节、劳逸失度等。主要病机为：①肝风内动、筋脉失养，肝主筋，为风木之脏，肝风内动，筋脉不能自主，随风而动，牵动肢体及头颈颤动；②肝肾同源，若水不涵木，肝肾交亏，肾虚髓减，脑髓不充，下虚则高摇；③脾胃受损，痰湿内生，土不载木，亦致风木内动。病理性质为本虚标实，以肝肾亏虚、气血阴精不足为发病之本，风、火、痰、瘀为发病之标。本标可单独为病，也可相兼为病，临床多虚实夹杂。

（一）临床表现

本病主症为：首发症状可以是震颤，也可以是运动迟缓或强直。常从一侧上肢或上下肢起病，经过一段时间后扩展到另一侧，先发病一侧肢体症状重于对侧，少部分可以下肢起病。临床诊断必须具备运动减少，至少具备肌肉强直、静止性震颤、姿势不良中的一项，同时排除脑卒中、脑损伤、脑炎及药物造成的继发性帕金森综合征等。

1. 痰热风动证 神呆懒动，形体稍胖，头胸前倾，头或肢体颤振尚能自制，活动缓慢，胸脘痞满，口干或多汗，头晕或头沉，咯痰色黄，小便短赤，大便秘结或数日不行。舌质红或暗红，舌苔黄或黄腻，脉象细数或弦滑。

2. 气血两虚证 神呆懒言，面色苍白或萎黄，肢体颤振或头摇日久，震颤程度重，项背僵直或肢体拘痉，活动减少，步态不稳，气短乏力，头晕眼花，自汗，动则尤甚。舌体胖，舌边有齿痕，舌苔薄白或白腻，脉细无力或沉细。

3. 肝肾不足证 表情呆板，肢体或头颤日久，震颤幅度大，或肢体拘痉，活动笨拙，上肢不能协调，言语謇涩，或智力减退，形体消瘦，头晕耳鸣，失眠多梦，或头痛盗汗，急躁时颤振加重，腰酸腿笨，小便频数，大便秘结。舌体瘦小，舌质暗红，苔少或剥苔或微黄，脉细弦或细数。

4. 阳气虚衰证 头摇肢颤，筋脉拘挛，畏寒肢冷，四肢麻木，心悸懒言，动则气短，自汗，小便清长或自遗，大便溏。舌质淡，舌苔薄白，脉沉迟无力。

（二）中医适宜技术临床应用

急则治标，缓则治本，补虚泻实，攻补兼施。初期本虚不显，见风火相煽，痰热壅阻，治标以清热、化痰、息风、活血为主；病程长，年老体弱，肝肾亏虚，气血不足，治本补虚，宜滋补肝肾，益气养血，调补阴阳；震颤日久，息风通络可增强疗效，以强其疏风通络、息风止痉之效。

1. 推拿治疗

（1）基本操作

1）头面部：患者仰卧，按揉百会、四神聪、印堂、太阳、风池、风府，掌振法操作于百会。

2）上肢部：患者仰卧，医者用㨰法在上肢部施术，时间约3分钟；然后按揉上肢部手三阳经、手三阴经3~5遍；最后摇肩、肘、腕、掌指、指间关节，各操作3~5遍。

3）下肢前部：患者仰卧，医者站其体侧，用㨰法在下肢前侧施术，按揉足三里、阴陵泉、丰隆、悬钟、丘墟、太冲等穴。

4）下肢侧面：患者健侧卧位，医者站其体侧，用㨰法、拨法、肘揉法在下肢侧面施术，时间约3分钟。

5）腰背下肢后侧：患者俯卧，医者站其体侧，用㨰法在腰背下肢后侧施术，可配合腰椎、髋、膝关节后伸被动运动,时间约 3 分钟。

6)腹部:患者仰卧,顺时针摩腹 10 分钟,按揉左右中脘、天枢穴 100 次,顺时针掌揉神阙穴 5 分钟。

每日 1 次,晨起或晚餐后半小时进行,7 天为 1 疗程。治疗帕金森病伴功能性便秘患者,可以中脘、天枢、神阙等为主穴。

(2)随证加减

1)痰热风动证:加按揉曲池、丰隆。

2)气血两虚证:加按揉足三里、血海、三阴交。

3)肝肾不足证:加按揉太溪、太冲;横擦肾俞、命门。

4)阳气虚衰证:掌摩关元;擦背部膀胱经、督脉;横擦肾俞、命门。

2. 拔罐治疗　在督脉、膀胱经上涂介质,行走罐操作。

3. 导引运动治疗　指导患者选择八段锦、五禽戏、太极拳等功法进行锻炼,可以选择五禽戏的熊戏、猿戏,易筋经的韦驮献杵第二势和太极拳的野马分鬃进行练习。

4. 针刺治疗

(1)毫针:以合谷、太冲、外关、风池、曲池、阳陵泉、下关、承筋、人中、阴陵泉、丰隆为主穴。每日或隔日针刺 1 次,7 次为 1 疗程,疗程间休息 2~3 日。亦可在上述穴位施电针、激光针、微针等。痰热风动证配中脘、曲池、大椎;气血两虚证配血海、足三里、肺俞、脾俞、肾俞;肝肾不足证配肝俞、肾俞、三阴交;阳气虚衰证配灸神阙、关元、命门。

(2)头针:选舞蹈震颤控制区域(运动区前方 1.5cm 的平行线)。一般单侧病变针刺对侧、双侧病变针刺双侧。每日 1 次,15 次为 1 疗程。间隔 3~5 天再行第 2 疗程。

(三)预防调护

1. 本病的护理强调以人为本,身心并重。

2. 调节情志　保持心情愉快,避免忧思郁怒。本病病程长,呈进行性加重,常在情绪紧张、激动或窘迫情况下肢体震颤加重。可通过医护人员和患者家属、朋友的语言,或具体的关心、体贴、帮助等措施对患者进行心理调护,建立和保持良好的医患关系,促进患者稳定情绪,树立抗病的信心。

3. 谨慎起居　避免受风、受热、受潮,生活规律,劳逸适度,减少房事,按时休息,保证充足的睡眠,适度运动,避免过劳与过逸。

4. 饮食调摄　控制饮食总量,多食用蔬菜、水果和富含酪氨酸的食物;补充优质蛋白,增强机体抵抗力。采取药物治疗时,要严格控制蛋白质的摄入。

5. 防治结合　本病需要坚持长期调治。对于中毒及颅脑外伤等继发震颤者,应重视原发病的治疗。

三、阿尔茨海默病

阿尔茨海默病是一种持续性高级神经功能活动障碍,患者表现为起病隐匿,逐渐出现记忆减退、认知功能障碍、行为异常和社交障碍。病情进行性加重,患者往往 2~3 年内丧失独立生活能力,10~20 年因并发症而死亡。阿尔茨海默病是老年人最常见的神经系统退行性疾病之一,也是老年期痴呆中最重要的类型。本病属中医"痴呆"范畴。

本病病位在脑,与心、肝、脾、肾相关,尤与肾关系密切:①脑为元神之府,老年人肾中精气不足,不能生髓,髓海不充,髓减脑消,则记忆衰退,不慧失聪。②年老之人脏腑功能减退,出现心血亏虚、肝血不足、脾不生血等,导致气血不足,脑髓失养。③痰、瘀、火、毒、痰浊、瘀血、火扰、毒损等病邪留滞脑络,脑络不通,导致神机失用。病理性质多为本虚标实,本虚为脾肾亏虚、气血不足,标实为痰、瘀、火、毒内阻于脑,虚实之间常相互转化。实证的痰浊、瘀血、火毒日久,损伤心、脾、肝、肾,则转化为虚证;正虚日久,气血亏乏,脏腑功能受累,气血运行失常,或积湿为痰,或滞留为瘀,又可因虚致实,虚实兼夹而成难治之候。

（一）临床表现

本病主症为：认知功能减退和非认知性神经精神症状。疾病早期症状较轻，首发症状为记忆力减退，语言功能逐步受损，出现语言贫乏、找词困难。疾病中期会逐渐出现认知功能减退，表现为在熟悉的环境里迷路，对日常生活和常识的理解与判断力发生障碍，计算力下降，抽象思维障碍，逻辑推理能力下降，出现命名性失语。疾病晚期，患者判断力、认知力完全丧失，性格发生改变，变得主观、固执、孤僻等。随着痴呆加重，患者还可出现多疑、迫害妄想、幻觉等精神症状。此外，终末期患者可并发全身系统疾病，如肺部及尿路感染、压疮以及多器官功能衰竭症状等，最终因并发症而死亡。

1. 髓海不足证　表情呆滞，行动迟缓，记忆减退，词不达意，行为幼稚，忽哭忽笑，懒惰思卧，静默寡言，常伴头晕耳鸣，发稀齿槁，腰膝酸软，步履艰难。舌瘦色淡，苔薄白，脉沉细弱。

2. 脾肾两虚证　表情呆滞，沉默寡言，记忆减退，言语含糊，词不达意，伴腰膝酸软，肌肉萎缩，食少纳呆，少气懒言，口涎外溢，或四肢不温，五更泄泻，腹痛喜按。舌淡白，舌体胖大，边有齿痕，苔白，脉沉细弱，双尺尤甚。

3. 痰浊蒙窍证　表情呆钝，智力衰退，哭笑无常，喃喃自语，或终日无语，呆若木鸡，伴见不思饮食，口多涎沫，脘腹胀痛，痞满不适，头重如裹，纳呆呕恶。舌质淡，苔白腻，脉滑。

4. 瘀血内阻证　表情迟钝，言语不利，健忘善怒，思维异常，行为古怪，伴肌肤甲错，口干不欲饮，目光晦暗，双目呆视。舌紫暗，或见瘀斑瘀点，苔薄白，脉细涩或迟。

5. 心肝火旺证　健忘，心烦易怒，口苦目干，头晕头痛，筋惕肉瞤，或咽干口燥，口臭口疮，尿赤便干或面红微赤，口气臭秽，烦躁不安甚至狂躁。舌质暗红，苔黄或黄腻，脉弦滑或弦细而数。

6. 毒损脑络证　迷蒙昏睡，不识人物，神呆遗尿，或二便失禁，或躁扰不宁，甚至狂越，谵语妄言，或身体蜷缩，肢体僵硬，或颤动。舌红绛，苔黏腻浊，或腐秽厚积，脉数。

（二）中医适宜技术临床应用

虚者补之，实者泻之。开郁逐痰、活血通窍、平肝泻火治其标，补虚扶正、充髓补脑治其本，为其治疗原则。实证当视其气郁、痰浊、血瘀、火热的侧重点，分别予疏肝解郁、化痰开窍、活血化瘀、平肝清火，以冀气行血活、窍开神醒。补虚扶正，充髓补脑，尤重补益脾肾、精血。对脾肾不足、髓海空虚之证，宜培补先天、后天，以冀脑髓得充、化源得滋，可用血肉有情之品以填精补血。另外，移情易性，智力和功能训练与锻炼亦不可轻视。

1. 推拿治疗

（1）基本操作

1）头面部：取仰卧位，指推法从印堂至神庭（开天门）、从印堂经上额分推至太阳穴（分头阴阳），掐水沟，按揉百会、四神聪、风池、风府，掌振百会、指振印堂，指击前额部及头部。

2）四肢部：取仰卧位，按揉内关、神门、曲池、足三里、阳陵泉、三阴交、涌泉。

3）胸腹部：取仰卧位，按揉气海、关元、中脘、下脘、天枢、摩腹。

4）腰背部：取俯卧位，㨰法操作于大椎、心俞、脾俞、胃俞、命门、肾俞，捏脊。

（2）随证加减

1）髓海不足证：加掌直擦背腰部督脉路线，横擦背部脾俞、胃俞部位，以透热为度。

2）脾肾两虚证：加直擦背腰部膀胱经路线，横擦背部脾俞、肾俞、命门部位，以透热为度。

3）痰浊蒙窍证：加按揉足三里、阴陵泉、丰隆。

4）瘀血内阻证：加按揉膈俞、肝俞、血海、太冲。

5）心肝火旺证：加按揉大陵、曲池，拿极泉，按揉行间。

6）毒损脑络证：加掐十宣、合谷、四缝、八风、八邪，揉太阳，按揉丰隆、三阴交，㨰八髎。

2. 艾灸治疗　艾灸气海、关元穴，尤其适宜于帕金森病伴排尿障碍者。方法：艾盒灸气海、关元穴，每次30分钟。疗程：5天为1个疗程，可连续治疗2或3个疗程。

3. 导引运动治疗 指导患者选择八段锦、五禽戏、六字诀、易筋经等功法进行锻炼,可以选择五禽戏中猿戏、八段锦中五劳七伤往后瞧、摇头摆尾去心火、背后七颠百病消和易筋经的韦驮献杵第三势、打躬势进行练习。

4. 穴位贴敷治疗 大黄粉贴敷神阙穴,适用于阿尔茨海默病伴便秘者。方法:姜汁调大黄粉贴敷神阙,每次4~6小时。疗程:5天为1个疗程,可连续治疗2~3个疗程。

5. 刮痧治疗 适用于阿尔茨海默病有运动功能障碍或身体疼痛者。方法:辨病、辨证、辨经选择经络、腧穴。疗程:3~5天为1个疗程,可连续治疗2或3个疗程。

6. 针刺治疗 毫针:以百会、四神聪、内关、太溪、悬钟、足三里为主穴。每日或隔日针刺1次,7次为1疗程,疗程间休息2~3日。髓海不足证配风池、大椎、脾俞、肾俞、命门、关元、阴陵泉;脾肾两虚证配脾俞、肾俞、三阴交;痰浊蒙窍证配中脘、丰隆、曲池、大椎;瘀血内阻证配血海、膈俞;心肝火旺证配大椎、曲池、内关、行间;毒损脑络证配合谷、八风、八邪、太阳、丰隆、三阴交。

(三)预防调护

1. 精神调摄、智能训练、调节饮食起居既是本病预防措施,又是治疗的重要环节。

2. 平素应生活规律,饮食清淡,少食肥甘厚腻,多食补肾益精之品,如核桃、黑芝麻、山药等,戒烟戒酒。

3. 对于轻症患者,要耐心和蔼,督促其尽量料理自己的日常生活,细致地指导其进行智能训练,多参加社会活动,适应环境。

4. 对重症患者,应按要求给予生活照顾,帮助其搞好个人卫生,防止压疮和感染,防止患者自伤或伤人。

5. 平时生活中要注意调节情志,避免七情内伤。防止跌倒和药物、有害气体中毒等。

6. 阿尔茨海默病患者常表现为精神紧张、情绪急躁或抑郁等,心理疗法借助语言、行为等手段对患者进行帮助教育,通常有语言开导法、精神转移法、暗示疗法、宁心静坐法等,可使患者全身放松,经脉通畅,气血周流,阴阳协调,调动体内的免疫功能,增强战胜疾病的信心,以利于疾病的康复。

四、老年期抑郁症

老年期抑郁症是指发病于60岁以后,因持久心境障碍所致的异常情绪状态和精神障碍,是一种功能性精神疾病。患者表现为情绪低落、孤独感、自卑感、焦虑、认知功能障碍、妄想观念、思维、行为迟滞和诸多躯体不适症状等。本病病程较长,具有缓解和复发倾向,部分病例预后不佳,可发展为难治性抑郁症,在老年精神障碍性疾病中有较高的发病率。本病属中医"郁证"范畴。

本病病位在肝,与心、脾、肾关系密切。肝喜条达而主疏泄,与精神情志活动关系密切:①长期肝郁不解,肝失疏泄;②或横逆犯脾,致肝脾失和;③或化火扰心,致心肝火旺;④或忧思伤脾,致心脾两虚;⑤或火郁伤阴,肾阴被耗,致阴虚火旺,发为本病。本病病理性质多为本虚标实,本虚为肝、脾、肾、心亏虚,标实有气、血、痰、火、湿、食之别。本虚和标实常相互影响,致使疾病缠绵难愈,反复发作。一般初起多实中夹虚,日久虚中兼实。初期多表现为肝郁气滞、肝郁化火、气郁痰阻、气滞血瘀,后期则表现为心神失养、心脾两虚、心肾阴虚、肝肾亏损等。

(一)临床表现

1. 肝气郁结证 精神抑郁,情绪低落,坐卧不安,意志消沉,善太息,胸部满闷,胁肋胀痛,痛无定处,脘闷嗳气,不思饮食,大便不调,健忘失眠。舌苔薄白或薄腻,脉弦。

2. 气郁化火证 性情急躁易怒,胸胁胀满,口苦而干,或心神不定,心烦不安,失眠多梦,汗多,或头痛,目赤,耳鸣,或嘈杂吞酸,大便秘结,小便黄赤。舌质红,苔黄,脉弦数。

3. 痰气郁结证 精神抑郁或烦躁易怒,胸部闷塞,胁肋胀满,咽中如有物梗塞,吞之不下,咯之不出,或表情淡漠,反应迟钝,寡语少言,头身困重。苔白腻,脉弦滑。

4. 心神失养证 精神恍惚，心神不宁，多疑易惊，悲忧善哭，喜怒无常，或时时欠伸，或手舞足蹈，骂詈喊叫等，或忽然失音，不能言语，或言语失常，无故悲伤，行动反常，或心烦不眠，坐卧不安，或身如虫行，或惧怕声光，寡言少语。舌质淡，脉弦。

5. 心脾两虚证 多思善疑，多愁善感，情绪抑郁，头晕神疲，嗜卧，寡言少语，心悸气短，善恐易惊，胆小怕事，失眠健忘，纳差便溏，面色不华。舌质淡，苔薄白，脉细。

6. 心肾阴虚证 情绪不宁，心悸健忘，失眠多梦，腰酸或痛，头晕耳鸣，五心烦热，盗汗，口咽干燥。舌红少津，脉细数。

7. 脾肾阳虚证 忧郁不畅，精神萎靡，情绪低沉，神疲乏力，食欲缺乏，腹痛腹泻，反应迟钝，嗜卧少动，心烦惊恐，心悸，夜寐早醒，面色㿠白，畏寒肢冷，性欲下降，小便不利。舌质胖淡，或有齿痕，苔白滑，脉沉细。

（二）中医适宜技术临床应用

理气开郁、调畅气机、怡情易性是老年期抑郁症的治疗原则。对于实证，首当理气开郁，并根据是否兼有瘀血、痰浊、湿邪等而分别采用活血、降火、祛痰、化湿等法。虚证则应根据损及的脏腑及气血阴精亏虚的不同情况，或养心安神，或补益心脾，或滋养肝肾。对于虚实夹杂者，又当视虚实的偏重而虚实兼顾。

1. 推拿治疗

（1）基本操作

1）取仰卧位，一指禅推法操作于印堂至神庭，"∞字"一指禅推法操作于眼眶，分推印堂至太阳，按揉百会、印堂。取坐位，拿风池、拿五经。

2）取仰卧位，顺时针摩腹，按揉中脘。

3）取仰卧位，按揉神门、大陵、内关、足三里、太冲。

4）取俯卧位，㨰法或掌按揉腰背两侧膀胱经，按揉心俞、肝俞、脾俞、胃俞。

（2）随证加减

1）肝气郁结证：加按揉章门、期门、行间，搓胁肋。

2）气郁化火证：加按揉支沟、期门、内庭、行间，搓胁肋。

3）痰气郁结证：加按揉膻中、中脘、丰隆，摩腹。

4）心神失养证：加按揉四神聪、通里、三阴交，拿极泉。

5）心脾两虚证：加㨰法操作于膀胱经，以心俞、脾俞为主，擦法操作于膀胱经。按揉血海、三阴交。

6）心肾阴虚证：加按揉内关、太溪、三阴交。

7）脾肾阳虚证：加掌振关元，擦法操作于督脉，横擦肾俞、命门。

2. 艾灸治疗 选用艾条悬灸百会、肝俞、心俞、膻中、神阙、足三里。

3. 拔罐治疗 取心俞、肝俞、胆俞、膈俞、脾俞、肾俞拔罐，留罐10分钟。

4. 穴位贴敷治疗 不同证型选取的中药不同。肝气郁结、气郁化火证取柴胡、香附、枳壳、陈皮、川芎等中药；痰气郁结证取厚朴、紫苏、半夏、茯苓等中药；心脾两虚、心神失养证取党参、茯苓、白术、当归、远志、木香等中药；心肾阴虚证取淮山药、山茱萸、茯苓、五味子、当归、远志、黄连。中药研成粉末，用醋调成糊膏状。选取心俞、肝俞、脾俞、肾俞四个特定穴位进行贴敷。

5. 导引运动治疗 指导患者选择八段锦、五禽戏、六字诀、易筋经、太极拳等功法进行锻炼，可以选择五禽戏中猿戏、八段锦中攒拳怒目增气力、摇头摆尾去心火、两手托天理三焦、背后七颠百病消、六字诀中的呵字诀、嘻字诀和易筋经的打躬势进行练习。

6. 针刺治疗

（1）毫针：以百会、安眠、内关、合谷、太冲、神门为主穴。每日1次，10次为1疗程，连续3个疗程。

（2）电针结合耳穴：取百会、印堂、合谷、太冲、太溪、三阴交，常规进针后行平补平泻法，针刺后连接电针,低频连续波,留针 30 分钟,每隔 10 分钟行针 1 次。耳穴选神门、心、皮质下、交感、肾等,每次选一侧 2～3 个穴位,以王不留行贴压后每穴重压 1 分钟。每周治疗 2 次,10 次为 1 个疗程。

(三)预防调护

1. 提高老年人的思想境界和文化修养,树立正确的人生观、世界观,及时适应社会和时代的变化,适应老年人生理和心理变化,对预防本病有重要意义。

2. 保持乐观的情绪,正确对待各种事物,避免忧思郁虑,是防治郁病的重要措施。

3. 对老年期抑郁症患者,应作好精神心理治疗工作,使其正确认识和对待疾病,增强治愈疾病的信心,并解除情志致病的原因,以促进郁病的完全治愈。

4. 可以选择五行音乐治疗,选取中国传统五行音乐对患者进行干预,播放《高山流水》(古筝)、《平湖秋月》(古筝)、《月夜》(二胡)、《关山月》(古筝)、《闲居吟》(二胡)的乐曲,需根据患者的睡眠时间调节音乐干预时间,一般在睡前 1 小时进行。

5. 注意食疗调养,饮食宜清淡,进食营养丰富、高热量、高纤维、易消化的饮食,忌辛辣、肥甘、过酸、过咸。

五、高血压

高血压是一种以体循环动脉血压持续升高为特征的心血管综合征,是多种心脑血管疾病的重要病因和危险因素,动脉压的持续升高可导致靶器官如心脏、肾脏、大脑和血管的损害,最终导致这些器官功能衰竭。高血压是心血管疾病死亡的主要原因之一,分为原发性高血压和继发性高血压,其中原发性高血压占高血压的 95% 以上,老年人群发病率较高。本病属中医"眩晕""头痛"范畴。

本病病位在头窍,与肝、脾、肾三脏相关。病理性质以本虚标实居多,肝肾阴虚为本,肝阳上亢、痰浊内蕴、瘀血阻络为标。风、火、痰、瘀、虚是高血压的常见病理因素。在高血压的病变过程中,各个证候之间相互兼夹或转化:①脾胃虚弱,气血亏虚而生眩晕,而脾虚又可聚湿生痰,表现为气血亏虚兼有痰湿中阻的证候;②痰湿郁久化热,形成痰火为患,甚至火盛伤阴,形成阴亏于下,痰火上蒙的复杂局面;③肾精不足,若阴损及阳,或精不化气,可以转为肾阳不足或阴阳两虚之证。此外,风阳每夹有痰火,肾虚可以导致肝旺,久病入络形成瘀血,故临床常形成虚实夹杂之证候。

(一)临床表现

本病起病隐匿,进展缓慢,早期无症状,有的患者是在体检中发现。常见的症状有头晕、头痛、后颈部僵硬疼痛、耳鸣以及情绪易波动、失眠健忘等。病程后期心、脑、肾等靶器官受损及有并发症时,可出现相应的症状。老年性高血压的特点是:①以收缩压增高为主;②脉压增大;③血压波动大;④容易发生直立性低血压;⑤常见血压昼夜节律异常;⑥常与多种疾病共存。

1. 肝阳上亢证 头晕头痛,面红目赤,口干口苦,烦躁易怒,大便秘结,小便黄赤。舌质红,苔薄黄,脉弦有力。

2. 痰湿内盛证 头重如蒙,困倦乏力,胸闷,腹胀痞满,少食多寐,呕吐痰涎。舌胖,苔腻,脉濡滑。

3. 瘀血内停证 头痛经久不愈,固定不移,头晕阵作,偏身麻木,口唇发紫。舌紫暗,有瘀点或瘀斑,脉弦细涩。

4. 肝肾阴虚证 头晕目眩,耳鸣,目涩咽干,五心烦热,盗汗,不寐多梦,腰膝酸软,大便干涩,小便热赤。舌红,苔少或光剥,脉细数或细弦。

5. 阴阳两虚证 头晕眼花,耳鸣,形寒肢冷,心悸气短,腰膝酸软,小便短少,下肢浮肿,遗精阳痿,夜尿频数,大便溏薄。舌淡胖,脉沉迟。

(二)中医适宜技术临床应用

以补虚泻实、调整阴阳为治疗原则,治法有从标、从本之异。急者多偏实,可选用息风、潜阳、清火、化痰等法,以治其标为主。缓者多偏虚,当用补益气血、益肾、养肝、健脾等法,以治其本为主。

1. 推拿治疗

（1）基本操作

1）取仰卧位，双手在印堂穴向前发际方向施以交替直推法（开天门），自印堂沿眉弓向外侧分推至太阳（推坎宫）；大鱼际揉法操作于前额部；按揉风池、太阳穴，推桥弓。

2）一指禅推法操作于任脉，自天突至鸠尾往返5～10遍。按揉期门、气海、关元。

3）按揉双侧的太冲、阳陵泉、太溪、涌泉。

4）擦法操作于肝俞、脾俞、肾俞。

（2）随证加减

1）肝阳上亢证：加推桥弓、按揉角孙、行间，擦涌泉。

2）痰湿内盛证：加一指禅推法操作于中脘、章门穴；摩腹；按揉双侧的丰隆、足三里、三阴交；擦法操作于脾俞、胃俞；捏脊。

3）瘀血内停证：加按揉膈俞、肝俞、脾俞、血海。

4）肝肾阴虚证：加一指禅推法沿任脉循行部位自上而下往返操作；按揉三阴交；拿下肢内侧。

5）阴阳两虚证：加一指禅推法沿任脉循行部位自上而下往返操作，重点在中脘、关元穴操作，每穴1分钟；掌振法操作于气海穴；按揉双侧的足三里；擦双侧涌泉穴；擦法操作于背部膀胱经、督脉。

2. 艾灸治疗　选取百会、足三里、涌泉进行艾条悬灸，肝阳上亢证加灸太冲、涌泉；痰湿内盛证加灸丰隆、足三里；瘀血内停证加灸膈俞、血海；肝肾阴虚证加灸太溪、三阴交；阴阳两虚证加灸神阙、气海、关元。每日1次，5～7天为1疗程。

3. 拔罐治疗　选取心俞、膈俞、肝俞、脾俞、肾俞拔罐，留罐10分钟，每日1次，5～7天为1疗程。

4. 导引运动治疗　指导患者选择八段锦、五禽戏、六字诀、易筋经、太极拳等功法进行锻炼，可以选择八段锦中的攒拳怒目增气力、摇头摆尾去心火、两手攀足固肾腰、背后七颠百病消、六字诀中的呵、嘘、吹字诀进行练习。

5. 中药熏洗治疗　可采用降压足浴方：吴茱萸15g、黄柏15g、知母15g、生地黄15g、牛膝15g、生牡蛎50g。煎汤取1 000～2 000mL，趁热以其药液蒸气熏蒸足部，待药水略温后，以浸泡双足为宜，时间为30分钟，每晚足浴1次，10天为1疗程。

6. 穴位贴敷治疗　取吴茱萸10g、黄连10g、半夏10g、川芎10g，研末，用姜汁调成药丸，贴敷于神阙、涌泉、关元、丰隆、三阴交。每天1次，2～4小时/次，5～7天为1疗程。

7. 刮痧治疗　取下肢内侧、太溪、太冲、涌泉刮痧治疗，1～2次/周。

8. 针刺治疗

（1）毫针：主穴取风池、曲池、足三里、太冲。肝火炽盛证加行间、太阳；阴虚阳亢证加太溪、三阴交、神门；痰湿内盛证加丰隆、内关。

（2）耳穴：取皮质下、神门、心、交感、降压沟。揿针埋针或王不留行按压，每次选取2～3穴，可埋针或压丸2～3天，10天为1个疗程。

（3）刺络放血治疗：常规消毒后，采用毫针或三棱针点刺耳尖穴，每侧放血5～10滴，两日1次，10次为1疗程。适用于高血压肝阳上亢证。

（三）预防调护

1. 高血压及其并发症是我国人群疾病死亡的首位病因，因此必须及早发现、及时治疗、终身服药，尽量防止靶器官损害，减少其严重后果。

2. 高血压的预防分为三级：一级预防针对高血压的高危人群，减少高血压的发生；二级预防是针对高血压患者，采用简便、有效、安全、价廉的药物进行药物治疗；三级预防针对高血压重症的抢救，预防其并发症的发生和死亡。

3. 健康宣教，保持健康的生活方式非常重要。生活中要注意劳逸结合，情绪乐观。饮食要低盐，不宜太精细，多吃富含营养且热量较低的食物。

六、冠心病

冠心病全称为冠状动脉粥样硬化性心脏病，是指冠状动脉血管发生动脉粥样硬化病变而引起血管腔狭窄或阻塞，造成心肌缺血、缺氧或坏死而导致的心脏病，也称缺血性心脏病。冠心病是动脉粥样硬化导致器官病变的最常见类型，分为无症状心肌缺血、心绞痛、心肌梗死、缺血性心力衰竭和猝死 5 种临床类型。近年来冠心病发病呈年轻化趋势，已成为威胁人类健康的主要疾病之一。本病属中医"胸痹""心痛""真心痛"范畴。

本病病位在心，与肝、脾、肾有关，病理性质为本虚标实，虚实夹杂，①虚者多为气虚、阳虚、阴虚、血虚，尤以气虚、阳虚多见；②实者多为气滞、寒凝、痰浊、血瘀，并可交互为患；③缓解期痛势较缓，以本虚为主，主要有心、脾、肾气血阴阳之亏虚，其中又以心气虚、心阳虚最为常见。④劳累、情志刺激、饮食失调、感受寒邪等因素，常促进心脉痹阻而痛作，心脉复通则痛止。倘若屡发屡止，延久正气愈虚，邪气愈盛，最终可发生真心痛、喘脱、厥脱等危重证候。

（一）临床表现

本病主症为：发作性前胸压榨性疼痛或憋闷，主要位于胸骨后，可放射至心前区与上肢，或伴有其他症状。本病属中医"心痛""胸痹"范畴。

1. 心血瘀阻证 心胸疼痛剧烈，如刺如绞，痛有定处，甚则心痛彻背，或痛引肩背，伴有胸闷，日久不愈，可因情绪暴怒而加重。舌质暗红，或暗紫，有瘀斑，舌下瘀筋，苔薄，脉涩或结、代、促。

2. 寒凝心脉证 卒然心痛如绞，或心痛彻背，背痛彻心，或感寒痛甚，心悸气短，形寒肢冷，冷汗自出。舌质淡苔薄白，脉沉紧。

3. 痰浊内阻证 胸闷重而心痛轻，形体肥胖，痰多气短，遇阴雨天而易发作或加重，伴有倦怠乏力，纳呆便溏，口黏，恶心，咯吐痰涎。苔白腻或白滑，脉滑。

4. 气虚血瘀证 心胸刺痛、绞痛，固定不移，劳累易作，静息则止，或心胸隐痛，时作时止，心悸气短，神疲乏力。舌质紫暗或淡紫，脉沉弦或细涩。

5. 心肾阳虚证 胸闷心痛，气短，心悸怔忡，自汗，动则更甚，神倦怯寒，面色㿠白，四肢欠温。舌质淡胖，苔白滑，脉沉迟。

（二）中医适宜技术临床应用

本病治疗原则为先治其标，后治其本，补其不足，泻其有余。发作期以标实为主，疼痛发作之际，宜采用芳香温通、活血化瘀、宣痹通阳、豁痰开窍等治法以急解其疼痛，防止发生变证。缓解期以本虚为主，在补益心肾的基础上活血通络、理气化痰。因本病为虚实夹杂，故要做到补虚勿忘邪实，祛邪勿忘本虚，权衡标本虚实之多少，审定补泻法度之适宜。

1. 推拿治疗

（1）基本操作

1）背部：取俯卧位，㨰法操作于背部膀胱经，重点在心俞、膈俞、阿是穴。横擦背部。

2）胸部：取仰卧位，按揉膻中穴，横擦胸部。

3）上肢部：按揉内关，拿肩井、极泉。

（2）随证加减

1）心血瘀阻证：加按揉厥阴俞、膈俞、大包、血海，斜擦胁肋。

2）寒凝心脉证：加擦法操作于督脉，按揉中府、云门。

3）痰浊内阻证：加按揉中脘、气海、丰隆、足三里，㨰法操作于脾俞、胃俞。

4）气虚血瘀证：加按揉神门、太渊、中脘、脾俞、血海。

5）心肾阳虚证：加按揉肾俞、关元，擦肾俞、命门。

2. 艾灸治疗 取心俞、膈俞、中脘、关元进行艾条悬灸，每日 1 次，5～7 天为 1 疗程。

3. 拔罐治疗 选取肺俞、心俞、膈俞拔罐，留罐 10 分钟，每日 1 次，5～7 天为 1 疗程。

4. 导引运动治疗　指导患者选择八段锦、五禽戏、六字诀、易筋经、太极拳等功法进行锻炼，可以选择八段锦中摇头摆尾去心火、五劳七伤往后瞧、五禽戏中猿戏、六字诀中的呵字诀进行练习。

5. 针刺治疗

（1）毫针：发作时立即用泻法针刺膻中、内关、神门等穴，灸乳根穴。缓解期治疗以心俞、厥阴俞为主穴，配内关、膻中、通里、间使、足三里等穴。每日 1 次，每次 3～5 穴，10～15 次为 1 疗程。轻中度刺激，留针 20 分钟。心阴虚证配三阴交、神门、太溪等；心阳虚证配关元、气海等；痰瘀痹阻证配膻中、丰隆、血海等。

（2）耳穴：取胸、心、肺、交感、神门，揿针埋针或王不留行按压，每次选取 2～3 穴，可埋针或压丸 2～3 天，10 天为 1 疗程。

（三）预防调护

1. 降低心绞痛发作的风险，需要养成健康的生活习惯。

2. 健康的饮食结构能够有效降低高血压、高胆固醇血症和肥胖的风险。

3. 遵照医嘱适度参加体育锻炼，控制体重。

4. 食用低热量、低脂肪、低胆固醇和高纤维的食物，避免饱食，禁烟酒，保持大便通畅。可以服用山楂水，取山楂 15～30g，水煎去渣，亦可与荷叶同煎水，代茶饮；也可以服用干姜粥，取干姜、高良姜各 3g，粳米 250g，浸泡，每次饭前饮服，每日 2～3 次。

5. 早睡早起，养成良好的作息习惯。

七、慢性阻塞性肺疾病

慢性阻塞性肺疾病简称慢阻肺，是一组以气流受阻为特征的肺部疾病。气流受阻不完全可逆，呈进行性发展。主要症状为慢性咳嗽，咳痰，气短或有呼吸困难，有时伴喘息和胸闷。其病情缠绵，时轻时重，经久难愈，严重者可出现神昏、喘脱等危重证候，属中医"肺胀"的范畴。

本病病位早期在肺，继则影响脾肾，后期病及于心。其基本病机为久病肺虚，六淫侵袭，以致痰瘀阻结，肺气胀满，不能敛降。病因包括：①久病肺虚，内伤久咳、久喘、久哮、肺痨等迁延失治，逐步发展所致；②感受外邪，肺虚卫外不固，六淫反复乘袭，诱使本病发作；③其他如劳倦过度、情志刺激等，也可诱发。

（一）临床表现

本病最核心的问题是气道狭窄，气道阻力增加，气流受限。其临床表现为胸部膨满，憋闷如塞，喘息上气，咳嗽痰多，烦躁，心悸，面色晦暗，或唇甲发绀，脘腹胀满，肢体浮肿等，严重者可出现喘脱。

1. 外寒里饮证　咳逆喘满，气短气急，咳痰量多，色白质稀，呈泡沫，胸部膨满，口干不欲饮，面色青暗，周身酸楚，头痛，恶寒无汗，舌质暗淡，苔白滑，脉浮紧。

2. 痰浊壅肺证　胸部膨满，短气喘息，咳嗽痰多，色白黏腻或呈泡沫，畏风易汗，脘痞纳少，倦怠乏力，舌暗，苔薄腻或浊腻，脉滑。

3. 痰热郁肺证　咳逆，喘息气粗，胸部膨满，烦躁，目胀睛突，痰黄或白，黏稠难咳，或伴身热。微恶寒，有汗不多，口渴欲饮，小便黄赤，大便干结，舌边尖红，苔黄或黄腻，脉数或滑数。

4. 痰蒙神窍证　胸部膨满，神志恍惚，表情淡漠，谵妄，烦躁不安，撮空理线，嗜睡，甚则昏迷，或伴肢体颤动，抽搐，咳逆喘促，咳痰不爽，苔白腻或黄腻，舌质暗红或淡紫，脉细滑数。

5. 阳虚水泛证　胸部膨满，咳喘不能平卧，咳痰清稀，心悸，面浮肢肿，甚则一身悉肿，腹部胀满有水，脘痞纳差，尿少怕冷，面唇青紫，舌胖质暗，苔白滑，脉沉细或结代。

6. 肺肾气虚证　胸部膨满，呼吸浅短难续，声低气怯，甚则张口抬肩，倚息不能平卧，咳嗽，痰白如沫，咯吐不利，胸闷心慌，形寒汗出，或腰膝酸软，小便清长，或尿有余沥，舌淡或暗紫，脉沉细数无力，或有结代。

（二）中医适宜技术临床应用

慢性阻塞性肺疾病的治疗，应抓住治标、治本两个方面，根据标本缓急的不同，祛邪与扶正有所侧重。标实者，根据病邪的性质，分别采取祛邪宣肺，降气化痰，温阳利水，甚或开窍，息风，止血等法；本虚者，以补养心肺，益肾健脾为主。或气阴兼调，或阴阳两顾。正气欲脱时，则应扶正固脱，救阴回阳。

外寒里饮证宜温肺散寒，化痰降逆；痰浊壅肺证宜化痰降气，健脾益肺；痰热郁肺证宜清肺化痰，降逆平喘；痰蒙神窍证宜涤痰、开窍、息风；阳虚水泛证宜温肾健脾，化饮利水；肺肾气虚证宜补肺纳肾，降气平喘。中医适宜技术临床应用，主要包括中药内服、针灸、推拿、艾灸、拔罐等。

1. 推拿治疗

（1）基本操作

1）胸腹部：受术者取仰卧位。术者站于侧方，以一指禅推法操作于任脉，自天突至鸠尾往返操作，按揉天突、中府、膻中，分推胸胁部，横擦胸部。

2）腰背部：受术者取俯卧位，术者站于侧方，以滚法操作于腰背部膀胱经，按揉风门、肺俞、心俞、脾俞、肾俞，捏脊。

3）四肢部：按揉尺泽、合谷、足三里、丰隆、梁丘。

（2）随证加减

1）外寒里饮证：加印堂穴向前发际方向施以交替直推法（开天门），自印堂沿眉弓向外侧分推至太阳（推坎宫），大鱼际揉法操作于前额部，按揉风池、太阳、合谷、三阴交，拿肩井。

2）痰浊壅肺证：加摩腹，按揉中脘、天枢、丰隆，搓胁肋。

3）痰热郁肺证：加摩腹，按揉曲池、尺泽、孔最，搓胁肋。

4）痰蒙神窍证：加掐水沟、大陵、合谷，按揉内关、百会、太冲，拿极泉。

5）阳虚水泛证：加揉定喘、膏肓、脾俞、肾俞、三阴交，擦法操作于膀胱经、督脉。

6）肺肾气虚证：加按揉列缺、太溪、肾俞、足三里、阴陵泉，横擦背部、肾俞。

2. 灸法治疗 取大椎、风门、肺俞、肾俞、膻中、气海等，用麦粒灸，每穴每次灸 3～5 壮，10 天灸 1 次，3 次为 1 个疗程。艾灸盒温灸神阙，艾条悬灸足三里，每日 1 次，5～7 天为 1 疗程。

3. 拔罐治疗 取大椎、风门、肺俞、脾俞、肾俞拔罐，留罐 10 分钟，每日 1 次，5～7 天为 1 疗程。

4. 导引运动治疗 指导患者选择六字诀等功法进行锻炼，可以选择八段锦中的左右弯弓似射雕、五劳七伤往后瞧、五禽戏中的鸟戏进行练习。

5. 穴位贴敷治疗 取白芥子 15g、延胡索 15g、黄芪 10g、甘遂 10g、细辛 10g、苍耳子 10g、补骨脂 10g，研末，姜汁调药丸，贴敷于天突、膻中、大椎、肺俞、心俞、膏肓、脾俞、肾俞、命门，贴敷 2～4 小时，每周 1 次。

6. 中药熏洗治疗 取麻黄 9g、葶苈子 15g、桑白皮 15g、细辛 6g、川芎 15g、泽兰 15g，熬制 30 分钟，先熏蒸双足，水温下降到 40℃左右，患者再将双脚置于药液中浸泡，熏洗时间保持 30 分钟左右，每日 1 次。5～7 天为 1 疗程。

7. 刮痧治疗 取手太阴肺经上肢部，大椎、风门、肺俞、心俞刮痧，3 日 1 次。5 次为 1 疗程。

8. 针刺治疗 选取天突、膻中、列缺、肺俞、膈俞、脾俞、肾俞、膏肓、气海、足三里、丰隆、太渊、太溪等穴。每次选 3～5 穴，用补法，隔日 1 次。

（三）预防调护

1. 各种年龄及各期慢阻肺患者，均应戒烟和避免吸入二手烟，对于减少呼吸系统疾病的发生十分有意义，能延缓疾病的发展和恶化。

2. 避免吸入污染空气，宜选择森林覆盖率高、通风条件好、阳光充沛的地方居住。

3. 注意防避风寒，注意温差的变化，提前做好保暖防寒。

4. 做呼吸操，提高肺活量，锻炼呼吸肌，改善呼吸功能。可以做反复吹气球的动作。

5.绝大多数慢阻肺患者有低氧血症,吸氧可使患者运动能力提高。夜间氧疗,可防止肺动脉高压的发展,以及最终防止肺心病的发生。

八、哮喘

哮喘,即支气管哮喘,是指以呼吸急促,喉间哮鸣,甚者张口抬肩,不能平卧为主症的一种反复发作性疾病。本病一年四季均可发病,尤以寒冷季节、气候急剧变化、饮食不当、情志失调及劳累等诱发,常在夜间及清晨发作或加重,伴干咳或咯大量白色泡沫痰,甚至出现发绀等,多有家族史或过敏史。发作期因气阻痰壅,阻塞气道,表现为实证;如反复发作,必致肺气耗损,久则累及脾肾,故在缓解期多见虚象。

本病病位主要在肺,与脾、肾关系密切。其基本病机是宿痰伏肺,遇诱因引触,痰随气升,气因痰阻,壅塞气道,肺管狭窄,通畅不利,肺失宣降。诱因包括:①外邪侵袭,或风寒、风热壅阻肺气,气不布津,聚液生痰,成为宿根;或吸入花粉烟尘、异味气体、动物毛屑,阻塞气道,肺失宣发,津液凝聚,痰浊内蕴;②饮食不当,或过食生冷,津液凝聚,寒饮内停;或嗜食酸咸肥甘,积痰生热,上干于肺,成为宿根;或进食鱼虾等发物,脾失健运,内生痰湿;③体虚病后,或先天不足,易受外邪侵袭;或病后体弱,肺气亏虚,气不布津,痰饮内生,或阴虚火旺,蒸液为痰,痰热胶结。

(一)临床表现

哮喘,临床以喉中哮鸣有音,呼吸急促困难,甚至喘息不能平卧为特征。本病发作往往比较突然,发作时喉中哮鸣有声,呼吸困难,甚至张口抬肩,鼻翼扇动,不能平卧。发作前多有鼻痒,喷嚏,咳嗽,胸闷等先兆,常伴有口唇指甲发绀,汗出,烦躁,乏力,约数分钟至数小时后缓解。根据哮喘的临床特点分为实证和虚证。

1. 实证

(1)风寒外袭证:咳喘气急,胸部满闷,痰多清稀色白,恶寒发热,头痛无汗,舌淡、苔薄白,脉浮紧。

(2)风热犯肺证:喘促气粗,咳痰黄稠,心胸烦闷,口干而渴,伴发热恶风,舌红,苔薄黄,脉浮数。

(3)痰热壅肺证:喘急胸闷,喉中哮鸣,声高息涌,痰黄质稠,咳吐不爽,或见发热口渴,纳呆,便秘,舌红,苔黄腻,脉滑数。

2. 虚证

(1)肺脾气虚证:咳喘气短,动则加剧,咳声低怯,痰液清稀,自汗畏风,神疲倦怠,纳呆,便溏,舌淡,苔薄白,脉濡弱。

(2)肺肾阴虚证:短气而喘,咳痰黏少,头晕耳鸣,口干咽燥,腰膝酸软,潮热盗汗,舌红苔少,脉细数。

(3)心肾阳虚证:咳喘气逆,呼多吸少,倚息难以平卧,咳痰稀白,畏寒肢冷,尿少浮肿,面唇青紫,舌淡暗,苔白,脉沉细。

(二)中医适宜技术临床应用

本病目前尚无法根治,治疗目标是总体控制。其治疗以"急则治标,缓则治本"为基本原则。风寒外袭证宜祛风散寒、宣肺平喘,风热犯肺证宜疏风清热、宣肺平喘,痰热壅肺证宜清热化痰、降逆平喘,肺脾气虚证宜补益肺脾、宣肺平喘,肺肾阴虚证宜补肺益肾、滋阴平喘,心肾阳虚证宜温补阳气、振奋心阳。常见中医适宜技术有穴位贴敷、刺络放血、针灸、推拿等。

1. 推拿治疗

(1)基本操作

1)胸腹部:受术者取仰卧位,术者站于侧方,以一指禅推法从天突至鸠尾往返操作,按揉中府、天突、膻中。分推胸胁部。

2)背腰部:受术者取俯卧位,术者站于侧方,以擦法操作于背部膀胱经,以风门、肺俞、心俞为重点。按揉定喘、大椎、肺俞、脾俞、肾俞。

3）四肢部：受术者取仰卧位，术者站于侧方，按揉尺泽、孔最、列缺、足三里、丰隆、血海等穴。

（2）随证加减

1）风寒外袭证：加拿风池、拿肩井，擦背部膀胱经。

2）风热犯肺证：加按揉大椎、曲池、合谷，轻拿风池、轻拿肩井。

3）痰热壅肺证：加揉大椎、曲池，顺时针摩腹。

4）肺脾气虚证：加擦肺俞、膈俞、脾俞，逆时针摩腹。

5）肺肾阴虚证：加揉列缺、中府、鱼际、复溜、太溪。

6）心肾阳虚证：加揉大陵、内关、太溪，横擦心俞、肾俞。

2. 灸法治疗　取肺俞、脾俞、肾俞、足三里等穴，艾条悬灸。艾灸盒温灸神阙。每日1次，5～7天为1疗程。

3. 拔罐治疗　取大椎、肺俞、心俞、膈俞、脾俞、肾俞等穴，拔罐治疗，留罐10分钟。或用闪罐法。每日1次，5～7天为1疗程。

4. 导引运动治疗　指导患者选择八段锦、五禽戏、六字诀、易筋经、太极拳等功法进行锻炼，可以选择八段锦中的左右弯弓似射雕、五劳七伤往后瞧、两手攀足固肾腰，五禽戏中的鸟戏，六字诀中的呬字诀进行练习。

5. 穴位贴敷治疗　选用温通类中药，如麻黄、细辛、肉桂、甘遂、白芥子、延胡索等，制成粉末，用生姜汁、蜂蜜调成膏、捏丸，再用胶布固定在特定穴位。常用穴位为肺俞、脾俞、肾俞、膏肓、定喘、大椎、足三里等。贴30～60分钟后取掉，以局部有红晕微痛为度。若起泡，消毒后挑破，保持局部干燥，防止感染。常在"三伏天"贴敷，即所谓的冬病夏治。

6. 针刺治疗

（1）毫针：实证取天突、肺俞、定喘，虚证取肺俞、定喘、膻中、中府、太渊、太溪，实证用泻法，虚证用补法，留针20分钟。每日1次，5～7次为1疗程。风寒外袭证加风池；风热犯肺证加大椎、尺泽、曲池；痰热壅肺证加丰隆、曲池；肺脾气虚证加气海、脾俞；肺肾阴虚证加膏肓、太溪、复溜；心肾阳虚证加心俞、命门、肾俞。

（2）刺络放血法：哮喘急性发作期，取鱼际、中府、天突、尺泽穴等穴刺络放血，可缓解症状。

（3）皮肤针法：循经叩刺鱼际至尺泽穴手太阴肺经循行部，第1胸椎～第2腰椎旁开1.5寸足太阳膀胱经循行部，以皮肤潮红或微渗血为度。

（4）耳针法：取对屏尖，肾上腺，肺，气管，皮质下，交感，每次选用3～5穴，使用揿针或用王不留行，发作期2天1次，缓解期每周2次。

（三）预防调护

1. 平时注意保暖，防止感冒，避免因寒冷空气刺激而诱发。

2. 根据身体情况，进行适当的体育锻炼，以逐步增强体质，提高抗病能力。

3. 饮食宜清淡，忌肥甘油腻辛辣，防止生痰生火，避免海膻发物，避免烟尘异味。

4. 保持心情舒畅，避免不良情绪的影响。

5. 劳逸适当，防止过度疲劳。平时可常服玉屏风散、肾气丸等药物，以调护正气，提高抗病能力。

6. 远离已知的过敏原，空气质量差时或花粉季，外出最好佩戴口罩。

7. 坚持长期规范用药。哮喘是一种反复发作的肺系疾病，治疗应具有连贯性，而不是只有症状发作时才用药。

8. 随身携带药物防意外。哮喘发作时非常难受，如果症状无法缓解，甚至持续加重，可能会危及生命。因此，建议哮喘患者随身携带速效支气管舒张剂等急救药物，并掌握正确的使用方法，当出现喘息气急等症状时立即使用。如果使用急救药物仍不能缓解，应立即就医。

知识拓展

哮喘的转归预后

哮喘是一种反复发作的肺系疾病。由于哮喘有"宿根",遇有诱因,可致哮喘反复发作,在平时亦觉短气、疲乏,并有轻度喘哮,难以全部消失,一旦大发作时,每易持续不解,邪实与正虚错综并见,严重者肺不能治理调节心血的运行,肾虚命门之火不能上济于心,则心阳亦同时受累,甚至发生喘脱危候。如哮喘长期不愈,反复发作,病由肺脏影响及脾、肾、心,可导致肺气胀满,不能敛降之肺胀重证。

从年龄上讲,部分哮喘青少年患者,随着年龄的增长,正气渐充,肾气日盛,再辅以药物治疗,可以终止发作,而中老年及体弱患者,肾气渐衰,发作频繁,易变生他病。

九、慢性胃炎

慢性胃炎是一种由不同病因引起的胃黏膜的慢性炎症或萎缩性病变。临床主要表现为反酸、嗳气、食欲减退、上腹隐痛等。西医学认为幽门螺杆菌感染是诱发疾病的主要原因。本病属中医学"胃痛""痞满"等范畴,病因与脾胃虚弱、内伤情志、外感六淫和饮食失调等有关。

本病病位在胃,与肝、脾密切相关。病机有"本虚"和"标实"之分,本虚主要表现在脾胃虚弱、胃阴不足,标实主要表现在湿热、气滞和瘀阻,初起多实,久病以虚为主,或虚实相兼,或寒热错杂。

(一)临床表现

本病主症为①上腹痛:疼痛通常位于胃中上部,可以是隐痛、胀痛或钝痛,持续时间较长,可能会加重或缓解;②消化不良:出现胃胀、早饱感、嗳气、恶心、呕吐等消化不良症状;③食欲减退;④反酸;⑤体重下降;⑥其他症状:如乏力、头晕、贫血(特别是萎缩性胃炎会引起)等。

1. 寒邪客胃证 胃痛暴作,或猝感寒邪,或饮食生冷,恶寒喜暖,得温痛减,遇寒加重,口淡不渴,或喜热饮,舌淡,苔薄白,脉弦紧。

2. 肝胃不和证 胃脘胀痛或痛窜两胁,嗳气,胃中嘈杂反酸,舌淡红,苔薄白,脉弦或弦数。

3. 脾胃虚弱证 胃脘胀满或胃痛隐隐,餐后加重,伴疲倦乏力、纳呆、四肢不温、便溏,舌淡或有齿印,苔薄白,脉弱。

4. 胃阴不足证 胃脘部灼热疼痛,胃中嘈杂,饥而不欲食,口干舌燥,粪便干结,舌红少津或有裂纹,苔少或无,脉细或数。

5. 胃络瘀阻证 胃脘痞满或痛有定处,痛如针刺,迁延不愈,舌质暗红或有瘀点、瘀斑,脉弦涩。

6. 饮食伤胃证 胃脘胀痛,嗳腐吞酸,或吐不消化食物,其味腐臭,吐后痛减,不思饮食,大便不爽,矢气及便后稍舒,苔厚腻,脉滑或实。

(二)中医适宜技术临床应用

慢性胃炎的治疗以健脾和胃为基本原则。寒邪客胃证宜温胃散寒止痛;肝胃不和证宜疏肝,理气,和胃;脾胃虚弱证宜益气健脾,行气和胃;胃阴不足证宜益胃养阴;胃络瘀阻证宜活血化瘀,行气止痛;饮食伤胃证宜消食化积,行气导滞。

1. 推拿治疗

(1)基本操作

1)胸腹部:受术者取仰卧位。施术者站于侧方,以一指禅推法操作于其膻中、中脘,摩腹,掌振中脘,自剑突下沿两胁向两侧分推,搓胁肋。

2)背腰部:受术者取俯卧位。施术者站于侧方,以擦法操作于背腰部两侧膀胱经;掌推法从大椎沿背部脊柱两侧,自上而下直推至三焦俞,重复3~5次;按揉脾俞、胃俞、三焦俞等穴。

3)四肢部:受术者取仰卧位。施术者站于侧方,按揉内关、足三里、阴陵泉、丰隆、太冲。

（2）随证加减

1）寒邪客胃证加横擦脾俞、胃俞。

2）肝胃不和证加按揉肝俞、胆俞、太冲、阳陵泉。

3）脾胃虚弱证加按揉气海、关元，擦腰背部膀胱经、督脉，横擦肾俞、命门。

4）胃阴不足证加按揉三阴交、血海、太溪。

5）胃络瘀阻证加按揉血海、膈俞、三阴交。

6）饮食伤胃证加顺时针摩腹，重点在中脘、天枢穴。按揉足三里、上巨虚、下巨虚。

2. 灸法治疗 取中脘、足三里、气海、关元、天枢为主穴。胃阴不足加三阴交、太溪。肝胃不和加期门、间使。胃络瘀阻加膈俞。每次选取 3～5 穴，温和灸，每穴 10～15 分钟，每日 1 次。

3. 拔罐治疗 取中脘、梁门、幽门、肝俞、胃俞、三焦俞。以中大火罐，拔 10～15 分钟，每日 1 次。

4. 导引运动治疗 指导患者选择八段锦、五禽戏、六字诀、易筋经、太极拳等功法进行锻炼，可以选择八段锦中的调理脾胃须单举、五禽戏中的熊戏、六字诀中的呼字诀进行练习。

5. 刮痧治疗 取经：督脉、膀胱经、脾经。取穴：肝俞、胃俞、太冲、期门、足三里、中脘。在皮肤涂抹润滑介质后即可刮痧，每周 2 次，治疗 2 周。

6. 穴位贴敷治疗 选用干姜、肉桂、吴茱萸、附子、延胡索、高良姜、丁香，研末，加入凡士林搅拌均匀，摊置在正方形棉纸备用，或以姜汁调成药丸，贴敷于肝俞、胃俞、肾俞、中脘、气海、关元等穴位，每次贴敷 2～4 小时，每日 1 次，5～7 天为 1 疗程。

7. 中药热熨敷治疗 选用桂枝 20g、莱菔子 20g、吴茱萸 20g、大腹皮 20g、厚朴 20g、粗盐 2 000g，混合倒进铁锅内炒至盐烫，装入布袋中扎好，以中脘为中心反复旋转热烫，持续 20～30 分钟，每日 1 次，5～7 天为 1 疗程。

8. 针刺治疗

（1）毫针：主穴取中脘、足三里、内关。脾胃虚弱证加脾俞、胃俞；寒邪客胃证配梁丘、胃俞；胃阴不足配胃俞、内庭；胃络瘀阻证加三阴交、膈俞。

（2）耳穴：取脾、胃、肝、三焦、腹、神门、膈、贲门。每次选 4～6 穴，使用压丸法，随时按压刺激，2～3 日更换 1 次。

（三）预防调护

1. 注意生活起居，劳逸有度。注意腹部保暖。

2. 禁烟，禁酒，忌饮浓茶、咖啡、冷饮。

3. 若患者伴有胃溃疡、十二指肠溃疡并处于出血期，一般不宜手法治疗。

十、糖尿病

糖尿病在中医又称"消渴"，是由遗传和环境因素共同引起的以血液葡萄糖水平长期增高为基本特征的代谢性疾病。患者常表现为口干，多饮，多尿，多食，或伴体重减轻甚至消瘦。糖尿病的病因复杂，主要包括遗传、自身免疫反应、环境因素、肥胖及年龄等，是多因素共同作用的结果。

本病病位在肺、胃、肾，与肝、脾密切相关，其病机主要为禀赋不足，饮食失节，情志失调。具体为：①先天禀赋不足，肾阴亏虚，水竭火烈，上燔心肺则烦渴多饮，中灼脾胃则胃热消谷，肾失濡养，开阖固摄失权，则水谷精微直趋下泄，随小便排出体外，故尿甜；②嗜食肥甘，辛辣香燥之品，脾胃受损，积热内蕴，化燥伤津，或情志不遂，胃火炽盛，耗伤津液，发为消渴；③情志失调，郁怒伤肝，久郁化火，火热内燔，肺不布津，则口渴多饮。

（一）临床表现

本病主症为：早期临床症状不明显，中后期以多饮，多食，多尿，形体消瘦，或尿有甜味等临床症状为主。晚期可并发胸痹、中风、雀目、痈疽等病症。

1. 肺热津伤证 烦渴多饮，口干咽燥，多尿，便干，舌红，苔薄黄，脉洪数。

2. 脾胃壅滞证 腹型肥胖,脘腹胀满,嗳气、矢气频频,嗳气、矢气后胀满缓解,大便量多,舌质淡红,舌体胖大,苔白厚,脉滑。

3. 湿热蕴脾证 口干口渴,或口中甜腻,脘腹胀满,身重困倦,小便短黄,舌质红,苔厚腻或微黄欠润,脉滑数。

4. 脾虚痰湿证 形体肥胖,腹部增大,或见倦怠乏力,纳呆便溏,口淡无味或黏腻,舌质淡有齿痕,苔薄白或腻,脉濡缓。

5. 肾阴亏虚证 尿频量多,浑浊如脂膏,头晕目眩,乏力,耳鸣,视物模糊,口干舌燥,失眠心烦,皮肤瘙痒,舌红,脉沉细数。

6. 阴阳两虚证 小便频数,混浊如膏,面容憔悴,耳轮干枯,腰膝酸软,四肢欠温,畏寒怕冷,阳痿或月经不调,舌淡,苔白而干,脉沉细无力。

(二)中医适宜技术临床应用

消渴的治疗以调节气机,健运脾胃为主。肺热津伤证宜清热养阴;脾胃壅滞证宜健脾益胃;湿热蕴脾证宜清热利湿;脾虚痰湿证宜健脾化痰;肾阴亏虚证宜滋补肾阴;阴阳两虚证宜滋阴补阳。

1. 推拿治疗

(1)基本操作

1)胸腹部:受术者取仰卧位。施术者站于侧方,以一指禅推法操作于膻中、中脘、天枢、气海、关元,分推胁肋,以脐为中心顺时针摩腹,掌揉腹部,按揉膻中、中脘、梁门、期门、章门、神阙、气海、关元、天枢、中极等穴。烦渴多饮者,重点按揉左梁门、左章门,掌振神阙。

2)背腰部:受术者取俯卧位。施术者站于侧方,以㨰法操作于背部两侧膀胱经第一侧线,自膈俞至肾俞,往返操作;用拇指按揉胃脘下俞、肝俞、胆俞、脾俞、胃俞、肾俞、命门和局部阿是穴,以胃脘下俞和局部阿是穴为重点;用小鱼际擦法擦督脉和膀胱经,以透热为度。

3)四肢部:受术者取仰卧位。施术者站于侧方,按揉足三里、丰隆、三阴交;擦涌泉穴,以透热为度。

(2)随证加减

1)肺热津伤证:加按揉曲池、中府、鱼际、肺俞。

2)脾胃壅滞证:加指振法于天枢穴;按揉血海、足三里,拿肩井。

3)湿热蕴脾证:加重按上脘、中脘,按揉曲池。

4)脾虚痰湿证:加按揉丰隆、阴陵泉,增加摩腹时间。

5)肾阴亏虚证:加按揉三阴交、复溜、太溪。

6)阴阳两虚证:加按揉复溜、太溪,擦腰背部膀胱经、督脉,横擦肾俞、命门,擦涌泉。

2. 灸法治疗 取中脘、梁门、足三里、脾俞、肺俞、心俞、肝俞、胃脘下俞、肾俞,每次选取2～3个穴位,使用艾条悬灸或艾灸盒温灸神阙、命门,每日1次,5～7天为1疗程。

3. 拔罐治疗 取肺俞、心俞、胃脘下俞、脾俞、肾俞、中脘、天枢拔罐,留罐10分钟,每日1次,5～7天为1疗程。

4. 导引运动治疗 指导患者选择八段锦、五禽戏、六字诀、易筋经、太极拳等功法进行锻炼,可以重点练习:八段锦中的左右弯弓似射雕、调理脾胃须单举、两手攀足固肾腰、攒拳怒目增气力,五禽戏中的虎戏、熊戏、鸟戏。中青年患者建议练习易筋经。

5. 刮痧治疗 用刮痧板在背部两侧膀胱经及夹脊穴进行刮治,沿经络循行方向,直至刮出米粒状的红点为止,重点在脾俞、胃脘下俞操作,刮后30分钟忌洗冷水澡。每次3～5分钟,5次为1疗程。

6. 穴位贴敷治疗 取肾俞、脾俞、气海穴,用贴敷膏(丁香、肉桂、细辛、冰片打粉,醋调,加姜汁)行穴位贴敷,3天1次,每周2次,5周为1疗程。

7. 中药熏洗治疗 处方:当归15g,黄芪15g,红花12g,川芎9g,桂枝6g,鸡血藤15g,艾叶30g,伸筋草15g。水煎煮4 000mL,每日1剂,浴足,药水浸泡至踝关节以上10cm,每次30分钟。

8.针刺治疗

（1）毫针：取穴肺俞、胃俞、肾俞、胃脘下俞、中脘、足三里、丰隆、三阴交、太溪。肺俞、胃俞用泻法；其余主穴用补法或平补平泻法。肺热津伤证加太渊、尺泽、曲池，脾胃壅滞证加梁门、天枢；湿热蕴脾证加中脘、气海、丰隆、内庭；脾虚痰湿证加丰隆、脾俞、中脘、地机；阴阳两虚证加气海、关元、太溪、复溜。

（2）耳穴：取胰、内分泌、心、肺、胃、肝、肾、神门、耳迷根等穴，每次3～5穴。用压丸法，每日1次，10次为1疗程。

（3）皮肤针：用梅花针轻叩脊柱两旁夹脊穴，每日1次。

（三）预防调护

1.调节饮食，定时定量进餐。

2.戒烟、酒、浓茶、咖啡。

3.保持心情舒畅，心态平和，制定并实施有规律的生活起居制度，坚持体育锻炼，保持标准体重。

4.每日定时监控血糖，记录血糖水平、饮食、运动、药物使用等情况，以更好地了解血糖变化规律。

5.可以使用食疗方法，用猪胰脏1具，加薏苡仁30g，黄芪60g，山药120g，水煎服，每周1～2次。

十一、高脂血症

导入情境

患者汪奶奶，女，69岁，自诉患糖尿病十余年，曾服二甲双胍、消渴丸等药，血糖均未得到有效控制。症见：气短，自汗，口渴，乏力，小便多，伴腰酸痛，双下肢麻木，面色淡黄，舌苔薄白，脉细略数，总胆固醇水平为6.2mmol/L，甘油三酯水平为2.7mmol/L，低密度脂蛋白胆固醇水平为3.5mmol/L，诊断为高脂血症。

请思考：

1.通过案例分析老年性高脂血症的诊断、治疗及中医适宜技术调护过程是什么？

2.你在与患者的沟通中，应如何询问病史、制订中医适宜技术干预方案？

高脂血症是指脂肪代谢异常，使血浆一种或多种脂质高于正常的一种病症，通常指血中总胆固醇、甘油三酯、低密度脂蛋白胆固醇高于正常范围。脂质为脂溶性，必须与蛋白质结合成为水溶性复合物，才能运转全身，故高脂血症常为高脂蛋白血症的反映。近年认识到血浆中高密度脂蛋白降低也能导致多种病症，因而目前也称本病为血脂异常或脂质代谢紊乱。高脂血症是老年常见病，与动脉粥样硬化、冠心病等心脑血管疾病密切相关，也是代谢综合征的组成之一。本病属中医"痰浊""湿阻""湿热""瘀血""肥胖"范畴。

本病病位主要在脾、肝、肾三脏，基本病理为脏腑功能失调、膏脂输化不利，主要病理因素为痰湿、水湿和瘀血。病久可致胸痹、眩晕、中风、消渴、脉痹等病证。本病多因年老体虚、饮食失节、劳逸失调、情志不遂、他病久病导致痰浊、水湿、瘀血壅滞经脉而成：①老年人肺脾之气虚弱则运化转输无力，水谷精微失于输布，化为膏脂和水湿，留滞体内，壅滞经脉；②胃火盛则食欲亢进，水谷精微摄入过剩，转为痰湿膏脂，留滞肌肤；③脾肾阳气虚衰，则水液失于蒸腾气化，水湿内停，而成膏脂；④肝肾阴虚，阴血黏滞，运行不畅，或虚火灼津，痰浊痰火内生，则壅滞经脉；⑤心肺气虚则血液鼓动无力，致血行迟缓而瘀阻，肝旺脾虚则气滞血瘀痰凝，亦可导致本病。

（一）临床表现

高脂血症主症为血浆脂质浓度超过正常范围，根据血浆内增高的脂质种类可分别诊断为高胆固醇血症、高甘油三酯血症、低高密度脂蛋白血症，或者混合性高脂血症。另外，结合血清、脂蛋白电泳结果，以及检测高密度脂蛋白和载脂蛋白等有利于进一步判断病情。

1.脾虚湿盛证 腹胀纳呆，四肢困重，胸闷气短，神疲倦怠，面色微黄，大便溏薄。舌质淡胖，苔白腻，脉濡缓。

2. 痰浊阻遏证　胸脘痞闷，头晕目眩，肢体沉重，心悸气短，或呕恶、泛吐痰涎。舌苔白腻，脉弦滑。

3. 肝脾湿热证　口苦而黏，口干口渴不思饮，胸闷腹胀，纳呆恶心，小便黄赤，大便不畅。舌质红，苔黄腻，脉濡数。

4. 胃强脾弱证　多食善饥，喜食肥甘厚味，口渴多饮，形体肥胖，大便干燥，小便黄赤。舌质红，舌体胖，苔黄腻或薄黄，脉弦滑。

5. 气滞血瘀证　胸闷气短，胸胁胀痛，心烦易怒，面色暗红，失眠多梦，或夜寐不安，形体肥胖。舌质暗紫或有瘀斑瘀点，苔白，脉弦细涩。

6. 脾肾阳虚证　脘腹胀满，纳减便溏，形寒怯冷，神疲乏力，形体肥胖，面浮肢肿，小便清长。舌质淡，苔白腻，脉沉细。

7. 肝肾阴虚证　眩晕耳鸣，腰酸腿软，心悸，少寐，健忘，形体消瘦，手足心热，盗汗，口干。舌红少苔，脉细数。

（二）中医适宜技术临床应用

本病为本虚标实之证，扶正祛邪、标本兼治为其治疗原则。治标常用化痰泄浊、燥湿化饮、清热泻火、导滞通腑、理气活血等法；治本则根据脏腑及气血阴阳的亏损进行补益，常用的有健脾养心、滋补肝肾、温补脾肾、益气养阴等法。

1. 推拿治疗

（1）基础操作

1）胸腹部：取仰卧位，顺时针摩腹，按揉中脘、梁门、天枢。

2）腰背部：取俯卧位，滚法操作于膀胱经第一侧线，按揉肝俞、脾俞、胃俞、肾俞。捏脊。

3）四肢部：按揉阴陵泉、足三里、丰隆、三阴交、太冲、太溪。

（2）随证加减

1）脾虚湿盛证：加掌振腹部。

2）痰浊阻遏证：加分推腹部。

3）肝脾湿热证：加揉行间、内庭，搓胁肋。

4）胃强脾弱证：加按揉上巨虚、下巨虚。

5）气滞血瘀证：加揉膈俞、血海。

6）脾肾阳虚证：加擦法操作于腰背部膀胱经、督脉，横擦肾俞、命门。

7）肝肾阴虚证：加揉行间、复溜、涌泉。

2. 艾灸治疗　选取足三里、丰隆、绝骨、中脘、天枢。采用艾条悬灸，每日1次，10次为1个疗程。

3. 拔罐治疗　选择中脘、天枢、脾俞、胃俞、肾俞拔罐，留罐10分钟。或沿膀胱经、督脉走罐。每日1次，5～7天为1疗程。

4. 导引运动治疗　指导患者选择八段锦、五禽戏、六字诀、易筋经、太极拳等功法进行锻炼，可以重点练习：八段锦中的双手托天理三焦、调理脾胃须单举、两手攀足固肾腰，五禽戏中的熊戏，易筋经中的倒拽九牛尾、三盘落地、卧虎扑食势。

5. 中医熏洗治疗　选取苍术、虎杖、丹参、山楂、草决明、泽泻、白术各20g，熬制30分钟，先熏蒸双足，水温下降到40℃左右，患者再将双脚置于药液中浸泡，熏洗时间保持30分钟左右，每日1次。5～7天为1疗程。

6. 刮痧治疗　用刮痧板在背部两侧膀胱经、下肢足阳明胃经和足太阴脾经进行刮治，沿经络循行方向，直至刮出米粒状的红点为止，每次3～5分钟，5次为1个疗程。

7. 针刺治疗

（1）毫针：取中脘、下脘、气海、关元、足临泣、风市、足三里、三阴交针刺，每次留针30分钟，每日1次，5～7天为1疗程。肝脾湿热证配肝俞、期门、太冲、脾俞、丰隆；脾肾阳虚证配肾俞、太溪、命门、阴陵泉；脾虚湿盛证配太白、丰隆、天枢、气海；痰浊阻遏证配肺俞、天枢、肾俞、丰隆、足三里；胃强脾弱证配曲池、下巨虚、上巨虚、内庭；肝肾阴虚证配太溪、太冲、肾俞、肝俞。

（2）耳穴：选取三焦、脾、胃、肝、肾、内分泌、皮质下。用揿针或王不留行贴压，每日按压3～5次，三餐后及晚睡前重点按压。隔日换取对侧，两耳交替，贴2～3天换1次。

（三）预防调护

1. 高脂血症的预防，应与糖尿病、肾脏疾患、甲状腺功能减退、肝脏疾患、胆道阻塞、胰腺炎等慢性病防治工作的宣教相结合。

2. 应合理膳食，戒酒，忌食荤腥滋腻之品，限制糖的摄入；加强体育锻炼，控制体重。营养干预是治疗高脂血症的基本措施，需要长期坚持，制订食谱，做到合理膳食，营养均衡。可根据血脂异常的病因、程度、活动强度以及老年基础病等制订食谱。

3. 参加体育锻炼；对原发病进行有效治疗；保持心情舒畅；对高脂血症引起的动脉粥样硬化等相关疾病早期诊断，早期治疗。

十二、耳鸣耳聋

耳鸣是指自觉耳内鸣响，耳聋是指听力减退或听觉丧失的疾病，耳鸣可伴有耳聋，耳聋可由耳鸣发展而来，耳鸣常是耳聋的先兆。

本病病位在耳，与肝、脾、肾密切相关。耳鸣、耳聋的致病因素有外因、内因之分。外因常为风邪乘虚入于耳脉，使经气不宣，耳窍闭塞而致耳聋。内因为：①暴怒伤肝，肝气上逆，壅于经脉，闭塞清窍而致耳聋；②肝阳上亢，扰于清窍，听户失其清静，而致失聪；③肾气亏损，无以上输于耳，耳脉经气不充；④或因年老体衰引起肾阴不足，精气亏损，耳窍失其滋养等而为耳聋。其病机是邪扰耳窍或耳窍失养，临床常分为虚实两类。

（一）临床表现

本病主症为：耳鸣声低微如蝉鸣，时轻时重，听力减退，或耳鸣声较大，呈搏动声，如洪水感，伴耳堵、耳胀。常伴头晕目眩、失眠、健忘、心烦易躁、腰膝酸软或胸脘胀满、体倦乏力等。

1. 外感风邪证　开始多有感冒症状，继之猝然耳鸣、耳聋、耳闷胀，伴头痛恶风，发热，口干，舌质红，苔薄白或薄黄，脉浮数。

2. 肝胆火盛证　耳鸣、耳聋每于郁怒之后突发或加重，兼有耳胀，伴头痛或眩晕，口苦咽干，心烦易怒，大便秘结，舌红，苔黄，脉弦数。

3. 肾精亏虚证　久病耳聋或耳鸣时作时止，声细调低，按之鸣声减弱，劳累后加剧，伴头晕，腰酸，遗精，舌红，苔少，脉细。

（二）中医适宜技术临床应用

耳鸣耳聋的治疗以补肾益气，滋阴降火为基本原则。实证者宜疏风泻火，通络开窍；虚证者宜补肾养窍。

1. 推拿治疗

（1）基本操作

1）头面部：受术者取坐位。施术者站于后方，按揉百会、四神聪、翳风、耳门、听宫、听会，拿揉颈项部自风池经天柱至大椎。两掌置于患者两耳，然后进行掌振法。用双手手掌捂住患者双耳，医者双手示指按压于中指背上，交互用力使其滑落，反复弹打枕后两枕骨隆突处36下，使其头脑之中产生轰鸣声。后将双手向耳前方提拉，至双手中指按住双耳，再以示指弹打3～5次，以加强耳中轰鸣。后放开双耳，用双手掌心，严密盖紧双耳道，并用力压紧，使耳内压力升高；再猛然快速放开，使耳内形成短暂的负压，反复3～5次（鸣天鼓）。

2）腰骶部：受术者取俯卧位。施术者站于侧方，掌擦肾俞、命门。

3）四肢部：受术者取仰卧位。施术者站于侧方，揉内关、后溪、中渚、阳陵泉、绝骨等穴。

（2）随证加减

1）外感风邪证加按揉风门、肺俞、肝俞，拿风池、拿肩井。

2）肝胆火盛证加按肝俞、胆俞、行间。

3）肾精亏虚证加按揉关元、太溪、肾俞、脾俞、命门，擦法操作于督脉。

2. 灸法治疗　以听宫、翳风、听会、侠溪、中渚为主穴，外感风邪加风池、合谷、曲池穴；肝胆火盛加行间、丘墟、合谷；肾精亏虚加太溪、肾俞、关元。每次选取 2～3 个穴位，每穴悬灸 5～10 分钟，以局部皮肤潮红为度，每日 1 次。

3. 拔罐治疗　取大椎、肺俞、肝俞、肾俞穴拔罐，留罐 10 分钟。或沿督脉走罐。每日 1 次，5～7 天为 1 疗程。

4. 导引运动治疗　指导患者选择八段锦、五禽戏、六字诀、易筋经、太极拳等功法进行锻炼，可重点练习：八段锦中的双手托天理三焦、两手攀足固肾腰、五劳七伤往后瞧，五禽戏中的鹿戏，六字诀中的嘘字诀、吹字诀，易筋经中的青龙探爪势、掉尾势。

5. 刮痧治疗　耳部皮肤消毒后，涂抹凡士林或其他润滑介质。遵循"自下而上、由外向内"的顺序。耳前：耳垂→耳轮→耳舟→对耳轮→耳甲腔→耳甲艇→耳甲→三角窝→耳前；耳后：耳垂背面→耳轮尾背面→耳轮背面→对耳轮后沟→对耳屏后沟→耳甲腔后隆起→耳轮脚后沟→耳甲艇后隆起→对耳轮下脚后沟→三角窝后隆起→耳后至胸锁乳突肌。初次刮痧动作轻柔，防止刮伤皮肤。刮板与皮肤成 45°，下板力度均匀，以受刮者不受惊、能忍受为度。每周 2 次，2 周为 1 疗程。

6. 针刺治疗

（1）毫针：实证取听会、翳风、中渚、侠溪，泻法。虚证取太溪、肾俞、听宫、翳风，补法。外感风邪证配外关、合谷；肝胆火盛证配太冲、丘墟。每次留针 30 分钟，每日 1 次，5～7 天为 1 疗程。

（2）耳穴：取肝、胆、肾、三焦、内耳、外耳、皮质下。每次选 3～5 穴，用揿针或王不留行压丸法，每次按压 3～5 分钟，2～3 日更换 1 次。

（3）皮内针：取听宫、听会、完骨、翳风、中渚、养老、内关、太溪穴。患者取仰卧位或坐位，听宫、听会、翳风、完骨均取患侧，中渚、养老、内关、太溪可取双侧，埋针 24 小时后患者可自行取下，间隔 2～3 日 1 次。

（三）预防调护

1. 注意护耳，避免噪声环境或长时间戴耳机。

2. 避免使用耳毒性药物。

3. 清淡饮食，少食肥甘厚腻及煎炸之品。

4. 生活起居规律，注意劳逸结合。

5. 注意睡眠，避免熬夜。

6. 戒烟戒酒，保持心情开朗。

十三、失眠

失眠又称不寐，是指以经常不能获得正常睡眠为特征的一种病症。患者表现为入睡困难、睡眠质量下降和睡眠时间减少。失眠有原发性与继发性原因，可因环境、个体、躯体及精神等因素诱发，多见于神经衰弱、贫血、围绝经期综合征、抑郁症等。

本病病位在心、脑，与肝、脾、肾密切相关，其病机为脏腑阴阳失调，气血失和，多和肝郁、阴虚、心脾两虚、痰热相关。①情志不遂，导致肝气郁结化火而扰动心神。②素体阴虚或久病过劳而致肾阴耗伤，水火不济，心肾不交。③饮食不节，思虑过度，伤及脾胃而致湿浊内生，酿成痰热，壅阻于中，胃失和降。④年老、久病、产后血虚，或劳倦思虑太过，损伤心脾，营血亏虚以致心失所养，心脾两虚。⑤心虚胆怯，易暴受惊吓而致神魂不安。

（一）临床表现

本病主症为：轻者难以入寐，或睡中易醒，或醒后不寐，连续3周以上，重者彻夜不眠。

1. 肝郁化火证 心烦难以入寐，少寐即醒，甚至彻夜不寐，烦躁易怒，面红目赤，头痛眩晕，舌红，苔黄，脉弦数。

2. 痰热内扰证 睡眠不安，胸闷心烦，脘痞泛恶，口苦，痰多，头晕目眩，舌红，苔黄腻，脉滑数。

3. 阴虚火旺证 心烦不寐，或时寐时醒，腰膝酸软，头晕耳鸣，心悸，健忘，颧红潮热，手足心热，头晕耳鸣，口干少津，腰膝酸软，或有梦遗，心悸健忘，舌红，少苔，脉细数。

4. 心脾两虚证 多梦易醒，忽寐忽醒，甚至彻夜不眠，心悸健忘，神疲乏力，饮食无味，面色少华，舌淡，苔白，脉细弱。

5. 心虚胆怯证 心烦不寐，寐则多梦易醒，心悸胆怯，舌淡，苔薄，脉弦细。

6. 胃气不和证 失眠，脘腹胀满或胀痛，过饥或过饱，口臭吞酸，时有恶心呕吐，大便异臭或便秘，舌淡，苔黄糙，脉弦滑或滑数。

（二）中医适宜技术临床应用

失眠的治疗以宁心安神为基本原则。肝郁化火证宜平肝泻火；痰热内扰证宜清热化痰；阴虚火旺证宜滋阴降火；心脾两虚证宜补益心脾；心虚胆怯证宜补心益胆；胃气不和证宜健脾和胃。

1. 推拿治疗

（1）基本操作

1）头面部：受术者取仰卧位。施术者坐于头顶侧，以一指禅推法从印堂穴向上推至神庭穴，再从印堂向两侧沿眉弓推至太阳穴，"∞"字一指禅推法操作于眼眶；指按揉印堂、攒竹、睛明、鱼腰、太阳、神庭、角孙、百会、安眠穴。受术者取坐位。施术者坐于头顶侧，拿五经，扫散法，分推法分推前额，掌振百会，指振印堂，侧击法操作于头部。

2）胸腹部：受术者取仰卧位。施术者站于侧方，以掌摩法摩腹，用一指禅推法操作于中脘、气海、关元，掌振腹部。

3）腰背部：受术者取俯卧位。施术者站于侧方，用㨰法在患者背部、腰部施术，重点在心俞、肝俞、脾俞、胃俞、肾俞、命门，按揉肝俞、脾俞、胃俞、肾俞、命门，用掌推法从背部沿脊柱自上而下推至腰骶部。

（2）随证加减

1）肝郁化火证：加按揉肝俞、胆俞、章门、期门、太冲，搓胁肋。

2）痰热内扰证：加按揉大椎、中脘、天枢、足三里、丰隆；掌擦八髎，以透热为度。

3）阴虚火旺证：加推左右桥弓，横擦命门、肾俞、涌泉穴，以透热为度。

4）心脾两虚证：加按揉神门、足三里、三阴交，擦督脉，以透热为度。

5）心虚胆怯证：加按揉神门、内关、心俞、胆俞、阳陵泉。

6）胃气不和证：加按揉中脘、天枢、内关、足三里，在其胃脘部用指摩法或掌摩法做顺时针方向的抚摩；横擦两侧膀胱经的脾俞，胃俞，以透热为度。

2. 灸法治疗 以百会、印堂、神门、三阴交为主穴，并根据辨证结果选用辅助穴。每次选取2~3个穴位，于临睡前30~60分钟用艾条温和灸，每日1次。

3. 拔罐治疗 取大椎、心俞、肝俞、肾俞、命门拔罐，留罐10分钟。或沿督脉、膀胱经走罐。每日1次，5~7天为1疗程。

4. 导引运动治疗 指导患者选择八段锦、五禽戏、六字诀、易筋经、太极拳等功法进行锻炼，可以重点练习：八段锦中的摇头摆尾去心火、两手攀足固肾腰，背后七颠百病消、五禽戏中的猿戏，六字诀中的嘘字诀、吹字诀、嘻字诀，易筋经中的摘星换斗势。

5. 刮痧治疗 取穴百会、四神聪、印堂、神庭、攒竹、太阳、角孙、风池、鱼腰、心俞、神门、三阴交。每周2次，2周为1疗程。

6. 中药熏洗治疗　熏洗的中药可用党参 10g，白术 10g，当归 10g，酸枣仁 10g，远志 20g，丹参 20g，夜交藤 20g，白芍 10g，合欢皮 30g。足部熏洗。隔日 1 次，10 次为 1 疗程。

7. 针刺治疗

（1）毫针：取百会、神门、心俞、三阴交、照海、安眠穴，平补平泻。心脾两虚证配心俞、膈俞、脾俞、阴陵泉；肝郁化火证配太冲、行间、侠溪；痰热内扰证配丰隆、内庭、中脘；阴虚火旺证配神门、太溪、照海；心虚胆怯证配心俞、胆俞；胃气不和证配中脘、足三里。每次留针 30 分钟，每日 1 次，5～7 天为 1 疗程。

（2）耳针：取皮质下、交感、心、脾、神门、脑、肾。每次选 3～4 穴，用揿针或王不留行压丸法，每晚睡前自行按压 1～2 分钟，2～3 日更换 1 次。

（3）皮内针：取穴三阴交。局部消毒后以持针器夹住皮内针针柄，右侧针尖向上，左侧针尖向下，迅速沿皮下刺入，患者无不适感即可固定，留针 3 日。

（三）预防调护

1. 患者睡前不吸烟、饮酒、喝茶和咖啡等，热水泡足。

2. 生活起居要有规律，解除思想顾虑，避免情绪波动，心情要开朗、乐观。

3. 注意劳逸结合，适当参加体育锻炼。

4. 如果因其他疾病继发引起失眠，应同时针对病因进行治疗。

十四、便秘

便秘是指以排便困难，3 天或者 3 天以上不排便，大便质硬、难下为特征的疾病。患者表现为排便次数减少、周期延长；粪质坚硬，便下困难；排出无力，出而不畅。

本病病位在大肠，与肝、脾、肾密切相关。其病机为大肠传导不利。其发生常与饮食不节、情志失调、年老体虚、感受外邪相关。①饮食不节：过食辛辣及肥甘厚味之品，导致胃肠积热，大便干结，或嗜食生冷，致阴寒凝滞，胃肠传导失司，发为便秘。②情志失调：思虑过度，或久坐少动，致气机郁滞，通降失常，传导失职，糟粕内停，不得下行，发为便秘。③年老体虚：素体虚弱，或久病产后，气血两亏，则大肠传送无力，津枯肠道失润，甚则致阴阳俱虚，阴虚则肠道失荣，导致大便干结，便下困难，阳虚则肠道失于温煦，阴寒内结，导致便下无力，大便艰涩。④感受外邪：外感寒邪，伤及胃肠，则阴寒内盛，凝滞胃肠，失于传导，糟粕不行而成冷秘；若热病之后，肠胃燥热，耗伤津液，大肠失润，亦可致大便干燥，排便困难。

（一）临床表现

本病主症为：大便秘结不通，排便艰涩难解。大便质地坚硬，排出无力。

1. 实秘　包括热秘和气秘。

（1）热秘：大便干结，腹胀或痛，口干口臭，面红心烦，或有身热，小便短赤，舌质红，苔黄燥，脉滑数。

（2）气秘：大便干结，或不甚干结，欲便不得出，或便后不爽，肠鸣矢气，嗳气频作，胁腹痞满胀痛，舌苔薄腻，脉弦。

2. 虚秘　包括气虚秘、阳虚秘和阴虚秘。

（1）气虚秘：大便干或不干，虽有便意，但排出困难，用力努挣则汗出短气，便后乏力，面白神疲，肢倦懒言，舌淡，苔白，脉弱。

（2）阳虚秘：大便干或不干，排出困难，小便清长，面色白，四肢不温，腹中冷痛，腰膝酸冷，舌淡，苔白，脉沉迟。

（3）阴虚秘：大便干结，状如羊粪，口干少津，神疲纳差，舌红，苔少，脉细数。

（二）中医适宜技术临床应用

便秘的治疗以通便为基本原则。热者清热降浊，寒者温阳散寒，滞者疏肝理气，虚者健脾胃和气血。

1. 推拿治疗

（1）基本操作

1）胸腹部：受术者取仰卧位。施术者站于侧方，以一指禅推法或按揉法操作于中脘、天枢、大横、关元穴，掌揉脐周，用双手四指指尖着力，施立于左侧小腹部，弹拨数次，帮助推动粪块下行，增强大肠蠕动。按揉足三里、丰隆、上巨虚、下巨虚。

2）背腰部：受术者取俯卧位。施术者站于侧方，用掌推法操作于肝俞、脾俞，向下推至八髎，擦法或按揉操作于肝俞、脾俞、胃俞、肾俞、大肠俞、八髎，施擦法于八髎，以透热为度。

（2）随证加减

1）热秘：加按揉大肠俞、支沟、曲池。

2）气秘：加按揉中府、云门、膻中、章门、期门、气海。

3）气虚秘：加按揉脾俞、三阴交。

4）阳虚秘：加掌擦督脉，腰部肾俞、命门。

5）阴虚秘：加按揉三阴交、太溪、复溜、太冲等穴。

2. 灸法治疗　取大肠俞、天枢、上巨虚、支沟，每次选取2～3穴，艾条悬灸30～40分钟，每日1次。

3. 拔罐治疗　取天枢、脾俞、大肠俞拔罐，留罐10分钟。或腰骶部、八髎走罐。每日1次，5～7天为1个疗程。

4. 导引运动治疗　指导患者选择八段锦、五禽戏、六字诀、易筋经、太极拳等功法进行锻炼，可以重点练习：八段锦中的调理脾胃须单举、五禽戏中的熊戏，六字诀中的呼字诀，易筋经中的倒拽九牛尾势，太极拳中的云手。

5. 穴位贴敷治疗　采用大承气加术散，组成：大黄200g、芒硝100g、厚朴100g、白术100g，共研成粉，每次取25g，调醋后敷脐部。或大黄散，组成：生大黄15g、玄明粉12g、厚朴10g、吴茱萸10g、莱菔子10g、黄芪10g，研粉后醋调，外敷神阙穴治疗。每次敷脐不少于4小时，每日1次，8次为1疗程。

6. 针刺治疗

（1）毫针：取天枢、大肠俞、上巨虚、支沟、照海，平补平泻。热秘配合谷；气秘配中脘、太冲；冷秘配关元、神阙；虚秘配关元、脾俞。大便干结配关元、下巨虚。每次留针30分钟，每日1次，5～7天为1疗程。

（2）耳针：取直肠下段、交感、皮质下、大肠、小肠、便秘点、脾、肾。每次选3～5穴，用揿针或王不留行压丸法，按压1～3分钟，2～3日更换1次。

（三）预防调护

1. 忌食辛辣、肥甘厚腻之品。

2. 保持心情舒畅，增加膳食纤维摄入。

3. 加强体育锻炼，增加户外运动。

4. 按时如厕，形成良好排便习惯。

（吴清权　鲁梦倩　闫玉慧）

第二节　骨伤科疾病

一、肌少症

导入情境

李奶奶今年70岁，最近半年来感觉体力明显下降，日常活动如爬楼梯、提重物等都感到吃力。她来到中医医院进行体检，被诊断为肌少症。医生建议她除了合理饮食和适量运动，还可以采用中医适宜技术来辅助治疗。

请思考：

1. 针对李奶奶的肌少症情况，请你设计一个以中医推拿为主的治疗方案，并思考推拿对于改善肌少症的潜在作用机制是什么？

2. 考虑到李奶奶的年龄和肌少症的病理特点，请你提出一个结合艾灸和中药熏洗的治疗方案，并解释这些技术如何帮助缓解肌少症的症状？

肌少症是以肌肉质量和肌肉力量进行性和广泛性减少为特征的临床综合征，可导致身体残疾，生活质量下降以及死亡等不良后果的风险升高。本病患病率随年龄增加而增加，男性较多见，属于中医"痿证"范畴。

本病病位在脾胃，与肝肾有关。病因主要与外邪侵袭、饮食不节、情志不调、久病房劳等因素相关。基本病机：实证为筋脉肌肉受损，气血运行不通；虚证为脾胃虚弱，运化不足，肌肉失养。

（一）临床表现

1. 体重减轻　肌肉在身体中的占比很高，肌少症患者会出现肌肉质量和力量的减少，从而导致体重减轻。

2. 机体失衡　患者由于肌肉无法有效地支持和稳定身体，可能会出现平衡感变差的情况，表现为摇晃或跌倒。

3. 力量减弱　随着骨骼肌质量的下降，肌肉的力量也会明显减弱。患者在进行日常活动时，如提重物、搬运物品等，会感到力不从心。这种力量的减弱可能会逐渐加剧，严重影响患者的生活质量。

4. 体能降低　由于肌肉质量和力量的减少，患者的体力活动能力也会受到影响。他们可能会出现行走缓慢、步幅变小、易疲劳等症状。

5. 肌肉萎缩　身体对蛋白质的合成能力下降但分解速度加快，会导致肌肉逐渐萎缩。随着时间的推移，患者的手臂、腿部等肌肉群会变得越来越细小，出现明显的肌肉萎缩。

（二）辨证要点

1. 主症　肢体软弱无力，甚至肌肉萎缩或瘫痪。

2. 肺热津伤证　肢体无力，皮肤干燥，咳嗽无痰或少痰，口干咽燥，心烦口渴，小便短赤，大便干结。舌红少津，苔薄黄，脉细数。

3. 湿热浸淫证　肢体痿软无力，麻木不仁，口苦口黏，胸闷纳呆，小便黄赤。舌红，苔黄腻，脉濡数或滑数。

4. 脾胃虚弱证　肢体痿软无力，食少纳呆，腹胀便溏，面色萎黄，神疲乏力，短气懒言。舌淡苔白，脉细弱。

5. 肝肾亏虚证　肢体痿软无力，腰膝酸软，头晕耳鸣，失眠多梦，目眩，五心烦热，遗精早泄，月经不调。舌红少苔，脉细数。

6. 瘀血阻络证　肢体痿软，麻木不仁，或有刺痛，肌肤甲错，口唇紫暗，舌质紫暗或有瘀点，脉涩。

（三）中医适宜技术临床应用

1. 推拿治疗　以疏通经络、滑利关节、强筋壮骨为治则。

（1）基本操作

1）疏经活络：受术者取仰卧位，施术者站立于受术者一侧，用双手从受术者的大腿开始，沿下肢、臀部、腰背部，直至上肢进行轻柔的揉法和推法操作，以放松肌肉。操作时间约 5 分钟。

2）滑利关节：施术者一手扶住受术者膝关节，另一手握住踝部，以髋关节或膝关节为轴心，进行缓慢的旋转摇动数次，逐渐增大摇动幅度。随后，施术者对受术者的膝关节和踝关节进行屈伸、内旋外旋扳动数次，以调整关节位置和恢复功能。施术者也可以握住受术者的踝部，缓慢提起患肢，进行牵拉和轻微的抖动，以拉伸肌肉和关节。

3）松筋整复：施术者在受术者的四肢肌肉处运用搓法和拍法进行施治，从大腿至小腿，从上臂至前臂，进行3～5遍的上下搓动，以进一步放松肌肉，促进血液循环，巩固治疗效果。最后，施术者可以用轻柔的拍法结束整个治疗过程，帮助受术者整理肌肉，恢复肌肉的舒适感。

（2）随证加减

1）肺热津伤证：加按揉尺泽、曲池、肺俞，点按太渊。

2）湿热浸淫证：加按揉阴陵泉、丰隆、足三里，点按内庭。

3）脾胃虚弱证：加摩腹，按揉足三里、中脘、脾俞、胃俞。

4）肝肾亏虚证：加按揉肝俞、太溪、三阴交、涌泉，擦肾俞、命门。

5）瘀血阻络证：加按揉血海、膈俞、合谷、委中、阿是穴。

2. 灸法 取神阙、气海、关元、中脘、足三里等穴位，每次选2～3个穴位，重灸。

3. 导引运动治疗 导引运动包括易筋经、八段锦等。八段锦是一种将肢体动作、呼吸和意念三者融为一体的综合性锻炼。通过练习八段锦，可以增强人体的正气，调和脾胃，疏通经络，改善慢性病症状等。对于肌少症患者，八段锦可以帮助增强肌肉力量，提高躯体功能，从而辅助治疗肌少症；易筋经的练习可以调动人体自身潜能，达到祛病强身、防病治病的目标。肌少症患者通过易筋经锻炼可强筋健骨，增强心肺功能及免疫力，提高肌肉力量与耐力，改善肌肉功能。

4. 针刺疗法

（1）治法：祛邪通络、濡养筋肉。以手足阳明经穴和夹脊穴为主。

（2）主穴：上肢包括臂臑、曲池、手三里、外关、合谷、颈夹脊、胸夹脊；下肢包括髀关、伏兔、足三里、阳陵泉、三阴交、腰夹脊。

（3）配穴：肺热津伤证配尺泽、肺俞；湿热浸淫证配阴陵泉、中极；脾胃虚弱证配脾俞、胃俞；肝肾亏虚证配肝俞、太溪；脉络瘀阻证配血海、膈俞。

（4）操作：夹脊穴向脊柱方向斜刺，余穴常规操作。肢体穴位可加电针，灸法。

（四）注意事项

1. 日常需注意均衡地摄入足量的营养，包括足量的蛋白质、维生素、脂肪、碳水化合物等。

2. 保持规律的运动，包括有氧运动、抗阻运动、平衡运动等。

3. 定期监测肌肉含量、肌肉力量及躯体功能。

二、骨质疏松症

骨质疏松症是一种以骨量下降，骨微结构损坏，导致骨骼脆性增加，易发生骨折为特征的全身性骨病，分为原发性和继发性两大类。本病属于中医"骨痹""骨痿"等范畴。

本病病位在肌肉筋骨，与五脏相关。病机为先天禀赋不足、房劳过度或后天脾胃失养，再加外邪侵袭导致气血失调、经络痹阻、骨枯髓减。

（一）临床表现

1. 疼痛 可表现为腰背疼痛或全身性骨痛，通常在夜间或负重活动时疼痛加重，可伴有活动受限。

2. 脊柱变形 常见于严重骨质疏松症患者，因椎体压缩性骨折，可出现身高变矮或驼背等脊柱畸形。发生在胸段压缩性骨折时，可影响心肺功能。

3. 骨折 骨质疏松性骨折属于脆性骨折，通常是指在受到轻微创伤或日常活动发生的骨折，是骨质疏松症的最严重后果及并发症。脆性骨折的常见部位为椎体（胸、腰椎），髋部（股骨近端），前臂远端和肱骨近端；其他部位如肋骨、跖骨、腓骨、骨盆等部位亦可以发生骨折。

4. 心理表现 患者可出现焦虑、抑郁、恐惧、自信心丧失等。

（二）辨证要点

1. 肾阳虚证 腰背冷痛，酸软乏力，驼背弯腰，活动受限，畏寒喜暖，遇冷加重，尤以下肢为甚，小便频数，舌淡苔白，脉弱。

2. 肝肾阴虚证 腰膝酸痛，手足心热，下肢抽筋，驼背弯腰，两目干涩，形体消瘦，眩晕耳鸣，潮热盗汗，失眠多梦，舌红少苔，脉细数。

3. 脾肾阳虚证 腰膝冷痛，食少便溏，双膝行走无力，弯腰驼背，畏寒喜暖，腹胀，面色白，舌淡胖，苔白滑，脉沉迟无力。

4. 肾虚血瘀证 腰脊刺痛，腰膝酸软，下肢痿弱，步履艰难，耳鸣，舌质淡紫，脉细涩。

5. 脾虚血弱证 腰背酸痛，体瘦肌弱，食少纳呆，神疲倦怠，大便溏泄，面色萎黄，舌质淡，苔白，脉细弱。

6. 血瘀气滞证 骨节刺痛，痛有定处，痛处拒按，筋肉挛缩，多有骨折史，舌质紫暗，有瘀点或瘀斑，脉涩或弦。

（三）中医适宜技术临床应用

1. 推拿治疗 以疏经活络，理筋解痉为治则。

（1）基本操作

1）疏经活络：施术者采用大、小鱼际部或掌根对受术者疼痛部位或腰臀部进行按揉，每次3～5分钟。

2）理筋解痉：疼痛严重者，其韧带或腰肌常表现为痉挛状态，腰肌硬紧且往往能够触及索状物，存在明显的酸胀痛。可根据受术者情况采用拇指指腹对患者受损韧带及腰肌部位，先进行弹拨操作，然后顺着筋脉进行推按理筋，每次5～10分钟。

（2）随证加减

1）肾阳虚证：加揉肾俞、命门、腰阳关等穴位，配合摩法、擦法在腰背部操作，以透热为度。

2）肝肾阴虚证：加揉肝俞、肾俞、太溪、三阴交等穴位。

3）脾肾阳虚证：加揉脾俞、胃俞、肾俞、足三里等穴位。

4）肾虚血瘀证：加揉肾俞、腰阳关、血海、膈俞等穴位。

5）脾虚血弱证：加揉脾俞、胃俞、足三里、三阴交等穴位。

6）血瘀气滞证：加揉阿是穴、血海、膈俞、合谷、太冲等穴位。

2. 中药熏蒸

（1）药物组成：伸筋草10g，海桐皮10g，秦艽10g，独活10g，生当归10g，钩藤10g，乳香6g，没药6g，红花6g，玄胡20g，细辛3g，车前子20g，生薏苡仁20g，艾叶6g。

（2）操作：将上述熏蒸方置于中药熏蒸仪内，预热药液后加入100g陈醋，5g食盐，暴露患者腰背部疼痛部位进行熏蒸，每次熏蒸30分钟，每日1次，1个月为1个疗程，连续治疗3个疗程。

3. 穴位敷贴

（1）证型：肝肾阴虚证。

（2）药物组成：独活30g、当归10g、杜仲10g、肉桂10g、桑寄生10g、牛膝10g、细辛10g、防风10g、川芎10g、川乌（炙）10g、赤芍10g、白芥子10g、草乌15g、延胡索15g。

（3）穴位选择：阴谷、太溪、大钟、复溜、至阴。

4. 耳穴压豆 取腰骶椎，神门，耳部阿是穴，脾，肝，肾压豆。每日自行按压4～5次，两天贴1次，10次为1个疗程。

5. 针刺疗法

（1）取穴：悬钟穴、肾俞穴、命门穴。

（2）操作：均采用补法，留针30分钟，可加灸法。

（四）注意事项

1. 骨折是骨质疏松症的严重后果，预防比治疗更重要。

2. 预防骨质疏松，需注重饮食营养和体育锻炼，并关注绝经后和老年骨量丢失。

3. 已患骨质疏松的老年人需加强陪护，绝经后妇女和老年人需注意饮食调养。

4.体育锻炼对预防骨质疏松有益,应鼓励各年龄段人群进行。

📙 **知识拓展**

八段锦在骨质疏松症防治中的积极作用

八段锦导引术作为传统中医导引功法,是将人看作一个有机整体,通过肢体活动由外到内有序地协调脏腑气血,促使脾胃运化正常、肾精充养有道、肝筋强劲有力。髓充足则骨骼坚硬,从而减少骨量丢失以防治骨质疏松。

1.缓解骨质疏松症状　骨质疏松症是一种老年性全身代谢性疾病,主要以骨量下降,骨微结构损坏,骨骼脆性增加为特征。骨质疏松症患者不仅容易诱发骨折,脊柱变形,还可表现为腰背部酸痛,影响身心健康。八段锦作为传统导引术被大众接受和认可,许多研究表明长期且规律地操练八段锦可以提高患者的平衡功能,降低跌伤风险,缓解腰膝酸软,促进身心健康,改善患者的生活质量。

2.防止骨流失、改善骨密度　八段锦导引术作为一项易于执行的养生运动,能够强化肌肉收缩,激活成骨细胞的增殖与分化,加快骨的生长发育,增进骨骼血液流动,提升骨细胞活力,增加骨质形成,降低骨质流失,增强骨质密度,减轻疼痛,提升治疗效果。同时,八段锦导引术还可以增强神经对肌肉的控制,提高平衡力,防止跌倒。

三、肩关节周围炎

导入情境

张阿姨,52岁,近半年来右肩持续疼痛,尤其在夜间和气温下降时更为明显。她发现右肩的活动范围逐渐受限,连基本的穿衣、梳头动作都变得困难。经医生诊断,张阿姨患有肩关节周围炎。

请思考:

1.针对张阿姨的病情,请你设计一份中医适宜技术干预方案,并说明该方案如何帮助张阿姨逐步减轻疼痛、恢复肩部功能?

2.哪些日常锻炼方法对肩关节周围炎患者有益,以及这些锻炼方法应如何正确实施?

肩关节周围炎简称为肩周炎,又称为"五十肩""冻结肩""肩漏风"等,是由多种病因导致肩关节囊及周围滑囊、韧带、肌腱等软组织渐变性损伤,临床上主要表现为肩关节疼痛和活动障碍。多见于50岁左右的女性。本病属于中医"痹证"范畴。

本病病位在肩部筋肉,与手三阳经、手太阴经关系密切,病机为素体亏虚,气血不足,不能胜邪,加上风、寒、湿等邪气侵袭,从而阻遏肌肉、关节和经脉,导致气血不通。肩周炎根据临床表现的不同分为三期:急性期、慢性期、恢复期。

(一)临床表现

1.急性期　又称冻结进行期。急性期肩周炎病程短,通常持续1至3个月。此阶段,患者肩部疼痛显著,尤其在夜间加剧,常因天气变化和肩关节劳累诱发。初期多为阵发性钝痛或刀割样痛,可能向颈部或上肢放射,后期逐渐发展为持续性酸痛,出现肌肉紧张,甚至痉挛性收缩,导致肩部僵硬。

2.慢性期　又称冻结期。慢性期肩周炎病程较长,通常持续3至6个月。此阶段,肩部疼痛逐渐减轻,但肩关节周围已形成广泛粘连,活动障碍明显加重。肩关节活动范围逐渐减小,特别是外展、内旋和后伸动作受限明显,如穿衣、梳头、洗脸等日常动作均难以完成,严重影响生活质量。由于长期活动受限,肩部肌肉逐渐萎缩,肩峰突出,肩部形态发生改变。

3.恢复期　肩周炎病程长短不一,通常持续6个月至2年。恢复期阶段,肩部疼痛逐渐消失,疼痛可能完全消失或仅遗留轻微不适感。肩关节活动范围逐渐恢复，但仍可能遗留部分功能障碍。肩部肌肉萎缩得到明显改善，肩部形态逐渐恢复正常。部分患者在此期间可出现自愈倾向，即肩部功能完全恢复正常。通过合理的治疗和康复锻炼，绝大多数肩周炎患者能够恢复正常的肩部功能。

（二）辨证要点

1. 主症　肩部疼痛，夜间为甚，常因天气或劳累过度加重，前期可见肩前区、肩外侧、肩后侧或肩前近腋下部疼痛，后期以活动障碍为主，迁延日久，可出现肩部肌肉萎缩。

2. 手阳明经证　以肩前区疼痛为主且压痛明显，肩后伸疼痛加剧。

3. 手少阳经证　以肩外侧疼痛为主且压痛明显，肩外展疼痛加剧。

4. 手太阳经证　以肩后侧疼痛为主且压痛明显，肩内收疼痛加剧。

5. 手太阴经证　以肩前近腋部疼痛为主且压痛明显，肩后伸疼痛加剧。

（三）中医适宜技术临床应用

1. 推拿治疗　以疏经活络、活血止痛、松解粘连、滑利关节为治则。

（1）基本操作

1）疏经活络：受术者取坐位，施术者托住受术者的上臂，使其保持轻微的外展状态。随后，施术者运用㨰法或揉法，在受术者的肩前部、三角肌区域以及肩后部进行施治。在施治的过程中，施术者会配合受术者的患肢进行被动的外展、旋外和旋内活动，操作时间约5分钟。

2）穴位刺激：使用点按法依次刺激肩井、肩贞、肩髃、手三里以及合谷等穴位，每个穴位大约点按30秒。对于肩部粘连的部位或者明显的压痛点，施术者需运用弹拨法分离粘连，缓解疼痛。

3）滑利关节：施术者一手扶住受术者的患肩，另一手则握住受术者的腕部或者托住肘部。接着，施术者以肩关节为轴心，进行环旋摇动数次，摇动的幅度会从小逐渐增大。随后，受术者被动进行肩关节的内收、外展、后伸以及内旋的扳动数次，以进一步调整肩关节的位置和恢复其功能。此外，施术者还可以握住受术者的腕部，将患肢缓缓提起，使其上举，并在上举的同时进行牵拉提抖拔伸法，以拉伸肩部肌肉和关节。

4）松筋整理：施术者在受术者的肩部周围运用搓法进行施术。施术者用搓法从肩部到前臂反复上下搓3～5遍，结束治疗。

（2）随证加减

1）手阳明经证：用揉法、拿法、点按法等手法重点操作肩髃、曲池、合谷等穴位。

2）手少阳经证：用揉法、拿法等手法重点操作肩髎、外关、中渚等穴位。

3）手太阳经证：用揉法、拿法、拨法等手法重点操作肩贞、天宗、后溪等穴位。

4）手太阴经证：用揉法、拿法等手法重点操作中府、云门、尺泽等穴位。

2. 灸法　取肩井、肩髃、阿是穴、曲池、手三里等穴位，点燃艾条，依次采用回旋灸、雀啄灸、循经往返灸、温和灸四步法进行操作。先行回旋灸3分钟温通气血，继以雀啄灸3分钟加强刺激，循经往返灸3分钟激发经气，再以温和灸激发感传，开通经络。以局部肌肉组织皮肤熏红，深部肌肉组织有热感为度，每次30分钟，每日1次，10天为1个疗程，连续灸2个疗程。

3. 拔罐疗法　于肩髃、肩髎、肩贞、阿是穴等穴位进行拔罐治疗，根据症状及分型进行加减，如太阳经证加大杼等。

4. 刮痧疗法　选取大椎、天柱、肩井、肩髃、肩贞、天宗等穴位进行刮痧操作。可根据症状选择配刮穴位，如曲池、外关、阳陵泉等。

5. 穴位贴敷

（1）选穴：肩贞，肩前，阿是穴。

（2）操作：取川乌、草乌、独活、桂枝、花椒、姜黄、赤芍、当归、红花、威灵仙、透骨草碾磨成粉末，加水、蜂蜜，调制成膏状，制成蚕豆大小的药丸，用医用胶布将药丸贴于穴位，持续2小时后取下，每日1次。持续3周。

6. 针刺疗法

（1）主穴：肩前、肩髃、肩贞、阿是穴、曲池、阳陵泉。

（2）配穴：手阳明经证配合谷；手少阳经证配外关；手太阳经证配后溪穴；手太阴经证配列缺。

（四）注意事项

1. 手法应轻柔缓和，避免使用过于粗暴的手法，以免加重患者症状或造成新的损伤。应根据患者的疼痛耐受能力和病情发展，逐步增加推拿的力度和活动范围，以达到治疗效果。

2. 注意肩部的保暖措施，避免直接吹空调或电风扇等，以防止受凉后症状加重。

3. 适当进行肩部功能锻炼，并要求持之以恒，循序渐进。

四、膝骨关节炎

膝骨关节炎是指关节软骨出现原发性或继发性退行性改变，并伴有软骨下骨质增生，从而使关节逐渐被破坏甚至畸形，影响膝关节功能的一种退行性疾病。主要表现为膝关节疼痛，活动后加重，休息后缓解。关节局部有肿胀、压痛、屈伸运动受限。多数在关节活动时出现骨摩擦感，有骨摩擦音。严重者可出现膝内翻或外翻畸形。

膝骨关节炎属中医"痹证""骨痹"范畴，其发生常与劳伤、行走过度或跑跳跌撞等因素有关。病位在膝部筋骨，属本虚标实之证。基本病机是气血瘀滞，筋骨失养。

（一）临床表现

1. 膝关节疼痛 初期仅感无力，逐渐出现活动时疼痛，后为持续性，劳累或夜间加重。

2. 关节活动受限 上下楼梯时疼痛明显，甚则跛行，跑跳跪蹲时膝关节运动受限。严重时出现关节交锁现象或关节积液。

（二）辨证分型

1. 主症 膝关节疼痛及活动功能障碍。

2. 寒湿痹阻证 膝关节冷痛肿胀，遇寒加重，得温则减。舌质淡，苔白滑，脉沉迟。

3. 瘀血阻滞证 膝关节疼痛剧烈，痛如针刺，痛处固定不移，夜间加重，伴有外伤史。舌质紫暗，或有瘀斑，脉涩。

4. 肝肾亏虚证 膝关节痛势隐隐，喜揉喜按，劳则加重。舌淡，脉细。

（三）中医适宜技术临床应用

1. 推拿治疗 以疏经通络、活血止痛为治则。寒湿痹阻证宜祛寒除湿；瘀血阻滞证宜活血化瘀；肝肾亏虚证宜补益肝肾。

（1）基本操作

1）疏经通络：受术者取仰卧位。患肢腘窝部垫枕，施术者立于患侧，沿股四头肌、髌骨两侧及小腿前外侧用㨰法治疗，约3分钟。

2）松解粘连：受术者取仰卧位。施术者站于一侧，以拇指在髌骨周围及膝关节间隙施以按揉法，并配合弹拨法作用在髌韧带、内外侧副韧带，约3分钟。

3）点按止痛：受术者仰卧位时，施术者点按膝眼、梁丘、血海、阴陵泉、阳陵泉、足三里，以酸胀为度；患膝屈曲90°时点按委中、承山，以酸胀为度，约5分钟。

4）滑利关节：受术者取仰卧位，屈髋屈膝。施术者站于一侧，一手扶住膝关节，另一手托住足跟部，做屈膝摇法。

（2）随证加减

1）寒湿痹阻证：配合按揉阳陵泉、阴陵泉、足三里等穴位。

2）瘀血阻滞证：配合按揉血海、梁丘、委中等穴位。

3）肝肾亏虚证：配合按揉肝俞、肾俞、太溪等穴位。

2. 灸法 以血海、梁丘、足三里为主穴，并根据辨证结果选用辅助穴。每次选取3～4个穴位，用艾条温和灸 30～60 分钟，每日 1 次。

3. 导引运动疗法 太极拳中的搂膝拗步、倒卷肱，以及五禽戏等功法的练习均有增强腿部肌肉力量，提高膝关节稳定性的作用。

4. 耳针 取肝、肾、神门、交感、皮质下、内分泌、膝。每次选一穴，毫针刺法，或压丸法。

5. 穴位注射 取膝眼、阳陵泉、梁丘、膝阳关。每次选一穴，选用当归注射液或舒血宁注射液，常规穴位注射。每日或隔日注射 1 次，10 次为 1 个疗程。

6. 针刺疗法

（1）主穴：膝眼、梁丘、阳陵泉、血海、阿是穴、大杼。

（2）配穴：寒湿痹阻证配腰阳关；瘀血阻滞证配膈俞；肝肾亏虚证配肝俞、肾俞、气海。

（四）注意事项

1. 应控制体重，防止肥胖，减轻膝关节受累。

2. 避免长时间站立及长距离行走，减轻关节负重。

3. 注意膝部保暖，必要时戴护膝保护，严重膝关节退行性病变者，建议使用拐杖或助行器。

4. 适当的运动有助于保持关节的活动度和灵活性，增强肌肉力量，减轻关节负担。

五、颈椎病

颈椎病是由于急性损伤或慢性劳损等因素而引起颈椎生理曲线改变，颈部软组织痉挛或损伤、颈椎间盘退变、颈椎骨质增生等导致颈椎脊柱内外平衡失调，刺激或压迫颈神经根、椎动脉、脊髓或交感神经等导致一系列症状的综合征，又称"颈椎综合征"。轻者头晕，头痛，恶心，颈肩疼痛，上肢疼痛、麻木无力；重者可导致瘫痪，甚至危及生命。发病多见于中老年人，并逐年呈年轻化、低龄化趋势。西医将颈椎病分为六型，即颈型、神经根型、脊髓型、椎动脉型、交感神经型和混合型。

颈椎病属中医学"眩晕""痹证"等范畴，其发生常与伏案久坐、跌仆损伤、外邪侵袭或年迈体弱、肝肾不足等有关。本病病位在颈部筋骨，与督脉、手足太阳经、少阳经关系密切。基本病机是筋骨受损，经络气血阻滞不通。

（一）临床表现

1. 颈型

（1）颈部疼痛、僵硬和活动受限，症状多局限于颈部。

（2）无神经根或脊髓受累的表现。

2. 神经根型

（1）颈肩背部不适伴有上肢的疼痛或麻木，疼痛表现多以钝痛、酸痛、胀痛为主，或隐隐作痛，或过电样放射痛。

（2）颈项活动受限，颈部肌肉痉挛，常伴有颈项歪斜，日久亦可出现颈肩部肌肉萎缩。

（3）患侧上肢沉胀、无力，握力减弱或持重物有压迫感。

（4）患侧上肢沿受刺激或压迫的颈脊神经走行方向有烧灼样或刀割样疼痛、针刺样或过电样麻感。

（5）颈部运动、腹压增高时症状可加重。

3. 椎动脉型

（1）颈枕部疼痛酸胀，运动有不同程度的受限。

（2）猝倒，但神志清醒。

（3）当头部过屈、过伸位或转向某一方位时，即出现位置性眩晕、恶心呕吐、耳鸣、耳聋、视物模糊等。

4. 脊髓型

（1）颈部疼痛不明显，运动不同程度地受限，可有头痛、头昏。

（2）四肢麻木、酸胀烧灼感、僵硬无力。

（3）步态不稳，有足踩棉花絮样感觉，可出现大、小便失禁，甚至瘫痪。

（4）呈进行性加重趋势。

5. 交感神经型

（1）后枕部痛，头痛或偏头痛，头沉或头晕。

（2）心率加快或减慢，或心前区隐痛，或血压忽高忽低。

（3）肢体发凉，局部皮温降低，肢体遇冷时有刺痒感，继而出现红肿、疼痛加重，也有指端发红、发热、疼痛或痛觉过敏等症状。

6. 混合型 兼有上述两型或两型以上症状者，若其中一型是脊髓型颈椎病，应诊断为脊髓型颈椎病。

（二）辨证分型

1. 主症 头枕、颈项、肩背、上肢等部位疼痛以及进行性肢体感觉和运动功能障碍。

2. 风寒痹阻证 久卧湿地或夜寐露肩而致项强脊痛，肩臂酸楚，颈部活动受限，甚则手臂麻木冷痛，遇寒加重。舌淡，苔白，脉弦紧。

3. 劳伤血瘀证 多在外伤后出现颈项、肩臂疼痛，手指麻木，劳累后加重，项部僵直或肿胀，活动不利，肩胛冈上下窝及肩峰有压痛。舌质紫暗有瘀点，脉涩。

4. 肝肾亏虚证 颈项、肩臂疼痛，四肢麻木乏力，头晕耳鸣，腰膝酸软，遗精，月经不调。舌红，苔少，脉细弱。

（三）中医适宜技术临床应用

1. 推拿治疗 以活血化瘀、舒筋止痛为治则。风寒痹阻者宜祛风散寒；劳伤血瘀者宜活血化瘀；肝肾亏虚者宜补益肝肾。

（1）基本操作

1）疏经活络：受术者取坐位。施术者采用一指禅推法、拿法，在受术者的颈项部、后枕部、肩部操作，缓解肌肉痉挛、改善血液循环。治疗的顺序由上到下，由中央到两边，由健侧到患侧，力量由小到大，部位由浅至深，使治疗部位充分放松。

2）滑利关节：施术者用双手掌托法，点按风池穴的同时嘱受术者放松，牵伸颈项，持续约 20 秒，重复牵伸 3～5 次。然后进行颈部的摇法，操作时动作应轻柔缓慢，从较小幅度开始，逐渐增大旋转角度，同时密切观察患者的面部表情和反馈，一旦受术者出现不适，应立即停止操作并调整手法。

3）松筋整理：施术者用摩、揉法作用于肩背部，配合肩背部拍法操作，以受术者有轻松感为宜。

（2）随证加减

1）风寒痹阻证：可应用擦法、摩法、拿法在风池、风府、肩井、天宗等穴位进行操作。

2）劳伤血瘀证：可应用拨法、揉法、拍法在阿是穴、肩髃、曲池、合谷等穴位进行操作。

3）肝肾亏虚证：可应用揉法、摩法、擦法在肝俞、肾俞、命门、太溪、三阴交等穴位进行操作。

2. 灸法 以大椎、风池、肩井为主穴，并根据辨证结果选用辅助穴。每次选取 2～3 个穴位，用艾条温和灸 30～60 分钟，每日 1 次。

3. 拔罐疗法

（1）留罐法

1）取穴：大椎、肩井、天宗、阿是穴等。

2）操作：选择适当体位，暴露拔罐部位，局部消毒后，用闪火法或抽气法将罐具吸附在穴位上，留罐 10～15 分钟。

（2）走罐法

1）取穴：颈夹脊、肩外俞至天宗等部位。

2）操作：在颈部涂抹适量润滑油，用闪火法将罐具吸附在皮肤上，沿经络来回推动，至皮肤出现红色瘀斑。

（3）刺络拔罐法

1）取穴：大椎、肩井、大杼、肩中俞、阿是穴等。

2）操作：局部消毒后，用三棱针或皮肤针点刺穴位至微量出血，然后拔罐，留罐5~10分钟。

（4）药罐法

1）取穴：大椎、风门、肩髃等。

2）操作：将中药装入布袋煎煮，把竹罐放入药液中煮2~3分钟，取出后迅速扣在穴位上，留罐5~10分钟。

4. 刮痧疗法　受术者取坐位或俯卧位，暴露颈肩部。取风池、肩井、天柱、大椎、昆仑等穴位，涂刮痧油后进行刮痧操作。

5. 导引运动治疗　可习练八段锦中的左右开弓似射雕、调理脾胃须单举、五劳七伤往后瞧及五禽戏中的猿戏、鹿戏等动作，起到舒展肩颈，改善循环，缓解肌肉僵硬的作用。

6. 耳针　取颈椎、肩、颈、神门、交感、肾上腺、皮质下、肝、肾。每次选1穴，毫针刺法，或埋针法、压丸法。

7. 穴位注射　取大杼、肩中俞、天宗。选用当归注射液或维生素 B_2 注射液，常规穴位注射。每日或隔日注射1次，10次为1个疗程。

8. 针刺疗法

（1）主穴：颈夹脊穴、天柱、后溪、申脉、悬钟。

（2）配穴：风寒痹阻证配风门、大椎；劳伤血瘀证配膈俞、合谷；肝肾亏虚证配肝俞、肾俞。上肢疼痛配曲池、合谷；上肢或手指麻木配少海、手三里；头晕头痛配百会、风池；恶心、呕吐配中脘、内关。

（四）注意事项

1. 避免持续长时间伏案或固定某一姿势，注意颈肩部保暖。

2. 科学用枕，以项后部垫高，头略后仰为宜。

3. 坚持适合的颈部功能锻炼。

六、腰椎间盘突出症

腰椎间盘突出症是腰椎间盘逐渐退变，再加外力、劳损的因素，导致纤维环破裂，髓核从破裂处突出或脱出，压迫腰神经根或马尾神经，而出现腰骶部酸痛、下肢疼痛、麻木甚至肌肉瘫痪等一系列临床症状的病症。好发于25~45岁，男性多于女性；随着电脑的普及和工作、生活方式的改变，此病在青少年群体中开始激增，成为一种严重影响人们工作、生活的多发病。

腰椎间盘突出症属中医学"腰痹""腰痛"等范畴，其发生常与肝肾不足、跌仆闪挫、外感风寒湿邪、正气亏虚等有关。本病病位主要在腰部，与督脉、足太阳经以及足少阴经密切相关。基本病机是肝肾亏虚，经络气血阻滞。

（一）临床表现

1. 疼痛　表现为腰部疼痛，呈针刺样、触电样疼痛，向下沿坐骨神经分布区域放射。

2. 运动障碍　腰部各方向运动均受限，以前屈和后伸为甚。

3. 主观麻木感　久病患者或神经根受压者，可见感觉迟钝、麻木等，中央型突出可见鞍区麻痹。

4. 患肢温度下降　患者感觉患肢怕冷，肤温降低。

5. 下肢瘫痪　中央型突出严重则会压迫后方硬脊膜内的脊神经，此时症状突然加重，两下肢无力，出现瘫痪，会阴部感觉迟钝或感觉消失，大小便失控。

（二）辨证分型

1. 主症　腰骶部疼痛，表现为酸或冷或灼或刺痛等异样感，疼痛可向下肢放射。

2. 寒湿痹阻证　表现为腰部冷痛重着，转侧不利，静卧病痛不减，阴雨天气或寒冷环境症状加重，舌苔白腻，脉沉而迟缓。

3. 湿热痹阻证 表现为腰部热痛,暑湿阴雨天气症状加重,身体困重,小便短赤,舌苔黄腻,脉象濡数或弦数。

4. 气滞血瘀证 表现为腰痛如刺,痛处固定且拒按,日轻夜重,舌质暗紫或有瘀斑,脉细涩。

5. 肝肾亏虚证 表现为腰部酸痛,劳累后加重,休息后缓解,伴有头晕耳鸣,舌质淡,脉象沉细无力。

(三)中医适宜技术临床应用

1. 推拿疗法 以疏经活络、活血止痛为治则。寒湿痹阻证宜散寒祛湿;湿热痹阻证宜清热利湿;气滞血瘀证宜活血行气;肝肾亏虚证宜补益肝肾。

(1)基本操作

1)疏经活络:受术者取俯卧位。施术者采用一指禅推法、按揉法在受术者脊柱两侧膀胱经及臀部和下肢后外侧施术,以腰部及患侧为操作重点,共 5 分钟。然后,用双手掌重叠用力,沿脊柱自上而下按压至腰骶部,重复 2~3 遍。

2)解痉止痛:施术者用拇指或肘尖点按腰阳关、肾俞、居髎、大肠俞、环跳、承扶、委中、承山、阳陵泉、绝骨、昆仑及阿是穴,共 5 分钟。

3)增宽间隙:在助手配合拔伸牵引的情况下,施术者用拇指顶推或肘尖按压患处,与突出物方向相反,共 3 分钟,使椎间隙增宽,增加盘外压力,降低盘内压力,促使突出的髓核回纳。

4)调整关节:受术者取侧卧位。施术者用腰部斜扳法,左右各操作 1 次,以调整后关节紊乱,松解粘连,改变突出物与神经根的位置。

(2)随证加减

1)寒湿痹阻证:可加强揉法、擦法的操作,配合点按肾俞、腰阳关等穴位。

2)湿热痹阻证:可加强按法、拿法的操作,配合点按大肠俞、委中等穴位。

3)气滞血瘀证:可加强拨法的操作,配合点按膈俞、血海等穴位。

4)肝肾亏虚证:可配合点按肝俞、肾俞等穴位。

2. 导引运动疗法 待疼痛缓解后,受术者可采用飞燕式、五点支撑等法进行腰背肌功能锻炼,且强化训练腰部的后伸、旋转功能,以增强腰背肌的力量,有利于维持腰椎的平衡稳定。也可通过传统功法中的太极拳云手、八段锦中的摇头摆尾去心火、五禽戏中的虎戏等动作强腰部肌肉力量,改善腰椎柔韧性。

3. 灸法 以大肠俞、肾俞、至阳、命门为主穴,并根据辨证结果选用辅助穴。每次选取 1~2 个穴位,用艾条温和灸 30~60 分钟,每日 1 次。

4. 拔罐疗法 可选用留罐法、走罐法、刺络拔罐法等方法进行治疗。肾俞、大肠俞、委中、环跳、阿是穴等穴位较为常用。

5. 刮痧疗法 在穴位局部进行刮痧。注意,急性期时不宜选择腰部局部穴位进行刮痧,可用下肢经穴进行替换,以免加重疼痛症状。

6. 针刺疗法 取肾俞、大肠俞、承扶、环跳、殷门、委中、阳陵泉等穴,留针 30 分钟,每日或隔日 1 次,10 次为 1 个疗程。

(四)注意事项

1. 减少辛辣、刺激性食物的摄入,以免影响机体对药物的吸收或加重症状。

2. 急性期卧床休息,不持重,减少腰部运动。

3. 缓解期间适当进行功能锻炼,如飞燕式、拱桥式、悬挂单杠、患肢压腿,循序渐进,切勿急于求成。

(熊 俊)

思考题

1. 请简述如何指导便秘患者进行自我中医调护。
2. 请简述老年人失眠可选用哪些耳穴进行治疗。
3. 请简述推拿在治疗骨质疏松症中的作用及其操作要点。
4. 在慢性胃炎的治疗中,针对"胃阴不足型"和"胃络瘀阻型"的选穴有何不同?
5. 假设一位失眠患者表现为"痰热内扰型"症状,请设计一套推拿治疗方案。

附录

中医医养照护适宜技术拓展

附录一　腕踝针技术

腕踝针技术是一种基于中医经络理论，根据疾病的症状和体征所在区，从腕部和踝部选取相应的进针点，进行皮下针以治疗疾病的针刺疗法。此疗法具有疏通经络，调和脏腑功能的作用，临床上常用来治疗各种痛证及脏腑疾患。

一、原理

腕踝针技术通过刺激手腕和脚踝上的穴位，调整人体的气血运行，从而达到治疗疾病的目的。中医学认为，人体的疾病是由于气血运行不畅或者阴阳失衡引起的，通过刺激特定的穴位，可以调整气血的运行，恢复阴阳的平衡。此疗法把病症表现的部位归纳在身体两侧的6个纵区，在两侧的腕部和踝部各定6个进针点，以横膈为界按区选点进行治疗。

二、操作方法

（一）分区

纵行六区，包括头、颈和躯干六区和四肢六区。头、颈和躯干的分区，以前后正中线为标线，将身体两侧面由前向后划为6个纵行区。四肢的分区：以臂干线和股干线为分界。臂干线（环绕肩部三角肌附着缘至腋窝）为上肢与躯干的分界，股干线（腹股沟至髂嵴）为下肢与躯干的分界。上肢六区，将上肢的体表区域纵向分为六等分；下肢六区，将下肢的体表区域纵向分为六等分。

（二）进针点

腕部进针点，约在腕横纹上2寸（相当于内关穴与外关穴）位置上，环前臂画一水平线，从前臂内侧尺骨缘顺序六等分，每一等分的中点为进针点，并分别称之为上1、上2、上3、上4、上5、上6。踝部进针点，约在内踝高点与外踝高点上3寸（相当于悬钟穴与三阴交穴）位置上，环小腿做一水平线，并从小腿内侧跟腱开始，沿小腿内侧中央，小腿内侧胫骨缘，小腿外侧腓骨缘，小腿外侧中央，小腿外侧跟腱缘的顺序六等分，每一等分之中点为进针点，并分别称为下1、下2、下3、下4、下5、下6。

（三）操作方法

1. 体位　受术者取坐位或卧位（一般针腕部取坐位，针踝部取卧位），肢体尽量放松。

2. 选穴　按症状所在区选取同侧同名进针点，有全身症状或不定位症状时，进针点可选两侧。一般病症表现在进针点上部者向心而刺，病症表现在进针点下部者离心而刺。

3. 进针　通常选用直径0.28mm或0.30mm，长40mm（1.5寸）的毫针，皮肤常规消毒后，施术者用三指持针柄，针体与皮肤呈15°～30°夹角，使针尖快速透过皮肤，针灸过皮后立即将针放平，使针体贴近皮肤表面，循纵向直线沿皮下进针，一般刺入皮下的长度为35mm，以施术者针下有松动感，受术者针下无不适为宜。把针体留在皮下浅层，将干棉球置于针根处，用胶布固定好针柄。

4. 留针　一般留针时间为 20～30 分钟。若病情较重或病程较长者,可适当延长留针时间,但最长不超过 24 小时,留针期间一般不做行针手法。如穴区有较粗血管或进针疼痛明显者,可沿纵线方向适当移动进针点位置。

5. 疗程　一般情况下隔日 1 次,10 日为 1 个疗程。急性病症可每日 1 次。

三、临床应用

腕踝针技术适应范围广、见效快,主要用于治疗各种疼痛性疾病,如头痛、腰痛、关节痛等。此外,也可以用于治疗一些内科疾病,如失眠、焦虑、抑郁等。在腕踝针疗法中,每个区所治疗的病症大致包括两方面,其一是同名区域内所属脏腑、组织、器官等所引起的各种病症;其二,主要症状能反映在同名区域内的各种病症。

四、注意事项

1. 针灸过程中要保持放松,避免紧张和恐惧。
2. 进针部位皮肤有瘢痕、伤口、溃疡及肿物者不宜针刺。
3. 如出现酸、麻、胀、痛等感觉,说明进针过深,须将针退至皮下重新刺入。
4. 针灸前后避免过饱或空腹,避免饮酒和过度劳累。
5. 有自发性出血倾向不宜针刺;女性月经期、妊娠在 3 个月内不宜进针下 1 区。
6. 针灸后要避免风吹和冷水冲洗,以免引起感冒或者其他疾病。
7. 如出现晕针、滞针、血肿等现象,按毫针刺法异常情况的处理方法处理。

附录二　浮 针 技 术

浮针技术是中医针灸领域的一种特色疗法,是运用一次性浮针等针具在局限性病痛的周围皮下层进行扫散的针刺疗法。浮针继承了传统中医针灸的优点,并结合了现代康复医学技术,具有适应证广、疗效确切、操作方便等优点。

一、原理

浮针技术,是传统针灸学和现代医学相结合的产物。"浮"就是浅表的意思,因针浮于表皮层,并非深刺肌肉层,故名浮针。浮针针尖圆钝,在皮下进行平扫、扇形或垂直扫散等操作,不深入肌肉层,类似于在皮下"漂浮"。这种特殊的操作方式,通过刺激皮下的疏松结缔组织,从而产生压电效应和反压电效应,调节微循环,促进局部血液循环,改善组织的营养供应,减少炎症反应和疼痛,从而达到疏通经络、运行气血的作用。

二、操作方法

1. 常用针具　浮针由针芯、软管和保护套管组成,其中,针芯由不锈钢针和硬塑料芯座组成,软管具有足够的柔软度,能长时间留置于皮下,而不刺伤血管及脏器。

2. 触诊患肌　用指腹在疼痛区域触摸,勿重力按压。触摸时,施术者触及条索、结节或者局部紧张,受术者局部出现压痛反应。

3. 进针点选取　在患肌周围,针尖朝向患肌,避开瘢痕和关节。小范围病痛进针点宜近,大范围病痛进针点宜远。

4. 体位选择　一般选择利于触摸患肌和进行治疗的体位,对于情绪紧张的受术者可先选用卧位,避免出现晕针现象。

5. 消毒和进针　进针部位常规消毒,一般以右手拇指、示指、中指把持针柄,左手拇指、示指分居进针点两侧,轻按皮肤,使皮肤处于不紧不松的状态。针尖由远而近直对病痛部位,针体与皮肤呈15°～20°夹角,使用腕关节力量迅速刺入皮下。进针后,若针尖进入了肌层,受术者有酸胀感,施术者感觉到阻力,这时可提捏针柄,缓慢向后提拉针身,使针尖退至皮下。确保针尖在皮下后,即可放倒针身,做好运针准备。

6. 运针　完成进针后,确保针体在皮下,顺势向前推进。推进时,将针体稍稍提起,避免针尖深入肌层,并尽可能避开血管。如施术者手下突感阻力,或受术者感觉刺痛,迅速将针稍退,调整角度再进针。运针时,应平稳、匀速、上提、滑进,避免针尖刺到血管壁。

7. 扫散　运针到位后放倒针身,将针体沿皮下向前推进,至针尖到达痛点后,将针芯退入软套管中,并稍稍平抬浮针,使局部皮肤呈线形隆起,然后以进针点为支点,根据病情需要,在皮下进行扫散操作。扫散幅度宜大,平稳有节奏,一个进针点的扫射时间,一般为半分钟到两分钟,频率为每分钟100次。

8. 留针　扫散完毕后,抽出针芯放回保护套管内,用胶布固定留于皮下的软套管。可根据天气情况、患者的反应和病情的性质决定留管时间的长短,通常为24小时左右。如天气炎热、易出汗或患者因胶布过敏等因素造成针口或局部皮肤瘙痒,则时间不宜过长。

9. 出针　取管时一般以左手拇指、示指按住针孔周围皮肤,右手拇指、示指两指捏住软管座,缓慢将软管取出,用消毒干棉球按压针孔,防止出血。取管后,患者休息片刻即可离开。

10. 疗程　一般慢性病痛,每日1次,连续治疗2～3天,此后可逐渐延长治疗间隔;其余视疗效调整治疗方案,一般以3次为1个疗程。

三、临床应用

浮针技术是一种在中医理论指导下的针灸疗法,因其适应证广、疗效确切、操作简便、经济安全、无副作用等优点,被广泛应用于临床各科,尤其是疼痛性疾病的治疗。

1. 疼痛性疾病　浮针技术可以有效缓解各种类型的疼痛,包括慢性疼痛、运动损伤引起的疼痛和关节疼痛等。通过在特定穴位进行浮针刺激,调节神经传导和内分泌系统,促进人体激素产生,从而减轻疼痛。此外,它还能改善血液循环和组织供氧,促进损伤组织的修复。

2. 神经系统疾病　在神经系统疾病方面,浮针技术被用于中风后遗症的治疗。通过在特定穴位进行浮针刺激,增加神经传导速度,改善运动功能和感觉功能。此外,浮针技术还可以用于帕金森病,通过调节神经系统功能,减轻肌肉僵硬和震颤等症状。

3. 运动损伤　运动损伤是浮针技术的一个重要应用领域,尤其适用于扭伤、肌肉拉伤、韧带损伤等。在损伤部位和相应的穴位进行浮针刺激,可以促进血液循环,减少炎症反应和水肿,加速损伤组织的修复和再生。

4. 其他非疼痛性疾病　近年来,浮针技术在非疼痛性疾病中的应用也逐渐增多,如内分泌失调、神经症等。随着研究的深入,浮针技术的适应证将更加广泛。

四、注意事项

1. 治疗前应确保受术者无出血倾向,避免在皮肤有感染、破损或肿瘤的部位操作,并保持无菌操作防止感染。

2. 操作前应向受术者做好解释工作,消除其对浮针的恐惧感和紧张情绪,并选用合适的治疗体位。对于年老体弱、初次治疗和恐惧扎针者,宜尽量采用卧位治疗。

3. 操作时手法要轻柔,检查患肌时用指腹触摸,上下滑动左右探查;过度紧张者可卧位进针。治疗过程中要注意观察,一旦受术者有晕针先兆,应立即停止治疗。

4. 操作时灵活设计其方式和力量,切忌造成医源性损伤。

5. 留管时,选择平坦不影响活动的部位,针孔周围避免接触水以防感染。

6. 当治疗2～3次后，疗效仍不满意时，要重新审视诊断。

7. 有传染病、恶性病、急性炎症、血管栓塞、出血倾向等，不要采用浮针疗法。

附录三 电 针 技 术

电针技术是一种结合了传统中医针灸和现代电子技术的针灸疗法，通过将毫针刺入腧穴得气后，在针具上连接接近人体生物电的微量电流，利用针和电的双重刺激，达到防治疾病的目的。该技术优点是节省人力，能较长时间持续行针，并能够有效控制刺激量。

一、原理

电针是在毫针针刺得气后，应用电针仪输出脉冲电流，通过毫针作用于人体一定部位，利用针刺和电刺激的双重效应，以防治疾病和提高治疗效果。电针能够代替手法持续行针，并能够比较准确地掌握刺激参数，故广泛适用于临床各科疾病的治疗。

二、操作方法

（一）操作前的准备

1. 选择电针仪 电针仪器种类很多，可根据治疗需要进行选择。目前普遍使用的电针仪器，都属于脉冲发生器类型。

2. 选择针具 根据治疗需要和操作部位，选择不同规格的毫针。针身要光滑、无锈蚀，针尖锐利、无倒钩。现临床多选择一次性毫针。

3. 选择体位 要选择受术者感觉舒适，施术者便于操作的体位。

4. 选择腧穴 选择腧穴的原则遵循针灸处方，每次应选取2个穴位以上，一般选择1～3个主穴，配用相应的辅助穴位，多选同侧肢体的1～3对穴位。

5. 消毒 同毫针法消毒，包括针具消毒、部位消毒等。

（二）具体操作方法

1. 基本方法 使用电针仪器前，先将强度调节旋钮调节至"0"位，针刺穴位得气后，再将电针仪每对输出的两个电极，连接到两根毫针的针柄上，一般将同一对输出电极，连接在身体的同侧。然后打开电源开关，选好波型，调节强度按钮，慢慢调至所需的电流量。通电时间一般为5～20分钟，如通电过程中感觉较弱，可适当加大输出电流量，或暂时断电1～2分钟后再通电。治疗结束后，先将强度调节旋钮调至"0"位，关闭电源，取下导线，再按毫针起针法将针取出。

2. 选择波形

（1）疏密波：是疏波、密波自动交替出现的一种波型。其动力作用较大，治疗时兴奋效应占优势。具有增加代谢、促进气血循环、改善组织营养、消除炎性水肿的作用，常用于扭挫伤、肩关节周围炎、坐骨神经痛、面瘫、肌无力等。

（2）断续波：是有节律地时断、时续自动出现的一种波型。其动力作用颇强，能提高肌肉组织的兴奋性，对横纹肌有良好的刺激收缩作用，常用于治疗痿证、瘫痪等。

（3）连续波：亦称可调波，是单个脉冲采用不同的方式组合而形成的波型。其兴奋作用较为明显，刺激作用强，常用于痿证和各种肌肉关节、韧带、肌腱损伤的治疗。

3. 调节刺激强度 电针的刺激强度因人而异，一般以受术者能耐受为宜。当电流开到一定强度，受术者出现麻、刺感，这时的电流强度称为"感觉阈"；电流强度再稍增加，受术者会突然产生刺痛感，这时的电流强度称为"痛阈"。一般情况下，治疗最适宜的刺激强度，在感觉阈和痛阈之间。超过痛阈的电流强度，受术者一般不易接受。

三、临床应用

电针作为一种结合了针刺与电疗的治疗技术，其通过精确控制刺激参数来提高疗效，并通过电刺激来代替手法运针，不仅节省了人力，而且操作简便，安全性高，已成为非药物治疗手段的重要组成部分。该技术几乎适用于所有毫针刺法可治疗的疾病，且在治疗疼痛、炎症、神经系统疾病等方面显示出了独特优势，尤其是对于一些痛证、痹证、痿证、脏腑功能失调，以及癫狂和神经、肌肉、韧带、关节的损伤性疾病等具有较好的疗效，可广泛应用于内、外、妇、儿、五官、骨伤等临床各科。另外，电针亦常用于针刺麻醉中，可以取得独特的效果。

四、注意事项

1. 电针仪器使用前，应检查性能是否完好，使用结束后，须将输出旋钮全部调至"0"位，然后关闭电源，取下导线；干电池使用一段时间，如输出电流微弱，应更换新电池。

2. 电针刺激量较大，需防止晕针。调节电流时，不可突然增强，以防引起肌肉强烈收缩，造成弯针或折针。对体质虚弱、精神紧张者，电流不宜过大。

3. 毫针的针柄如经过温针火烧之后，表面氧化不导电，不宜使用。

4. 心脏病患者，应避免电流回路通过心脏；安装心脏起搏器者，禁用电针。

5. 在接近延髓、脊髓部位使用电针时，切勿通电太强，以免发生意外。

6. 精神疾病患者，孕妇，饥饿、醉酒、过度劳累者应避免使用电针。

附录四 热敏灸技术

热敏灸又称热敏悬灸，是一种基于传统中医理论的现代针灸疗法，主要是利用艾条的温热刺激和药物成分，通过对热敏穴位的刺激，调节人体的气血运行，达到防病治病的目的。该技术的优点是使用安全，操作简单，疗效显著，治疗范围广泛。

一、原理

热敏灸技术作为一种针灸替代疗法，具有温经散寒、扶阳固脱、消瘀散结、防病保健的作用。其原理是采用点燃的艾条悬灸热敏态穴位，激发透热、扩热、传热、局部不热远部热、表面不热深部热、非热觉等热敏灸感和经气传导，并施以个体化的饱和消敏灸量，从而明显提高艾灸疗效，以达到防病治病的目的。

二、操作方法

（一）穴位热敏的探查

1. **灸材选择** 热敏穴位的最佳刺激方式为艾条悬灸，故选择纯艾条作为穴位热敏探查的灸材。另外，还需准备打火机、盛水弯盘、镊子、灭艾器等。

2. **探查准备** 保持操作室安静，温度在24～30℃。让受术者选择舒适体位，充分暴露探查部位，放松肌肉，均匀呼吸，思想集中，体会艾灸感觉。施术者集中注意力于施灸部位，询问受术者在艾灸探查过程中的感觉。

3. **探查部位** 穴位热敏是疾病在体表的一种反应状态，它直接或间接地反映机体疾病的部位、性质和病理变化。不同病症穴位热敏的出现部位是不同的，但有其规律。

4. **探查手法** 用点燃的艾条，对准热敏穴位高发部位，距离皮肤3cm左右，进行悬灸探查，使受术者局部感觉温热而无灼痛感。常用的探查手法有4种，即回旋灸、循经往返灸、雀啄灸、温和灸。

探查热敏穴位可以采用单一手法,也可采用 4 种手法的组合。一般每种手法操作 1 分钟,反复进行上述手法,以皮肤潮红为度。

（1）回旋灸：用点燃的艾条,与施灸部位保持一定距离（距离皮肤 3cm 左右）,均匀地往复回旋施灸,以施灸部位温热潮红为度。

（2）循经往返灸：用点燃的艾条在受术者体表（距离皮肤 3cm 左右）,匀速地沿经脉循行方向往返移动施灸,以施灸路线温热潮红为度。

（3）雀啄灸：用点燃的艾条,对准施灸部位一上一下活动施灸,如鸟雀啄食一样,以施灸部位温热潮红为度。

（4）温和灸：用点燃的艾条,对准施灸部位熏烤（距离皮肤 3cm 左右）,使受术者感觉温热而无灼痛感,以施灸部位温热潮红为度。

（二）穴位热敏的判别

穴位是否发生热敏,根据施灸部位对艾条悬灸的灸感反应来判别。在探查过程中,已发生热敏的穴位会出现穴位热敏现象。在此过程中,需要受术者集中注意力,细心体会灸感变化,当出现热敏灸感中的任何一种时,应及时告知施术者。

穴位热敏现象有以下 6 种,即透热、扩热、传热、局部不热远部热、表面不热深部热、其他非热感觉。灸热从施灸点皮肤表面直接向深部组织穿透,甚至直达胸腹腔脏器,称为透热;灸热以施灸点为中心向周围片状扩散,称为扩热;灸热从施灸点开始循一定路线向远部传导,甚至到达病所,称为传热;施灸部位不热或微热,而远离施灸的部位感觉甚,称为局部不热远部热;施灸部位的皮肤不（微）热,而皮肤下深部组织甚至胸腹腔脏器感觉甚热,称为表面不热深部热;施灸部位或远离施灸的部位产生酸、麻、胀、痛、压、重、冷等非热感觉,称为其他非热感觉。

（三）穴位热敏的手法

穴位热敏的手法主要有 4 种,即单点温和灸、双点温和灸、接力温和灸、循经往返灸。

1. 单点温和灸　此手法既可用于热敏穴位探查,同时也是热敏施灸的常用手法。将点燃的艾条对准选择的一个热敏穴位,在距离皮肤 3cm 左右施行温和灸,每 2 分钟插入 30 秒的雀啄灸,以受术者感觉温热而无灼痛感为施灸强度,每穴施灸时间以热敏灸感消失为度。

2. 双点温和灸　运用单点温和灸的手法,同时对两个热敏穴位进行艾条悬灸,每穴施灸时间以热敏灸感消失为度。双点温和灸主要用于左右对称的同名穴位,或同一经脉的两个穴位。

3. 接力温和灸　如果经气传导不理想,可在单点温和灸的基础上,在远离施灸穴位的端点（在经气传导路线上）,再加一单点温和灸,即接力温和灸,这样可以延长经气传导的距离。每次施灸时间以热敏灸感消失为度。

4. 循经往返灸　此手法既可用于探查穴位,同时也是热敏施灸的常用手法。用点燃的艾条在受术者体表（距离皮肤 3cm 左右）,沿经脉循行方向往返匀速移动施灸,以受术者感觉温热而无灼痛感为施灸强度。每次施灸时间以热敏灸感消失为度。

（四）穴位热敏的剂量

热敏灸的施灸剂量与传统艾灸技术有所不同,一般以热敏现象消失所需要的时间为每穴施灸的最佳时间。掌握最佳热敏灸剂量,有助于提高热敏疗效,防止不良反应。

三、临床应用

热敏灸通过在特定的穴位上施加热量,以刺激身体的自愈能力,对临床多种常见病、疑难杂症有独特疗效,常用于寒湿痹痛、脏腑虚寒、阳气虚脱、气虚下陷、经络瘀阻等病证及亚健康调理,如肩颈不适,腰腿不舒,腰肌劳损,类风湿性关节炎、面瘫,胃肠道不适,女性妇科炎症、月经异常、痛经,男性前列腺炎、阳痿、早泄等。举例如下：

1. 肩颈腰腿疼痛　热敏灸可以舒缓肌肉紧张,改善局部血液循环,对颈椎病、腰椎间盘突出等引起的疼痛有缓解作用。

2. 胃肠道不适　热敏灸可通过调节胃肠功能,缓解胃痛、消化不良等。

3. 妇科疾病　热敏灸能够调节月经,缓解痛经和妇科疾病。

4. 男科疾病　热敏灸通过刺激相关穴位,促进血液循环,有助于治疗男性前列腺炎、阳痿、早泄等生殖系统疾病。

5. 改善微循环、缓解痛症　热敏灸能够促进血液循环,提高末梢血供,对微循环紊乱及其引起的疾病有治疗功效。同时,它还能缓解关节疼痛、肌肉酸痛等症状。

6. 提高免疫力　热敏灸能够通过刺激穴位,调节机体免疫功能,提高人体免疫力。此外,还能改善情绪状态,缓解压力、焦虑等情绪问题。

四、注意事项

1. 热敏灸并非适于所有人群,如孕妇、高血压患者、心脏病患者等,应慎重使用或避免使用。另外,施灸前应向受术者介绍热敏灸的操作过程,打消受术者对热敏灸治疗的恐惧感。

2. 施灸前避免过饱或过饿,避免饮酒和过度劳累。

3. 充分暴露施灸部位,让受术者采取舒适且能长时间保持的体位。如果受术者感觉劳累,可移开艾火休息片刻。

4. 施灸过程中,随时了解受术者的反应,使艾火与皮肤保持适当距离,以取得最佳疗效。并注意防止艾火脱落灼伤受术者,或烧坏衣服被褥等物。

5. 施灸后注意保暖,避免风吹和冷水冲洗,以免引起感冒或者其他疾病。如果出现不适症状,建议及时就医治疗。

附录五　温针灸技术

温针灸技术是一种针刺和艾灸相结合的治疗方法,是在毫针刺入人体特定穴位得气后的留针过程中,把艾炷或艾段固定于针柄上点燃施灸,通过针体将艾灸产生的热力传入穴位治疗疾病的方法。该技术最大的优势是针刺与艾灸同步进行,可以更好地发挥温通经脉、行气活血的作用。

一、原理

温针灸结合了针刺的穴位刺激和艾灸的热疗效果,把针刺疗法和艾灸疗法的优势融为一体。在毫针留针过程中在针柄上置艾炷或艾段施灸,使艾灸产生的热力通过针体传导至穴位深部,以同时发挥针刺与艾灸的双重治疗作用。也就是说,相比一般常用的艾灸方法,温针灸的效果更加明显。在针上加热,不仅可以增强针刺的治疗效果,而且能够促使艾灸产生的热深入穴位,发挥出极大的治疗和保健作用。

二、操作方法

在进行温针灸治疗时,首先要选择合适的穴位。温针灸的主要刺激区为体穴、阿是穴。取长度1.5寸以上的毫针,刺入穴位得气后,在留针过程中于针柄上或裹以纯艾绒的艾团,或取约2cm的艾条段套在针柄之上,无论艾团或艾条段,均应距皮肤2~3cm,再从其下端点燃施灸。在燃烧过程中,如果受术者觉灼烫难忍,可在该穴区置一硬纸片,以稍减火力。待艾团或艾段燃尽后,除去灰烬。艾灸结束,将针取出。

三、临床应用

温针灸技术在临床上运用极为广泛,其结合了针刺的穴位刺激和艾灸的热疗效果,把针刺疗法和艾灸疗法的优势融为一体,具有治疗和保健的双重作用,可以有效地治疗和预防多种疾病。特别适用于既需要留针又适宜艾灸的病症,如风湿痹痛、冷痹不仁、腹胀便溏等寒湿偏盛,经络壅滞,气血不畅之证。临床应用的举例如下:

(一)慢性腹泻

1. 主穴 天枢、足三里、关元。

2. 配穴 脾俞、神阙、下巨虚、阴陵泉、上巨虚。

3. 治法 取 28 号(1.5 寸)毫针,进针后中强刺激,得气后将 2cm 左右的艾条段置于针柄上,灸 5 壮;神阙、关元,用艾条温和灸 30 分钟。如腹泻伴脐周痛,便后不减,便质稀薄者,加下巨虚、阴陵泉;如腹痛有便意,便后腹痛缓解,便质呈黏液或带有脓血,伴有里急后重者,可加上巨虚。每日 1 次,10 次为 1 疗程。

(二)面肌痉挛

1. 主穴 颧髎、下关。

2. 配穴 眼睑抽动甚者,加丝竹空、风池;口角抽动甚者,加地仓、颊车、后溪透合谷。

3. 治法 主穴每次必取,配穴随症加减,均取患侧。以得气为度,针上加艾炷灸,每次 2～3 壮。每日或隔日 1 次,10 次为 1 疗程。

(三)痹证

1. 主穴 大椎、命门、腰阳关、关元、外关、后溪、阳陵泉、足三里、绝骨、束骨。

2. 配穴 阿是穴(压痛点)、经验穴。

3. 治法 根据病症选穴,主穴 3～4 穴,配穴随证加减。取 28 号(1.5 寸)毫针,针刺得气后,将针留于适当深度,并将艾段套于针柄上点燃,根据病情燃艾 1～2 壮,艾炷燃尽后出针。每日 1 次,7 次为 1 疗程。

(四)慢性盆腔炎

1. 取穴 关元、气海、三阴交;中极、足三里;肾俞、大肠俞、次髎。

2. 治法 上述穴位,每次取 1 组,交替使用,双侧均取。针刺得气后,将毫针留在适当的深度,在针柄上置艾条段施灸,使热力通过针身传达体内。每穴 1 壮。每日 1 次,15 次为 1 疗程。

四、注意事项

1. 温针灸治疗应由经验丰富的医生进行,以确保安全和有效。

2. 治疗过程中,严防艾火脱落灼伤皮肤。可预先用硬纸剪成圆形纸片,并剪一至中心的小缺口,置于针下穴区上,并嘱受术者不要任意移动肢体,以防灼伤。

3. 接受治疗前,受术者应告知病史和当前的健康状况,以避免可能的风险或并发症。

4. 治疗后可能会感到轻微的热感或疼痛,这是正常的反应。但如果出现过度疼痛、出血或感染迹象,应立即就医。

附录六 情志调理技术

情志调理技术,是一种基于中医理论的心理治疗方法,旨在通过调理精神情志,达到维护和促进人体身心健康的目的。中医学认为,人的精神情志是由脏腑功能产生的,如心主喜、肝主怒、脾主思、肺主忧、肾主惊等。人的情志与脏腑功能密切相关,当脏腑功能失调时,会导致情绪失衡,出现各种心理问题。通过调理脏腑功能,可以影响精神情志。

一、原理

中医理论认为,人的身心健康与精神情志有着密切关系。主动地修德怡神、协调情志、积精益气等,可以保护和调节人体精神心理的平衡,达到脏腑协调、气血通畅、阴阳调和的目的。现存最早的中医古籍《黄帝内经》,其《灵枢·天年》记载"失神者死、得神者生",其《素问·上古天真论》记载"恬淡虚无,真气从之,精神内守,病安从来",这都说明精神情志与人的身心健康关系密切。

二、调理方法

1. 节制七情,适度宣泄　"怒伤肝""喜伤心""思伤脾""忧伤肺""恐伤肾"。七情既不可压抑,也不可疏泄太过,贵在节制有度。合理控制情绪,适度宣泄情绪,可避免情志为患。因此,疏泄畅情也是中医情志调理的重要方法。疏泄畅情法具体可分为两种,即言语倾诉法和行为发泄法。言语倾诉法,就是向亲朋好友倾诉痛苦,或借助别人的疏导,把心中的郁闷宣泄出来;行为发泄法,就是依靠自身的力量,利用正当的途径和渠道,将内心的不良情绪发泄出去。

2. 以情胜情,因势利导　"怒伤肝,悲胜怒……喜伤心,恐胜喜……思伤脾,怒胜思……忧伤肺,喜胜忧……恐伤肾,思胜恐。"即根据五脏主五志对应五行理论,以及五行生克制化规律,以一种情志制约另一种情志,可达到消除不良情绪刺激,恢复机体健康的目的。因此,以情胜情也是中医情志调理的重要方法。后世医家对情志的调摄都十分重视,创造了许多行之有效的情志疗法。如忧伤肺者逗之以笑,思伤脾者激之以怒,怒伤肝者惹之以哭,喜伤心者引之以恐等。如此以情胜情、因势利导,可以宣泄积郁、畅遂情志。

3. 巧用色彩,怡情悦志　"黄色宜甘,青色宜酸,黑色宜咸,赤色宜苦,白色宜辛"。即是说,青、赤、黄、白、黑五色,对应肝、心、脾、肺、肾五脏,分别具有柔肝、养心、健脾、润肺、滋肾等作用。赤色是热情、活力的象征,赤色可使心气大盛,多发生愉快、兴奋的情志;青色有镇静作用,给人舒适柔和的感觉,可使肝气条达,消除紧张情绪,减轻急躁易怒等;黄色让人兴奋喜悦,可使脾气健运,促进血液循环,缓解精神疲劳;白色是纯净无瑕的象征,肺主白色,在志为忧,可抑制肝火,使易怒的人平静;黑色让人感到沉闷压抑,肾主水主黑色,当置身于黑色环境时,肾气大盛,不利于体现乐观的情绪。

4. 移情悦志,舒畅情怀　《续名医类案》提到"矢志不遂之病,非排遣性情不可。"因此,移情悦志也是中医情志调理的重要方法。移情悦志的本质就是转移注意力,即通过一定的方法改变思想焦点,或改变周围的环境,以脱离不良的刺激因素,或转移到另外的事物上去,忘其所苦则病自愈。闲暇之时,通过各种情趣高雅的娱乐活动,如琴棋书画、种花养鸟、外出旅游等,能够移情悦志、舒畅情怀,从而纠正气血紊乱状态,达到恢复健康的目的。以音乐为例,《黄帝内经》早就认识到音乐调养情志的作用,认为五音的变化可影响气血的变化,从而影响人们的精神情志。如听角调式音乐《胡笳十八拍》《江南好》等,可调节肝胆疏泄,调理因肝气郁结所致的病症;听徵调式音乐《步步高》《喜洋洋》等,可调节心脏功能,调理心脾两虚所致的病症。

5. 针灸按摩,调养情志　《黄帝内经》记载针灸按摩刺激经穴可调节人体生理活动,对病态心理产生影响,从而达到调养情志的目的。一些经穴具有较好的调养情志功效,如足太阴脾经的三阴交穴,具有调理三焦、养阴清热的功效;足少阴肾经的涌泉穴,具有滋阴降火、安神定志的功效;足厥阴肝经的太冲穴,具有纾解情绪、安神定志的功效;手厥阴心包经的内关穴,具有宁心安神、理气止痛功效;手少阴心经的神门穴,具有补益心气、镇静宁神的功效;足阳明胃经的足三里,具有健脾和胃、扶正培元的功效;手阳明大肠经的阳溪穴,具有祛风泻火、镇惊除烦的功效;手少阴心经的通里穴,具有宁心安神、息风和营的功效;属督脉的百会穴,具有开窍醒脑、回阳固脱的功效。

三、临床应用

七情内伤是中医学的内伤病因之一,七情失调可影响其相应脏腑,导致各种疾病。因此,情志调理技术的适宜人群广泛,既包括健康人群,也包括患病人群。情志调理技术不仅可以治疗各种心理问题,如焦虑、抑郁、失眠、恐惧等,也可以用于调整人体的整体状态,提高生活质量。

四、注意事项

1. 以情胜情法，是一种以过激情志去调节另一种失调情志的方法，因此要求施术者具有丰富的临床经验，能够掌握好时机、地点和幅度。

2. 情志调理应建立在人体脏腑组织器官健康的前提下，由机体器质性疾病所引起的情志失调，不适合应用本法调治。

3. 情志调理过程中需要患者的积极配合，保持良好的生活习惯和心态。

附录七　刺络拔罐技术

刺络拔罐技术是一种将刺络与拔罐相结合的治疗方法。首先在应拔罐部位进行皮肤消毒，用三棱针等刺络工具点刺出血，然后在刺络处进行拔罐，利用罐内负压吸拔于局部皮肤，致操作部位适量出血，故称刺络拔罐。该疗法具有操作简便、疗效确实、适应证广、见效快速等优点，能够起到透邪清热、活血通络、散瘀止痛等作用。

一、原理

刺络拔罐技术的理论依据主要是经络学说和气血学说。中医学认为，经络是气血运行的通道，其内属于脏腑，外络于肢节，具有由里及表、通达里外的作用。刺络拔罐结合了刺络和拔罐两种手法，通过在特定穴位进行微刺激和放血，然后立即在该区域施加拔罐，利用罐内产生的负压吸附作用，促进经络通畅，改善局部循环，从而起到调节脏腑经络功能，调和脏腑经络气血的作用。现代研究亦表明，刺络拔罐可以促进新陈代谢，促进身体的平衡与协调，而且还具有良好的镇痛作用，可以增强机体的免疫力。

二、操作方法

刺络拔罐操作时，先选定治疗部位，用75%乙醇棉球消毒皮肤，用梅花针、三棱针快速点刺局部，然后将火罐迅速拔在刺血部位。具体操作方法简述如下：

1. **准备**　选择合适的刺络工具（如梅花针、三棱针）和拔罐器具（如玻璃罐、竹罐、塑料罐等），并准备好消毒用品。

2. **选穴**　根据病情需要选择相应的穴位或部位。

3. **刺络**　对选定的穴位或部位，用75%乙醇棉球进行消毒，然后用刺络针快速点刺局部，以皮肤红润稍有渗血为好。

4. **拔罐**　随即在刺血部位刺破的皮肤上放置罐具，使用点火法、吸气法等手段在罐内产生负压，使罐具吸附于皮肤上。

5. **留罐**　火罐吸着后，根据患者的病情和耐受度，将罐留在皮肤上一定时间，通常为几分钟至十几分钟。留置时，根据出血多少决定拔罐时间。血少可时间稍长，血多即刻取罐，每次吸出的血不可太多。

6. **起罐**　起罐时，右手拇指或食指在罐口旁边轻轻按压，使空气进入罐内，顺势将罐取下。不可强行上提或旋转提拔。起罐后，用消毒纱布擦净血迹，对伤口进行消毒处理，避免感染。

三、临床应用

刺血拔罐技术通过刺络和拔罐相结合的方式，以达到调和气血、疏通经络，平衡阴阳的目的。临床上常用于治疗以热证、气滞证、血瘀证等实证为主的疾病。如高热、头痛、晕厥、中暑、咽痛、目赤肿痛、风火牙痛、扭挫伤、肢端麻木、颈椎病、腰椎间盘突出症等。此外，对面瘫、痤疮、带状疱疹等也有明显治疗效果。近年来，随着针具、罐具的改进和创新，刺络拔罐的适应范围更是得到了拓宽。

四、注意事项

1. 操作前后应严格消毒，防止感染。

2. 选择穴位应准确，操作应由有经验者施行。

3. 注意控制出血量，每次不宜放血过多。

4. 某些人群（如孕妇、老年人、儿童、体弱者）以及特定病症患者（如心力衰竭、恶性肿瘤、活动性肺结核、精神病患者和患出血性疾病者等）不适宜进行刺络拔罐。

5. 刺络拔罐后应注意保暖，24 小时内不要沐浴。并注意保持针刺局部清洁，以防感染。

（闫玉慧）

[1] 王琦. 中医体质学 [M]. 北京：人民卫生出版社，2009.

[2] 赵吉平，李瑛. 针灸学 [M]. 4 版. 北京：人民卫生出版社，2021.

[3] 梁繁荣，王华. 针灸学 [M]. 5 版. 北京：中国中医药出版社，2021.

[4] 孙秋华，刘建军. 中医护理学基础 [M]. 2 版. 北京：人民卫生出版社，2022.

[5] 王俊杰，高静. 中医护理学基础（中医特色）[M]. 3 版. 北京：人民卫生出版社，2022.

[6] 程凯，杨佃会. 中医养生适宜技术 [M]. 北京：人民卫生出版社，2019.